シリーズ社会問題研究の最前線 I

Politics of medical transformation

医療化のポリティクス
―― 近代医療の地平を問う

森田洋司 監修
森田洋司・進藤雄三 編

学文社

執筆者一覧

石川　憲彦	林試の森クリニック・院長
市野川　容孝	東京大学大学院総合文化研究科助教授
井上　眞理子	京都女子大学現代社会学部教授
上野　加代子	徳島大学総合科学部人間社会学科教授
小村　富美子	大阪市立大学大学院文学研究科博士後期課程
工藤　宏司	大阪府立大学人間社会学部講師
黒田　浩一郎	龍谷大学社会学部教授
ピーター・コンラッド	ブランダイス大学教授
斎藤　環	爽風会佐々木病院・診療部長
佐々木　洋子	大阪市立大学大学院文学研究科博士後期課程
佐藤　哲彦	熊本大学文学部助教授
心光　世津子	大阪大学医学部保健学科助手
＊進藤　雄三	大阪市立大学大学院文学研究科教授
田原　範子	四天王寺国際仏教大学短期大学部助教授
中川　輝彦	龍谷大学社会学部講師
松本　訓枝	岐阜県立看護大学講師
的場　智子	東洋大学ライフデザイン学部講師
＊森田　洋司	大阪樟蔭女子大学学長

(50音順，＊は監修・編者)

はしがき

　本書は，現代社会において見い出される「医療化」の諸相を日本社会の実態に即して明らかにするとともに，それが抱える問題点を，特に逸脱の「医療化」に伴う「責任」配分のポリティクスに焦点をあわせつつ解明しようとする試みである．

　従来社会の他領域において扱われてきた人間社会における諸問題が，次第に医療的管轄権のもとに置かれる歴史的趨勢を「医療化」と名づけるならば，この趨勢は機能集団の族生する近代以降において顕著に見い出される現象であるということができる．

　1960年代から70年代にかけて，この言葉は「反精神医学」運動のエートスを受け継ぎながら，「医療帝国主義」あるいは「専門家支配」という言葉と共振しつつ，当時の思潮を代表するイリイチの影響力の大きかった著作，『脱病院化社会』[*Medical Nemesis : Expropriation of Health*, 1976] の強力なメッセージとともに，「医療批判」の基礎視角を形成してきたといっていいだろう．

　しかしこうした動向には，いくつかの問題点が指摘できる．まず，「医療化」というきわめて茫漠とした傾向概念が一人歩きし，個々の具体的事例に関する経験的・実証的論証に依拠した「分析」が相対的に希薄であるにもかかわらず，時代診断とイデオロギー的価値判断が肥大化するという点である．

　これと連動したもうひとつの問題点は，これまでの「医療化」論の過半が「否定的」側面の強調というバイアスを明らかに伴っていた点である．

　70年代にピークを迎えた医療批判の時代以降，「医療化」論が急速にアピール力を喪失したかにみえる歴史的経緯は，「医療化」論に内在するこうした問題点が顕在化した帰結であるという側面を否定することはできない．

　経験的志向性と「肯定的―否定的」両側面の評価バランスを伴った，現代的

医療化論の古典ともいうべき著作が，1981年にアメリカの社会学者コンラッドとシュナイダーによって『逸脱と医療化：悪から病いへ』（ミネルヴァ書房，2003）として上梓された．この著作は，狂気から精神病へという近代医療の流れを底流に，アルコール依存症，アヘン嗜癖，多動症・児童虐待，同性愛，犯罪といった個別事例における「医療化」あるいは「脱医療化」ないし「犯罪化」過程を含めた医学的カテゴリーの歴史・社会的構築過程を詳細に明らかにするものであった．「医療化」論はこの著作によって初めて，経験社会学における定錨点を獲得したといっても過言ではない．

本書はこうした「医療化」論の歴史的経緯を踏まえた上で，大別して2つの目的をもつ書籍を上梓しようとするものである．

ひとつは，コンラッド，シュナイダーがなしえていない国際比較の観点，すなわち，「医療化」がもっとも先鋭な形で現れているアメリカを念頭に，日本における「医療化」の実態を提示するという点．

もうひとつは，「医療化」論のもっとも論争的な問題，すなわち逸脱・問題状況の定義の変化に随伴する社会的意味の変容と社会的処遇の変化，当事者，関係者，観衆の関係における「責任」配分のポリティクスの位相を，具体的事例を通して鮮明に描き出すという点である．

もとより両者は別個の問題領域を形成するものではなく，後者の問題意識こそがそもそも前者の諸事例への「問題意識」の核を構成しているというべきであり，ここ数百年にわたる近代化過程の中で，「医療化」は人間の抱える「問題」の社会的意味転換をもたらすという意味において，きわめて強力な社会的作用を持続的に及ぼしてきたといって過言ではない．

この意味転換が何に由来するのか，それがいかなる人間的・社会的帰結をもたらすのか——こうした問いかけは，必然的に「近代医学」のまなざしの特性，そしてそのまなざしに依拠した人間的・社会的営為を総体として問い直すという志向性をもつといっていいだろう．副題——近代医療の地平を問う——はこのような意図を反映している．

はしがき

　本書は以上の問題意識の上に,「医療化」の論争的主題をより焦点化して扱った「医療化のポリティクス」と題する第一部と,日本における「医療化」の個別事例を扱った「医療化の諸相」と題された第二部から構成されている.

　第一部は,まず医療化論のパイオニア的著作を上梓し,現在にいたるまで一貫してこの概念の重要性と意義を考察し続けてきたコンラッド教授による,「医療化」の最新の動向に対する概観を序章として訳出した.次に,「医療化」の基礎概念と主題を理論的に扱う「医療化のポリティクス―『責任』と『主体化』をめぐって」（第1章　進藤雄三）を皮切りに,「医療化」論それ自体を歴史的に相対化しつつ,現代におけるこの言説の可能性と限界を見定めようとする「医療化の再検討―歴史的視点から」論文（第2章　市野川容孝）を経て,障害児,薬物政策,犯罪―保安処分という,「医療化」のポリティカルな側面がもっとも顕著に示される領域において,その問題性を考察した3つの論文――「障害児・者にとっての医療化」（第3章　石川憲彦）,「薬物政策における医療的処遇――『逸脱の経済化』の一局面としての『医療化』」（第4章　佐藤哲彦）,「制裁としての医療―『心身喪失者等医療観察法』と保安処分」（第5章　井上真理子）から構成される.

　第二部は,日本における「医療化」の実態を個別事例において検証しようとするものであり,AAの活動に刺激を受けつつ日本における独特の展開を提示した「アルコール依存症と医療化」（第6章　心光世津子）に続いて,主に「子どもの医療化」を扱った4つの論稿――子ども・児童の諸問題行動の中で特に「ひきこもり」と医療化との関連を総合的に考察した「ひきこもりと『医療化』」（第7章　斎藤環）,近年とみに社会問題性を高めている児童虐待の問題の歴史的経緯を追うとともに,その「医療化」との関連を検討した「児童虐待と医療化」（第8章　上野加代子）,教育問題と医療問題の交錯領域に位置する「不登校」と「医療化」との関連を相対的考察した「不登校と医療化」（第9章　工藤宏司）,現代における子どもの問題行動の中核に位置するAD/HDを扱った「AD/HDと医療化」（第10章　佐々木洋子）を収録し,さらに「身体」の医療化に関わる今日的主題として,月経前症候群と「外貌」を扱った2

つの論稿——「月経前症候群（PMS）と日本における医療化」（第11章　小村富美子），「外貌の医療化」（第12章　的場知子）——を加え，最後に医療化を「ヘルシズム＝健康至上主義」（healthism）という別様の観点から総合的にとらえようとする「論説のなかの『健康ブーム』——健康至上主義と社会の医療化の『神話』」（第13章　中川輝彦・黒田浩一郎），近代医療に対する対抗の可能性を秘めた生活文化自体の医療化をテレビというメディアを介して分析した「生活文化の医療化——テレビテクストにおける病気の物語」（第14章　田原範子）という9本の論稿から構成されている．

　なお本書は，日本社会病理学会から「学術書の出版助成」を受けて刊行している．この場を借りて，同学会のご支援に対してお礼を申し上げたい．

　本書は，もともと2002年度の日本社会病理学会のシンポジウム，翌年度のラウンドテーブルならびに自由報告部会の報告，同年度の『現代の社会病理』（第18号）の特集に掲載された論文をベースにして編集されたものである．いわば学会の活動を母体として，本書の各章で扱われている現代の重要な社会問題群を，「医療化」という視点から統合的に研究するために，執筆者も学会の内部に拘ることなく，広くこの分野の研究者の協力を仰ぎ，その共同研究によって生まれてきたものである．

　本書は，その意味では，単なる論文の寄せ集めではない．現代社会の逸脱をはじめとする一連の問題群を，医学的なタームを用いて，病気ないしは障害として定義し，医療的な介入を行うことによって，意味の転換を図り，医療の領域へと囲い込んでいく現代社会の動向とこれをめぐる社会的な諸過程の中に，さまざまな問題が発生する．この医療化の諸相と社会過程のダイナミクス，ならびにその所産を，本書では「ポリティクス」としてとらえ，その実相を一貫した視点から統合的に分析しようとしている．

　本書が当初の意図をどこまで達成できているのかの判断は，読者に委ねられている．しかし，本書が日本における「医療化」の諸相を系統的・経験的に分析しようとしたおそらくは初めての試みであることは確かである．「医療化」

はしがき

という現象あるいはこれに対する肯定―否定という立場性を超えて，本書が日本における「医療化」分析の共通地平を切り開くものであって欲しいと願っている．

2006年9月

編者　森田　洋司
　　　進藤　雄三

目　次

はしがき　i

第Ⅰ部　医療化のポリティクス

序章　医療化の推進力の変容 …………………………………… 3

1. 医療化の興隆 ……………………………………………………………… 4
2. 医療における変化 ………………………………………………………… 5
3. 医療化の新たな駆動力 …………………………………………………… 7
   1) バイオテクノロジー　7
   2) 消費者　14
   3) マネジド・ケア　18
4. 新しい世紀における医療化 …………………………………………… 19

第1章　医療化のポリティクス ……………………………………… 29
　　　　——「責任」と「主体化」をめぐって

1. はじめに ………………………………………………………………… 29
2. 「医療化」概念 ………………………………………………………… 30
   1) 2つの側面　30
   2) 「医療化」の含意の検討——被指示対象を素材に　31
3. 医療化のポリティクスの諸相 ………………………………………… 34
   1) 医療化の帰結——免責と個人化——　34
   2) 「医療化」と「主体化」　38
4. 「医療化」論再考 ……………………………………………………… 40

目　次

　　1）「医療化」論の焦点　40
　　2）「医療化」論の文脈化　41
　　3）「医療化」論の構造的限界　42

第2章　医療化の再検討——歴史的視点から……47

1　「間違った医療の中に，正しい医療などありえない」……47
2　死の医療化……………………………………………………50
3　「狂気」の医療化……………………………………………55
4　医学を批判する医学——医学史の重要性…………………61

第3章　障害児・者にとっての医療化…………………65

1　医療・宗教・政治・科学……………………………………65
2　初めに言葉があった…………………………………………66
3　差異化と障害…………………………………………………67
4　障害者の急増…………………………………………………68
5　発達障害者支援法……………………………………………69
6　脳中心の人間観と心理主義…………………………………71
7　医療の個人化…………………………………………………73
8　個人化と普遍化………………………………………………74
9　病の原因としての外敵の発見………………………………75
10　西洋医学の勝利と人間の勝利………………………………76
11　これからの医療化……………………………………………77

| 第4章 | 薬物政策における医療的処遇 ················81
――「逸脱の経済化」の一局面としての「医療化」

| 1 | 薬物政策における医療的処遇 ························81
　　1）はじめに　81
　　2）薬物政策と医療化　82
| 2 | イギリスにおける薬物政策 ····························84
　　1）「ブリティッシュ・システム」とGPによる処方　84
　　2）薬物治療センターの登場　86
　　3）コミュニティ・ケアの台頭　88
　　4）医療的処遇の三段階　89
| 3 | 逸脱の経済化 ···90
　　1）資源としての医療　90
　　2）逸脱の経済化　92
| 4 | おわりに ···93

| 第5章 | 制裁としての医療 ··97
――「心神喪失者等医療観察法」と保安処分

| 1 | 「燥暴なる者」の閉じ込め ·······························97
　　1）「逸脱の医療化」論との違い――タテマエとしての医療　97
　　2）重なり合う精神障害者処遇と犯罪者処遇――「燥暴なる者」の
　　　閉じ込め　99
| 2 | 保安処分思想の流れ ······································100
　　1）E. F. クライン（Klein, E. F.）　100
　　2）F. v. リスト（Liszt, F. v.）　101
　　3）C. シュトース（Stooss, C.）　101
　　4）E. フェリ（Ferri, E.）　102

5）刑事司法における精神医学の影響力の増大　　102
3　日本における「保安処分」問題の流れ ……………………………… 104
　　1）「改正刑法仮案」　　104
　　2）「改正刑法準備草案」，「改正刑法草案」，「保安処分制度の骨子
　　　（刑事局案）」　　104
4　刑法の枠をはずした保安処分としての「心神喪失者等医療観察法」…… 105
　　1）「再犯予測可能性」の問題　　107
　　2）「治療」というタテマエの背後に存在するもの　　107
　　3）事実認定の問題　　108
5　精神医療と刑事司法との相互領域移行 ……………………………… 108
　　1）刑法第39条は削除すべきか　　108
　　2）日本の精神医療システムの問題点──精神医療から刑事司法
　　　への「領域移行」　　109
　　3）刑事司法から精神医療への「領域移行」　　110

第Ⅱ部　医療化の諸相

第6章　アルコール依存症と医療化 ……………………………………… 115

1　法による取り締まり ………………………………………………… 115
2　疾病概念の輸入 ……………………………………………………… 117
3　治療の専門化──閉鎖病棟からアルコール専門病棟へ ………… 119
4　セルフヘルプ・グループとの連携 ………………………………… 120
5　とりくみの多様化──機関・対象期間・対象者の拡大 ………… 122
6　新たな局面──「横ばい」「軽症化」の中で ……………………… 123
7　おわりに ……………………………………………………………… 125

第7章　ひきこもりと「医療化」……………………………………129

1. ひきこもり支援の「現場」……………………………………………129
2. 「ひきこもり」と医療化………………………………………………131
3. 「ひきこもり」黎明期…………………………………………………132
4. 「不登校」をめぐる経験………………………………………………136
5. 「専門家」は本当に不要か……………………………………………138
6. 望ましい支援のあり方とは……………………………………………142
7. おわりに——メタ視点を維持するために……………………………145

第8章　児童虐待と医療化……………………………………………149

1. 関心の所在——「児童虐待と医療化」の議論に向けて……………149
2. 日本の医師は児童虐待をどのように発見したのか…………………151
    1）「病」というまなざしが不在の時代　151
    2）The Battered Child Syndrome 概念の輸入　153
3. 医学知識と児童虐待……………………………………………………159

第9章　不登校と医療化………………………………………………165

1. 〈不登校〉の医療化論再考〜本章の問い……………………………165
2. 「医療」との付き合いの模索…………………………………………168
    1）「不登校は病気じゃない」が「医療にかかる」人びと　168
    2）「いい医師」「悪い医師」という二分法　169
    3）「服薬」と「自律的コントロール」　172
    4）「身体症状」と「休みを求めるサイン」　173
3. 「病気」——「選択」の二元論を超える試み…………………………173
4. 新しい社会的文脈〜ADHD，LD，ひきこもり………………………176

目　次

第10章　AD/HDと医療化 …………………………………………… 181

1　はじめに ……………………………………………………………… 181
2　AD/HDの医学的定義 ……………………………………………… 182
3　日本における制度化と親の会の活動 ……………………………… 188
4　結びにかえて ………………………………………………………… 190

第11章　月経前症候群（PMS）と日本における医療化 ………… 195

1　はじめに ……………………………………………………………… 195
2　月経前症候群の「医療化」分析 …………………………………… 196
　　1）「医療化」　196
　　2）本章における「医療化」論に対する立場　197
3　月経前症候群と「医療化」状況──諸外国と日本の比較 ……… 198
　　1）「月経前症候群」の創出と月経周期の「医療化」　198
　　2）「月経前症候群」の何が社会において問題とされたのか　199
4　月経前症候群の「医療化」動向に影響を与える要因 …………… 203
　　1）日本の学校保健と月経前症候群との関係──学校と医療との距離　203
　　2）「医療化」と「薬の導入」の関係性　204
5　おわりに ……………………………………………………………… 206

第12章　外貌の医療化 ………………………………………………… 209

1　はじめに ……………………………………………………………… 209
2　形成外科の現状 ……………………………………………………… 210
　　1）「再建外科」としての形成外科　210
　　2）若く美しくあり続けるために　214
3　「本来の姿」にむけて ………………………………………………… 218

1）医療の限界に対して　　218
　　2）「違和感」とどう向き合うか──結びにかえて　219

第13章　論説のなかの「健康ブーム」……………………223
　　　　　──健康至上主義と社会の医療化の「神話」

1　課題設定…………………………………………………………223
2　資料およびその分析方法………………………………………225
3　分析結果…………………………………………………………229
　　1）「健康ブーム」の存在　　229
　　2）「健康ブーム」の説明　　230
　　3）「健康ブーム」の問題　　233
4　まとめと考察……………………………………………………237

第14章　生活文化の医療化………………………………243
　　　　　──テレビテクストにおける病気の物語

1　テレビテクストにおける医療…………………………………243
2　ポピュラー文化としての現代医療……………………………246
　　1）「最終警告」の構成　　246
　　2）再現VTRが見せる病気　　248
　　3）「最終警告」の反響　　250
　　4）語られないもの　　251
　　5）近代医学的空間のパロディ化　　252
3　病気の享受にむけて……………………………………………255
索　引　259

第Ⅰ部

医療化のポリティクス

序章　医療化の推進力の変容*

要約

　社会学者と他の分析者たちは，少なくとも1970年代から医療化について記述するようになった．これらの研究の多くは，医療専門職，専門職間あるいは組織間の論争，社会運動／インタレスト・グループを医療化の主要な担い手として描いていた．本稿は，過去20年間における医療の変化が医療化の過程を変化させつつあると主張する．いくつかのケースを例に引きつつ，医学的知識と医療組織における3つの主要な変化——すなわちバイオテクノロジー（特に製薬産業と遺伝学），消費者，マネジド・ケアが，医療化を推進するエンジンにおける重要な変遷をもたらしたと論じたい．医師は今なお，医学的治療の門番であるが，その役割は医療化の拡大あるいは縮小によって副次的なものとなった．医療化は現在，専門職のクレイム申し立て者によってよりも，商業的・市場利益によって動いている．医療化の定義上の中心は変化してはいないが，新薬の利用可能性と遺伝子治療の潜在的可能性は新しい医療カテゴリーの創出において次第に重要な原動力となりつつある．こうした事態は，21世紀に向けて，医療化研究に対する社会学的焦点の移行を要請している．

　社会科学者と他の分析者たちは，少なくとも1970年代から医療化について記述するようになった．医療化についての初期の批判者は，精神医学（Szasz, 1970）あるいは医療帝国主義というより一般的概念（Illich, 1975）に焦点を合わせていたが，社会学者は医療化の過程と医療管轄権の拡大過程（Freidson, 1970 ; Zola, 1972）を検討し始めていた．医療化についての社会学的研究が蓄積されるにつれて（Conrad, 1992, 2000参照），医療化は精神医学の領域に限定される現象とはいえず，必ずしも医療帝国主義の産物というわけでもなく，一層複雑な社会的諸力の産物であることが明らかになった．医療化の要諦は定義上の問題——すなわち，ある問題を医学用語で，通常は病気あるいは障害として定義し，それを治療するために医療的介入を用いること——となった．医療化過程は全

体的というより双方向的かつ部分的となりうるが，医療管轄権は縮小というより拡大していることを示す確固たる証拠がある．

1　医療化の興隆

　初期の社会科学研究の多くは，医療化の出現を研究するに際して社会構築主義の立場をとった．その焦点は，新しい医学的カテゴリーの創造（あるいは構築）と，これに続く医療的管轄権の拡大に合わせられていた．道徳的企業家，専門職支配そしてクレイム申し立てのような概念が，その分析の言説の中心に位置していた．多動症，児童虐待，更年期障害，心的外傷後ストレス障害（PTSD : Post-traumatic Stress Disorder）そしてアルコール依存症に関しての医療化の研究は，医療化の範囲とこれに伴う社会的過程についてのわれわれの理解を拡大させた（Conrad, 1992参照）．

　1970年代と1980年代の研究についてメタ分析を行えば，いくつかの社会的要因が支配していることが判明するだろう．あえて単純化していえば，こうした研究の基底には3つの要因が横たわっていたと思われる．第1に，専門職支配，医師—企業家，あるいは極端な形態としては医療的植民地化といった用語であれ，そこには医療専門職の権力と権威という要素が存在していた．ここでは，医療的権威の文化的あるいは専門的影響力が決定的意味をもつ．一方向であれ何であれ，医療専門職そして医療管轄権の拡大は，医療化の主要な原動力であった．これは多動症，更年期障害，児童虐待，出産率にも当てはまった．第2に，医療化は社会運動とインタレスト・グループの活動を通じて生起することもあった．これらのケースにおいて，問題への医学的定義を優位に置き，医療診断の正確性を増進するような組織化された取り組みがなされた．ここでの典型的な例はアルコール依存症であり，アルコール依存症者匿名の会（AA : Alchoholic Anonymous）と「アルコール依存症運動」が医療化において中心的な役割を果たした（医師はためらいがちで，抵抗を示し，断固たる姿勢をみせなかった）．しかし，社会運動は，PTSDの医療化（Scott, 1990）とアルツハ

イマー病の医療化（Fox, 1989）に批判的でもあった．化学物質複合刺激反応障害（multiple chemical sensitivity disorder）（Kroll-Smith and Floyd, 1997）の場合のように，それほどうまくいかなかったケースもあった．総じて，これらは医療化を促進した草の根的運動であった．第3に，産科医の出現と助産師の消滅（Wertz and Wertz, 1989）あるいは児童期の病気に対する医療支配の結果として行動小児医学の興隆（Pawluch, 1983 ; Halpern, 1990）にみられるように，医療化を普及させる組織的な専門職間あるいは専門職内部の活動があった．

確かに，分析に関係した他の要因があった．製薬の革新とマーケティングが，多動症と更年期障害の医療化においてリタリンとホルモン代替療法（HRT）を伴って一定の役割を果たした．第三者支払者は，保険によって「ジェンダーによる不快」あるいは肥満に対する外科手術，アルコール依存症の解毒と治療に対して診療所に支払いをするかどうかという点で，医療化における要因であった．しかし，重要なのは，事実上すべての研究において，医療化過程における要因として，企業体は専門職，運動，他のクレイム・メーカーに対して副次的なものとみなされていた，という点である．一般的にいって，これまで製薬産業と保険産業は分析の中心ではなかった．

2 医療における変化

1980年代までには，われわれは医療組織においていくつかの深層に及ぶ変化を目にするようになり，それは健康問題に重要な結果をもたらした．医学的権威の侵食（Starr, 1982），アクセスから費用コントロールへの政策上の変化，マネジド・ケアの中心化が生起した．ドナルド・ライト（Light, 1993）が指摘したように，買い手と供給者と保険支払機関の間での権力の拮抗が，専門職と他の社会制度の間での影響力のバランスを変化させた．マネジド・ケア，費用コントロールの試み，法人組織医療は医療ケアの構成を変化させた．「医業の黄金時代」（McKinlay and Merceau, 2002）は終わり，次第に買い手市場システムが出現しつつあった．医師は支配と統治権の一定の側面を確かに維持したが，

他のプレイヤーもその重要度を増したのだ．患者の多くが，健康保険政策の選択と医療サービスの利用に際して，次第に消費者のように行為し始めた(Inlander, 1998)．マネジド・ケア組織，製薬産業とある種の医師（たとえば，美容形成外科医）は，消費者あるいは潜在的市場として患者をみることが多くなった．

　これらの組織的な変化に加えて，新しく発達した医学知識が支配的になった．絶大な影響力をもつ製薬会社はアメリカでもっとも収益力のある産業であり，こうした事態は革命的な新薬の発明とともに一層顕著となり，影響もさらに拡大することだろう (Public Citizen, 2003)．1990年代までに，ヒトゲノムの完全な地図を作るために30億円の事業としてヒトゲノム計画が2000年までに完成する計画で始められた．遺伝学は，病気と健康に関する医学知識の最先端をいくものであり，医療の言説と公共の言説の中心に位置するようになった(Conrad, 1999)．バイオテクノロジー産業は出発点に立ったばかりであり，障害にも遭遇している．しかしそれは，保健医療ケアに革命を起こすであろう遺伝学，製薬産業そして科学技術の未来を約束している (Fukuyama, 2002参照)．

　これらの変化のいくつかは，すでに医学，おそらく精神医学においてより明確であり，そこでは最先端の知識は30年間の間に，精神療法と家族の相互作用から精神薬理学，神経科学と遺伝学へと移行した．こうした事態は，第三者支払機関が薬物治療には費用を支払うが，個人を対象とした精神療法や集団療法を厳しく制限する場合に強化される．多くの医師と患者／消費者に利用できる選択は，会話をするか薬物治療をするかどうかではなく，どんな薬を処方されるかということである．

　1990年代までに，保健医療ケアの組織化，医学知識，マーケティングにおける大きな変化はこれまでとは異なった医療世界を創出した．これらの変化は，どのように医療化に影響したのだろうか．最近の論文で，アデル・クラークと彼女の同僚 (Clarke et al., 2003) は，医療化は強化され変容されつつあることを論じている．1985年頃に「主に技術科学的革新の統合によってもたらされた現代の生物医学の組織と実践における劇的変化」は，彼女らがいうところの生

物医療化(biomedicalization)という拡大された現象に合流した.生物医療化とは,「今日科学技術の度合を次第に強めた生物医学の社会的形態と実践を通じて再構成されつつある,次第に複合度,多面性,多方向性を増しつつある医療化過程」である(ibid, 2003 : 162).しかし,彼女らの概念化は事実上すべてのバイオテクノロジー,医療情報と情報技術,健康サービスの変化,科学技術的アイデンティティの生産などを包含しており,きわめて広範囲で包括的なので,医療化の焦点は失われる.この新しい概念は,私見では,医療化研究にとって常に中心的であった定義上の問題という焦点を失うのだ[1].

クラークとその同僚とともに,私は過去20年間において医療化過程にいくつかの重大な変化があったと考える(たとえば, Gallagher and Sionean, 2004).だが,私は彼女らが変容(transformation)をみているところに変遷(shift)をみる.医療化は拡大し,ある程度まで変化しつつあると考えるが,質的に異なった現象へ移行したとは捉えていない.私の課題はより限定されており,医療化の過程により焦点を合わせたものである.

3 医療化の新たな駆動力

以下の論述において,私は医学知識と医療組織における3つの主要な変化——バイオテクノロジー,消費者,マネジド・ケア——が,どのように西洋社会における医療化の推進機関における変遷を生じさせたのかを考察したい.

1)バイオテクノロジー

バイオテクノロジーのさまざまな形態は,長期にわたって医療化に関連してきた.出産用の鉗子のような技術(Wertz and Wertz, 1989)であろうと,注意散漫な子どものための薬(Conrad, 1975)であろうと,科学技術は医療化をしばしば促進させた.これらの薬と科学技術は,医療化の過程における駆動力ではない.促進はしたが,主要な推進力ではなかった.しかし,こうした事態は変化しつつある.製薬産業とバイオテクノロジー産業は,医療化における主要

なプレイヤーとなりつつある．

製薬産業：製薬産業はさまざまな病気に対して，その製品の宣伝に長く携わってきた．われわれが1980年代に著した『逸脱と医療化』において，リタリン，メタドン，精神活性剤は医療化の過程の一部分であった（Conrad and Schneider, 1992[1980]）．しかし，これらのケースにおいて中心に位置していたのは医師と他の専門職であった．リタリンとともに，子どもの「多動症」の治療を促進する薬の宣伝と，もちろん医師への「派遣」（たとえば，製薬会社による診療所への販売訪問）がなされた．しかし，問題の中心にいたのは医師であった．

こうした事態は変化した．医師は依然として多くの薬の門番ではあるが，製薬産業は医療化における主要なプレイヤーの1人になった．プロザック後の世界において，製薬産業は医師にそして特に公衆に商品をより積極的に宣伝販売するようになった．この動向のいくつかは，新しくはない．20世紀の大半を通して，製薬産業はその製品を医師に宣伝する場合，派遣，医療イベントの後援，専門雑誌の広告にその活動を制限されていた．しかしながら，1997年のアメリカ食品医薬品局（FDA : Food and Drug Administration）による「近代化法」（Modernization Act）通過とその後の指示以降，状況は変化した．

FDA規則の改訂によって，薬のより広い使用と薬の目的外使用の販売促進が許容され，また消費者に対しては特にテレビによる直接の宣伝が促進された．これは製薬産業のゲームを変化させた．製薬産業は現在，公衆に直接に製品を宣伝し，製品のための市場を構築することができる．製薬産業全体でテレビ広告費は，1996年と2000年の間に25億ドルと6倍に増加し（Rosenthal et al., 2002），その費用は着実に増加している．製薬会社は現在，消費者直通（DTC : Direct-to-Consumer）の広告として，特に「アレルギー，胸焼け，関節炎，『勃起性機能障害』，うつ病と不安のように，頻発する病気に処方される薬の大広告」に対して，医学雑誌の広告に対するのとほぼ同一の費用をかけている（Relman and Angell, 2002 : 36）．パクシルとバイアグラの例がこれを証明する

が，他にも多くの例がある（Conrad and Leiter, 2004）．

　男性のインポテンツは，長年にわたって医療の問題とされてきた．1998年3月に，FDAは勃起性機能障害（ED : Electile Dysfunction）に対する治療としてバイアグラ（sildenafil citrate）を承認した．バイアグラが紹介されたとき，主に糖尿病，前立腺がん，医療問題に関連した勃起性の問題あるいはEDをもった高齢の男性の利用のためのものであった（Loe, 2001）．勃起性の問題に対する薬の需要は，ファイザーがバイアグラの広告を出す以前にも確かに存在した．しかし，医療問題として性的困難性を認知させ，その解決としてバイアグラを促進することで潜在的巨大市場を開拓し，変化させたのはファイザーであった．初めのバイアグラの販売促進は控え目であったが（Carpiano, 2001），ファイザーはすぐに医師と一般の公衆にきわめて積極的に売り込みを行った．最初，ボブ・ドールが高齢者のスポークスマンとなったが，すぐにそれは野球スターのラフィル・パルメイロとNASCAR連盟のバイアグラ社での後援によって，バイアグラ利用者とその市場を拡大していった．ほとんど誰もが，いくつかのタイプの勃起性あるいは性的機能障害をもつと考えるだろう．宣伝文は「バイアグラがあなたに適切かどうか，かかりつけ医にお尋ねください」と提案している．

　バイアグラの販売はセンセーショナルであった．初めの1年で300万を超える男性がバイアグラで治療され，売り上げは15億ドルに上った（Carpiano, 2001）．2000年に，バイアグラはDTCの売り上げ・販売で6位であった．2003年までに，バイアグラの売り上げは17億ドルに達し，600万人の男性が使用したが，これにはインターネットサイトから購入する人びとは含まれていない．2003年までに，レヴィトラとシアリスがこの巨大市場のシェアを競う改良薬として導入された．製薬産業はEDの概念を拡大し，性的快楽と性的関係を高揚させるものとしてバイアグラ類似薬を巧妙に奨励しさえした．最近の概算では，アメリカだけで3,000万人以上の潜在的市場があると予測されている（Tuller, 2004）．EDと性行動の医療化は，過去6年間にいちじるしく促進され，沈静化する気配はない．

プロザックが1987年に紹介されたとき，それは選択的セロトニン再取り込み阻害剤（SSRIs : Selective Serotonin Reputake Inhibitors）とよばれ，新しい抗うつ剤として普及していった．SSRIs は，旧式の抗うつ剤と同一かそれ以上の効果があった．これらの薬は製薬市場にちょっとした革命を引き起こし（Healy, 1998），2003年の販売高109億ドルは，アメリカの薬品売り上げの3位にランクインされた．パクシル（paroxetine HCL）が FDA によって1996年に承認されると，それは競合の激しい抗うつ剤市場に参入した．現在，グラクソン・スミスクラインとよばれるパクシルの製造業者は，特に社会的不安障害（SAD : Social Anxiety Disorder）と一般的不安障害（GAD : Generalized Anxiety Disorder）という「不安市場」に，製品を供給するために FDA の承認を求めた．SAD と GAD は『精神障害診断・統計マニュアル』（DSM）においてやや曖昧な診断名であった．SAD（あるいは「社会恐怖症」）は「当惑が起こるかもしれない社会的・行動的状況への」固執した極端な「恐怖」であるのに対し，GAD は慢性の過度な不安，心配（少なくとも6ヵ月続く）であり，複合的な症状を伴う（American Psychiatric Association, 1994 : 411, 435-6）．

　病気を売り込み，それらの病気を治療する薬を販売することは，「プロザック後」の現在ではありふれている．FDA が，1999年に SAD に，2001年に GAD に対してパクシルの利用を承認してから，グラクソ・スミスクラインは精巧な市場キャンペーンを通じて SAD と GAD の公共における知名度を上昇させるために何百万ドルもの資金を投入した．宣伝は専門家と患者の声を組み合わせたもので，診断に専門的権威を与えると同時に，それが誰にでも起こりうるという知覚を創出した（Koerner, 2002）．スローガンは「人へのアレルギー症，ご存じですか」であった．その後の一連の宣伝は，SAD の人がディナー・パーティーや公衆の面前での演説に立ち向かうのを助けるパクシルの能力を呼び物としていた．パクシルのインターネットサイトは，SAD と GAD になる可能性を査定する消費者自己テストを提供する（www.paxil.com）．キャンペーンではこうした診断カテゴリーを，日常的にありふれたものであると同時に異常なものであり，それゆえ治療が必要なものと巧みに定義づけた．

SADあるいはGADと推定される人びとは人口の3％から13％までの広い幅があるが，製薬市場に莫大な利益をもたらすには十分であった．パクシルの市場キャンペーンは大成功であった．パクシルは，バイアグラとクラリチンの次にもっとも広く認知されている3つの薬の中の1つであり（Marino, 2002），現在6位にランクインされ，2001年にアメリカで約21億ドル，世界で27億ドルを売り上げている．パクシルがGADあるいはSADにどの程度処方されたのかを判別することは不可能であるが，現在ではパクシルとSADは日常的な言葉となっている．最近パクシルについていくぶん懸念が寄せられているが（Marshall, 2004），内気と心配は医療問題であり，パクシルが適切な治療法であると推論することによってパクシルに対するグラクソ・スミスクラインのキャンペーンが不安の医療化を増大させたことは明らかだ．

子どもたちの問題は，精神活性剤の成長市場を構成する．注意欠陥多動性障害（ADHD: Attention Deficit Hyperactivity Disorder）へのリタリン処方には長い歴史があるが（Conrad, 1975），現在ではおそらく子どもたちの問題行動に対する先駆的な薬とみなされるだろう．公衆はトラブルを抱えた子どもたちに薬を使用することに対しアンビバレントな心情をもっているが（McLeord et al., 2004），現在，広範囲な一連の精神活性剤，特に興奮剤と抗うつ剤が子どもたちに処方されている（Olfson et al., 2002）．どんな利益やリスクがあろうと，これは製薬産業にとって大きなビジネスである．最近の調査によれば，子どもとおとな向けのADHDの薬は2000年から2003年にかけて77％上昇した．これらの薬は抗生物質とぜんそく治療薬をしのいで，今子どもたちになされる薬物治療の中でもっとも急速に処方されつつある（Freudenheim, 2004）．

人生のもう一方の側でも，4,000億ドルにのぼるメディケアの薬代利益は，一連の高齢者問題に対する薬物治療を増大させる可能性がある．利益算定におけるこうした政策上の変化は，製薬会社に高齢者への薬物対処の宣伝による市場拡大を促す可能性が高い．

遺伝学と能力増進：われわれは，ゲノム医療の夜明けの時代にいる．ヒトゲ

ノムの解読が2000年に完成し，ヒトゲノム計画への莫大な投資と賞賛がある一方で，遺伝子医療の大部分は現実の診療というよりも潜在的可能性のレベルにとどまっている．たとえば，われわれはこの10年間に胆嚢線維症とハンチントン病に対する特別な遺伝子について知るようになったが，それらは治療における改良へとなお翻案されなければならない．これまでのところ，遺伝学は遺伝子突然変異，キャリヤーあるいは遺伝的例外をテストする能力という点から影響を与えてきた．遺伝子研究は一般社会によく知られているが（Conrad, 1997），単一遺伝子に関連する障害や特性はごくわずかであり，遺伝子の複雑性（いくつかの遺伝子は共に作動し，遺伝子と環境は相互作用する）が常態であることが判明した．しかし，遺伝学は将来ますます重要になり，医療化に影響を及ぼすことはまず確実だ．

　遺伝学が医療化に及ぼす影響は，現在ではなお潜在的なものにとどまっているが，肥満やはげのような問題に対する一定の遺伝的要因が同定され，遺伝子テスト，そして最終的には治療がなされるようになると想像することができる．肥満の増加を示す大量の疫学的研究から，腸のバイパス手術の巨大な増加にいたるまで，肥満であることはアメリカ社会の中でますます問題になり，最近多くの方法でますます医療化されるようになった．今日，医師はアトキンスやサウスビーチでのダイエットと運動を処方している．将来は，充足を識別する遺伝子（それらが同定できると仮定して）に医療的介入をすることが可能となるだろう．遺伝子治療はいまだ多くの問題への対処に成功してはいないが，体重をコントロールする遺伝子を操作する方法があれば，そうした医師のもとに人びとが押し寄せることだろう．われわれは，はげがしばしば遺伝的基盤をもつことを知っており，ロゲインと毛髪移植によって，それはすでに医療化され始めている．しかし，はげを止めるか髪の毛を再生する一定の種類の医学的介入によって，はげは直接的に医療問題，おそらくは遺伝的「毛髪成長障害」とされるだろうと思われる．

　遺伝学と医療化において大きな成長をとげる領域は，いわゆる生物医学的能力増進の領域である（Conrad and Potter, 2004 ; Rothman and Rothman, 2003 ;

Eliott, 2003).生物医学も現在では潜在的領域にとどまっているが,その潜在力は現実的である.子どもたちの身体,あるいは精神／社会的能力の増進に関しては大きな需要がある.医療的能力増進はこうした形態のひとつである.身長,筋肉組織,姿あるいは肌の色のような肉体的特徴,記憶力,視力,聴力,体力といった能力,あるいは(たとえば,音楽に対するリズム感)と遂行能力のような才能において,遺伝的能力増進の潜勢力を想像することができるだろう.能力増進は個人が優位と支援を追求する社会において,巨大市場になる可能性をもっている.多くの遺伝的改良は,科学小説の領域にとどまるかもしれないが,バイオテクノロジー会社には遺伝的能力増進に投資する十分な動機がある.

　遺伝的能力増進に対する潜在的市場は巨大である.潜在的な影響力について知るために,私は現存する生物学的能力増進としてヒト成長ホルモンを最近調べた(Conrad and Potter, 2004).総合的ヒト成長ホルモン(hGH : human Growth Hormone)は,1985年に利用できるようになり,成長ホルモン欠乏症(まれなホルモン障害)を含めて一定のきわめて限定された目的に対してその利用が承認された.背が低いということは,個人にとって社会における価値を減少させ,社会的問題となりうるだろう.背の低い人びとは低収入で,昇進が少ないというデータがあり,彼らはまた烙印を押されたり,身体に見合った衣服をみつけるといった日常の仕事に問題をもつであろう(Conrad and Potter, 2004 ; Rothman and Rothman, 2003).親たちはしばしば子どもたちが非常に低身長となることを心配するものだが,今では成長ホルモン治療のために医師のもとに行くという選択肢を手にしている.hGHの1種類であるプロトロピンを製造しているジェネンテクは,極端に身長は低いが成長ホルモンは不足していない子どもたちに対して成長ホルモンを目的外(off-label)で使用することを奨励した.現実的感覚において,これらの特発的低身長の身体(ISS : Idiopathic Short Stature)をもつ子どもたちは「標準的に」考えて低身長といわれる.彼らは両親あるいは遺伝子構成ゆえに,ただ身長が低いだけなのだ.成長ホルモンはとても高額であり(おそらく年額20,000ドルを5年間),そこそこの成果(2インチ

か3インチ）を生み，1994年にISSの子どもたち13,000人がアメリカで治療を受けた．これらの数は現在，疑いようもなく大きくなっている．FDAがエリー・リリーの成長ホルモンであるフマトロープを，下位1.2％の低身長の子どもたちに使用することを承認したからだ．ここに生物医学の能力増進へのいくつかの教訓がある．第1に，子どもたちへの能力増進のためのプライベートな市場は，たとえ高価な出費をもたらすものであっても，現存しており，バイオテクノロジー会社によって開発されうるということ．第2に，バイオテクノロジー会社は製薬会社のように，彼らの市場規模を拡大しようとするだろうということ．第3に，生物医学的能力増進の普及促進と使用は，人間の問題——この場合は低身長——の医療化を拡大させていくであろうということ．子どもの身長を伸ばすために，遺伝子操作を利用することを想像してみればいい．

　遺伝的能力増進を宣伝するバイオテクノロジー会社はいまだ出現していないが，やがては出現するだろう．バイオテクノロジー会社は，遺伝子検査を促進させるためにDTC広告を利用する用意がすでにできている．バイオテクノロジー会社は，製薬会社と同じひとつの市場戦略を多数用いるだろうが，そのことはそれらの多くが同一あるいは関連会社なので，驚くにはあたらない．遺伝子検査の促進は，また医療化に貢献する可能性がある．特定の問題（癌，アルコール依存症）の遺伝子をもつという遺伝子検査上の知見は，「潜在的病気」という新しい医療化された地位を創出するかもしれない．これは，アイデンティティ，社会的地位，保険査定に影響を及ぼし，プレ癌，プレアルコール依存症といった新しいラベルを創出する可能性がある．こうした事態は医療の監視を拡大し（Armstrong, 1995），医療的まなざしを拡大する可能性を秘めている．

2）消費者

　医療システムの変化の中で，保健医療ケアの消費者は主要なプレイヤーになった．保健医療ケアはより商品化され，市場の力に従属しているので，医療は他の製品やサービスのようになった．われわれは現在，健康保険プランを選

択し，市場で保健医療ケアを購入し，保健医療ケア機関を選択する消費者である．病院と保健医療ケア機関は現在，消費者としての患者を得るために競合している．

どのように消費者が医療化の過程で主要な要因となったのかについて，いくつかの例を手短にあげておきたい．美容整形外科，成人の ADHA，hGP 療法，そして製薬会社の宣伝の増大である．

美容整形外科は，医療における消費者の典型である（Sullivan, 2001）．タミー・タックから脂肪吸引法，鼻整形，豊胸にいたる処置は，巨大な医療ビジネスになった．身体は「極端な改造」からちょっとした身体修正にいたるプロジェクトになり，医療は改良のための手段になった．ある意味で，ひとつまたひとつと，身体全体が医療化されてしまったのだ．1例だけあげれば，1960年代から1990年を通して200万人の女性がシリコンを胸に移植したが，その80%は美容目的であった（Jacobson, 2000 ; Zimmerman, 1998）．1990年代にシリコン移植の安全性に関する激烈な論争が沸きあがったが，それは消費者団体がシリコン移植の安全性についてメーカーが偽ったと主張し，それを受けて FDA が1992年に流通と移植の自発的一時停止を要求するという経緯をたどった（Conrad and Jacobson, 2003）．1990年に120,000件であったシリコン移植は，1992年に30,000件にまで激減した．しかし，表面上は安全な塩分を含有した移植の紹介とともに，豊胸手術は1990年から2000年までに92%増加した．アメリカ美容形成外科学会（2004）によれば，豊胸手術はアメリカで2003年に280,401件で，美容形成外科でもっとも人気のある脂肪吸引についで2番目となった．形成外科医は，製品として豊胸手術（現在，約3,000ドルの費用）を特にすすめ，胸と身体の医療化は主に消費者市場によって進められている．アメリカ人全体の中で，830万人が2003年に美容整形手続きをとり，これは前年に比べて20%の増加であり，1997年以降で277%という凄まじい増加となった（アメリカ美容整形外科学会，2004）．メディアと専門職の普及促進が需要を助長する一方，事実上これらの処置のすべては消費者によって直接に支払われている．

1970年代初めから，リタリンは子どもたちの ADHD（以前は，多動症とし

て知られていた）の共通の治療薬になった．しかし，1990年代に新しい現象が出現した．おとなのADHDである．研究者は長い間，ADHDが何であろうと，それは児童期を超えて継続するとみていたが，1990年代になると，ADHDの診断を受け薬物治療をしてもらおうと医師のもとにやってくるおとなたちがみられるようになった．これは，障害を広めた多くの大衆向けの記事とともに，刺激的なタイトルの『へんてこな贈り物』（*Driven to Distraction*）(Hallowell and Ratey, 1994) を含めて，部分的には何冊かの書籍の成果であった．おとなたちは医師のところに行き，「息子はADHDで，私もちょうど彼のようなのです」「組織立った生活を送ることができない，私はADHDにちがいない」あるいは「本を読み，自分がADHDであることを知った」と言う．おとなのADHDに対しては，リタリンは目的外使用となるので，製薬会社がそうした障害あるいは治療を直接広告することはできないが，この障害を一般に広める他の方策が存在している．すなわち，おとなのADHDの特徴と治療を述べている多数のインターネット・ウェブサイトがあり，子どもとおとなの注意欠陥障害（CHAAD : Children and Adults with Attention Deficit and Hyperactivity Disorder）というアドボカシィ団体は，おとなのADHDを認定し治療していく強力な代弁者となった．CHAADは製薬産業から基金の大部分を得ていることはよく知られている．たとえそうであったとしても，CHAADは消費者志向の団体であり，ADHD治療を求めるおとなたちとともに，CHAADは私が別のところで「劣等遂行能力の医療化」（the medicalization of underperformance）とよぶ領域において主要な推進力になった（Conrad and Potter, 2000）．

おとなのADHDは，バースキーとボロス（Barsky and Boros, 1995）が穏やかな症状と良性の問題に対する公衆の忍耐力の減少として認定したものの一例にすぎない．個人の自己—医療化（self-medicalization）は，患者が医師に愁訴し，特定の医学的解決を直接に依頼するようになるにつれ，ますます普通になってきている．こうした事態を顕著に示す例は，増大しつつある不幸の医療化（Shaw and Woodward, 2004）と，抗うつ剤を使用した治療の拡大である．

CHAADやアメリカ精神病連盟（NAMI）やヒト成長基金のような非営利団体は，彼らが唱道する人間の問題に対する医学的治療の推進を強力に支持した．これらの消費者アドボカシィ団体は，家族，患者と特定の障害に関心を寄せる人びとから構成されている．CHAADはリタリンのメーカーであるノヴァルティスから支援を受けており，ヒト成長基金はヒト成長ホルモンのメーカーであるジェネンテクとエリー・リリーから少なくとも基金の一部を出資してもらっているし，NAMIは製薬会社から1年に600万ドルを超える資金提供を受けている（Mindfreedom Online, 2004）．そのような団体の代弁者はしばしば製薬研究と治療を強力に支持しており，消費者の主張がどこで始まり，製薬会社の販売促進がどこで終わるのかという問題を提起している．こうした事態は，アドボカシィ団体の形成，時には吸収に及ぼす企業の権力を反映している．

　インターネットは，消費者の重要な伝達手段になった．一方で，すべての製薬会社と大部分のアドボカシィ団体は，消費者志向の情報を十分備えたウェブサイトを所有する．ウェブサイトには，個々人が特定の障害に該当するかどうか，あるいは一定の医学的治療から利益を得られるかどうかを判定するのを助けるために，自記式の適格審査を掲載することがよくある．また，個人が病気，治療，不満，サービスについて，情報を共有することができる何千もの掲示板，チャット・ルーム，ホームページがある（Hardey, 2001）．多くの個人にとって，病気は私的な体験から公的な体験へと変容されている．これらのウェブサイト上で，同様の病気で苦しむ人びとは新たな方法で連帯し，情報を共有することができ，誤った情報という陥穽があるとはいえ，そうした事態は医療ケアの消費者としての彼らに能力を与えている．企業と草の根のウェブサイトは，サービス需要の高まりを生じさせ，専門職を越えてあるいは国境さえ越えて，医療の見方を普及させることができる．

　現在の医療の時代に，消費者はサービスへの願望と需要を求めるに際して，以前よりも一層声をあげ，活動的になった．個人は患者というよりも消費者として，人間の問題に対する医学的治療の範囲，時にはそれに対する需要を形成するのに一役買っているのだ[2]．

3）マネジド・ケア

　過去20年にわたって，マネジド・ケア組織は，主に医療費高騰への対応策として，アメリカでの保健医療ケアの提供を大きく支配するようになった．マネジド・ケアは，医学的治療の事前承認を要請し，一定の種類のケアに制約を課す．これは第三者支払機関に大きな影響力を与え，医師が与える治療と患者が受け取る治療の双方を規制することがよくある．ある程度まで，マネジド・ケアは医療を商業化し，医学的治療組織と医師に患者ケアより利潤を重視させるよう仕向けた．しかし，事態は複雑であり，マネジド・ケアは医学的治療を規制する場合もあれば，より利益の上がるケアへの誘因を提供する場合もある．

　医療化の観点からいえば，マネジド・ケアは誘因であると同時に束縛でもある．これは精神医学領域で明確に観察される．マネジド・ケアは精神的・感情的問題をもつ個人が利用できる精神療法の保険補償範囲を非常に狭くしたが（Shore and Beigal, 1996），精神医学の薬物療法への支払いに対してははるかに寛大であった．このようにマネジド・ケアは，おとなと子どもへの向精神薬処方を増大させる一因となった（Goode, 2002）．医師は，マネジド・ケアプランのもとで償還される医学的介入のタイプを前提に精神医学的障害に対して薬物治療を行い，人間の問題に対する薬物治療を加速させるのだ．

　1980年代に，私は肥満の医療化の限界のひとつはブルー・クロス／ブルー・シールド（当時の主要な保険／マネジド・ケア会社）が胃のバイパス手術にお金を支払わないことによると学生によく言った．しかし，現在はもはやそれは当てはまらない．多くのマネジド・ケア組織は，糖尿病，発作，心臓の状態と筋肉の骨格といった疾患など，すべての医学的治療や潜在的な医学的治療に支払うことよりも，「病的肥満」の人への胃のバイパス手術を援助するために莫大な財政投資を行った．胃のバイパス手術と同様に外科手術の数は，アメリカで1965年に20,000から2003年に103,000に上り，2004年には144,000になると見込まれている（Grady, 2004）．いわゆる肥満流行（obesity epidemic）という文脈において（Abelson and Kennedy, 2004），バイパス手術が体重過多の問題を扱うことはますます日常的になりつつあり，治療への敷居が低くなり，治療はよ

り包括的なものとなりつつある．肥満を病気とするメディケアの最近の政策変更は，こうした処置に対する医療的クレイムの数を拡大することだろう．ニューヨーク・タイムズによる最近の報告によれば，「外科手術は大きなビジネスとなり，医療センターはプログラムを開始するために競合している」(Grady, 2004 : D1)．

　しかし，マネジド・ケア組織は，保険でカバーしないものによっても医療化に影響を与える．ある処置への需要が存在し，保険適用がまだ認められていないとき，治療のための民間市場が出現する（Conrad and Leiter, 2004）．すでに述べたように，かつて，ヒト成長ホルモンは，ごく少数の成長ホルモン欠乏症の子どもたちに対して許可されていたにすぎなかった．FDA がフマトロプを認定することによって，400,000の子どもたちが成長ホルモンを使用するようになった．マネジド・ケア組織が将来，これらの子どもたちに対して高額なヒト成長ホルモンの使用を支援するかどうかは興味深いところである．

　事実上，マネジド・ケアは医療化にとって選択的な両刃の剣である．バイアグラと勃起性機能障害は興味深い例を提供している．あるマネジド・ケア組織は，保険適用される薬使用を1ヵ月に4錠か6錠（共同の支払いで）に限っている．保険会社がこれらの数字をどのように算出しているのかは不明であるが，マネジド・ケアによる制限は男性の性的機能障害の医療化を支持すると同時に抑制してもいることは明らかである．しかし，マネジド・ケア組織は，治療が医学的に適切か不適切かをますます判定する決定者となっている．

4　新しい世紀における医療化

　拡大する医療化の推進力は，医療専門職，専門職間あるいは組織的競争，社会運動とインタレスト・グループから，バイオテクノロジー，消費者，そしてマネジド・ケア組織へと変化しつつある．医師はいまだ医学的治療の門番であるが，医療化の拡大あるいは縮小に果たす役割はより副次的なものになった．要約すると，医療化の推進力は増殖し，今や専門職のクレイム申し立て者より

も商業的・市場利益によって駆動されている.

医療化の定義上の中心は不変であるが,新しい薬物治療と潜在的な遺伝子治療の利用可能性と販売促進は,新しい医療カテゴリーをますます推進していく (cf. Horwitz, 2002). 医療化が科学技術によって決定されていないことはいまだ真実であるが,商業的・企業の掛け金の保管人は,科学技術の形成過程に主要な役割を果たしている. たとえば,新しい薬物治療が市場化すると,製薬産業は製品を合法化するために新しいあるいはこれまで使用されてこなかった医学的定義を普及させようとしたり(たとえば,パクシルとSAD/GAD),あるいは障害の定義を変化させようとしたり(たとえば,ヒト成長ホルモンと特発性低身長の身体),さらには既存の医療化された問題の定義を巧妙に拡大し,治療のハードルをより低くするだろう(たとえば,バイアグラと勃起性機能障害). こうして製薬産業は正常と異常の境界にますます影響力をもち,社会的コントロールの能動的主体となっている. これは多くの理由で遺憾であるが,おそらく特に「企業は最終的には患者より株主に多くの責任を負い,株主の願いは,合理的な薬剤処方への患者のニーズとしばしば背反する」からだ (Wilkes, Bell and Kravitz, 2000). 増大の一途をたどる一連の人間の問題に対して製薬会社が薬物治療を推進すれば,株主に対しての多くの利点があるが,このことによって健康と医療ケアが改善される保証はない. 医療費の増大に対する医療化の新しい駆動力の影響力とはいかなるものなのだろうか.

次第に市場に駆動される度合いを増す医療文化において,消費者,バイオテクノロジー会社,医療サービスは複雑に相互作用しあい,行動と介入の定義の変化に関わる社会規範に影響を及ぼす. 規範的変化と医療化の関係は両方向的である. たとえば,豊胸手術に関する規範の変化は医療化の一因であるが,同時に医療化過程それ自身が豊満な胸にかかわる社会規範における変化をもたらしてもいる. 同様に,バイアグラの宣伝は男性の勃起障害を脱スティグマ化したが,勃起障害概念がノーマライズされることによって,バイアグラに対する消費者の需要を増大させたのだ.

私が,企業化された医療化のジェンダー特性を記述しないなら,不注意のそ

しりを免れないだろう．女性の身体は長く医療的コントロールの対象になってきたので（Riska, 2003），これは驚くべきことではない．われわれは，現在，男性のためのバイアグラやリタリン，女性のためのプロザックと美容整形外科のような非常にジェンダー化された医療化市場の拡大を目にしている（たとえば，Blum and Stracuzzi, 2004）．それだけではない．男性に向けての男性更年期（andropause）とはげ（Szymczak and Conrad, 近刊），女性に対してバイアグラに相当するものを探して（Hartley and Tiefer, 2003），市場拡大の試みが現在始まっている．企業は潜在的市場を拡大するために男性と女性の双方を含めることを願うだろうが，ジェンダー区分によってジェンダーの境界を利用・強化し，ジェンダーを分離することは問題の定義と医療的解釈の促進にとって好都合の戦略なのだ．

　医療化はアメリカで普及しているが，それは次第に国際的な現象になってきている．これはひとつには西洋の生物医学のヘゲモニーの拡大の帰結であるが，多国籍の製薬会社とマス・メディアとインターネットの世界的な規模での普及によって促進されてもいる．マッキンレーとマルソーが述べるように「医療（薬，サービス，医療保険そしてバイオテクノロジー）のグローバリゼーションに携わる多国籍企業は，サービスに対するローカルな需要を生じさせる」（McKinlay and Marceau, 2002：399）．製薬企業による，日本における病気としての「軽症うつ」の導入と宣伝は，1999年以来の SSRI 治療の飛躍的増大をもたらした（Schulz, 2004）．さらにサイバースペースには国境がなく，医療知識の普及，商業的販売促進と消費者の欲望を促進する．今日のボストンの風景は夕方までにカイロとモスクワで，翌日にはカルカッタやジョグジャカルタ（インドネシア）でみることができる．われわれは医療カテゴリーと治療のローカル／グローバルな特性に対して，インターネットがどのような影響を及ぼすのか，いまだ見当がつかない．しかし，医療化がグローバリゼーションとともに増大するのは確かだろう．

　医療化についての専門職と公衆の関心も増大しつつあるのかもしれない．『イギリス医学雑誌』（2002）は，医療化の問題にほぼ全巻を割いたし，大衆誌

上で医療化の専門用語をますます多くみかけるようになった．長い間，私が医療化について話しをするとき，意味することをいつも詳細に説明する必要があった．現在では，多くの人びとがその用語が意味することをすばやく理解する．しかしこの問題に対する意識と開放性の増大がみられるとはいえ，われわれはまた，新しくもっと深い方法でわれわれ自身の医療化への理解を発達させる必要がある．

　社会学者にチャレンジすることを求めて，結びの言葉としたい．われわれは医療化研究における注意を変化させ，姿を現しつつある医療化の駆動力を研究する必要がある．これは，バイオテクノロジーの発見による影響，製薬産業のマーケティングと販売促進による影響，消費者需要の役割，マネジド・ケアと健康保険が医療化を促進する側面と規制する側面，インターネットの影響，医療専門職と医師の変化した役割，そして医療化への医学的・大衆的な抵抗——こうしたものを検討することを意味する．こうした作業は，われわれの社会構築主義的研究を政治経済的観点から補完することになる．医療化は，実在を医療化させる社会的行為者なしで生じることはないが，医療化を駆動する原動力は変化しており，医療化という列車が21世紀へと乗り入れるのに合わせて，われわれの社会学的視点を再焦点化する必要がある．

　　＊本論文は，2004年8月にアメリカ社会学会大会医療社会学部会の総会において，2004年度レオ・リーダー賞の受賞講演として報告され，翌年3月に医療社会学部会の機関誌である *Journal of Health and Social Behavior* 2005, vol. 46（March）：3-14に掲載された論稿（"Shifting Engine of Medicalization."）である．旧稿から比較的短いパラグラフが2ヵ所削除され，新たに2ヵ所のパラグラフが挿入された点，および2項目の注が付加された点を除けば，報告論稿と掲載論稿の内容はほぼ同一である．なお，本論文邦訳収録にあたっては，American Sociological Association より転載許諾をうけている（Permission No. 4698）．

　　　　　　　　　　　　　　（Peter Conrad／進藤雄三・松本訓枝 共訳）

【注】
1）この野心的で分析的重厚さをもつ論稿には多くの長所があるが，私の判断では，クラークたち（Clarke et al., 2003）は，医療化過程それ自体を見失っている．著者は彼女らの主張の多くの論点において確かに誤ってはいない．生物医学産業と

製薬産業——特に，遺伝学，神経科学，薬学における科学的・商業的発見の領域において——は，人間の問題の医療化に対する影響力を増大させるであろうことは明確と思われる．「健康それ自体と健康の商品化に対する医療的管轄権」の拡張は，とりわけリスク要因と医療的監視を通して，医療化の諸部分をなしている．彼女らは生物医療化への推移を，外的自然に対する医療的コントロールから内的自然のコントロールと変容への移行としてとらえている．こうしたすべての論点は，鋭い観察であるように思われる．しかし，クラークらの概念化にしたがった場合，バイオテクノロジーと医療に関連するもので，生物医療化の部分でないものを特定すべく強要されることになる．さらに，生物医療化の変化が近代性からポスト近代性への移行を表すという主張は，何をポストモダンと考えるかに依存している．アンスパッチが指摘しているように（Anspach, 2003），「データバンクと実践ガイドラインによって保健医療ケアを合理化しようとする努力は，実際は新しい形態の官僚制化——ポスト近代的というより，典型的に近代的な岩礁——を代表しているということができる」．生物医学が科学的知識基盤と官僚制組織に依拠するかぎり，それをポストモダンに顕著にみられる企てととらえることは困難である．

2）私の主張は，医療ケアへの消費者志向が，医療化を促進する社会運動の一定部分を包摂・再定位しつつ拡大した，というものである．さらに，医療化に拍車をかける保健医療ケア製品，処置，サービス（薬物治療，外科手術，その他の治療法などを含む）が，公的かつメディアを介して宣伝されるという事態が増大している．これらは，患者としてではなく消費者としての個人を標的にしている．

【文　　献】（邦訳のあるものを先に掲載）

American Psychiatric Association, 1994, *Diagnostic and Statistical Manual of Mental Disorders*, 4th ed., Washington, DC : American Psychiatric Association.（高橋三郎・大野裕・染矢俊幸訳，2002，『DSM-Ⅳ-TR 精神疾患の診断・統計マニュアル』医学書院）

Conrad, Peter and Joseph W. Schneider, [1980] 1992, *Deviance and Medicalization : From Badness to Sickness*, Expanded ed., Philadelphia, PA : Temple University Press.（進藤雄三監訳，2003，『逸脱と医療化』ミネルヴァ書房）

Fukuyama, Francis, 2002, *Our Posthuman Future : Consequences of the Biotechnology Revolution*, New York : Picador.（鈴木淑美訳，2002，『人間の終わり——バイオテクノロジーはなぜ危険か』ダイヤモンド社）

Halpern, Sydney, 1990, "Medicalization as a Professional Process : Post War Trends in Pediatrics." *Journal of Health and Social Behavior*, 31 : 28-42.（司馬理英子訳，1998，『へんてこな贈り物』インターメディカル）

Illich, Ivan, 1975, *Medical Nemesis*, New York : Pantheon.（金子嗣朗訳，1979，『脱

病院化社会』晶文社)

Abelson, P. and D. Kennedy, 2004, "The Obesity Epidemic," *Science* 304 (June 4) : 1413.

American Society for Aesthetic Plastic Surgery, 2004, Retrieved July 15, 2004 (http://www.surgery.org/press/news.release.php?iid=325).

Anspach, R., 2003, "Gender and Health Care," Department of Sociology, University of Michigan, Ann Arbor, MI, Unpublished manuscript.

Armstrong, D., 1995, "The Rise of Surveillance Medicine," *Sociology of Health and Illness* 17 : 393-404

Barsky, A. J. and J. F. Borus, 1995, "Somatization and Medicalization in the Era of Managed Care," *Journal of the American Medical Association* 274 : 1931-34.

Blum, L. M. and N. F. Stracuzzi, 2004, "Gender in the Prozac Nation : Popular Discourse and Productive Femininity," *Gender and Society* 18(3) : 269-86.

British Medical Journal, 2002, Special Issue in Medicalization, 234(7342) : 859-926.

Carpiano, R. M., 2001, "Passive Medicalization : The Case of Viagra and Erectile Dysfunction," *Sociological Symposium* 21 : 441-50.

Clarke, A. E., J. K. Shim, L. Mamo, J. R. Fosket, and J. R. Fishman, 2003, "Biomedicalization : Technoscientific Transformations of Health, Illness, and U.S. Biomedicine," *American Sociological Review* 68 : 161-94.

Conrad, P., 1975, "The Discovery of Hyperkinesis : Notes on the Medicalization of Deviant Behavior," *Social Problems* 32 : 12-21.

―――, 1992, "Medicalization and Social Control," *Annual Review of Sociology* 18 : 209-32.

―――, 1997, "Public Eyes and Private Genes : Historical Frames, News Constructions and Social Problems," *Social Problems* 44 : 139-54.

―――, 1999, "A Mirage of Genes," *Sociology of Health and Illness* 21 : 228-41.

―――, 2000, "Genetics, Medicalization and Human Problems," Pp.322-33 in C. Bird, P. Conrad, and A. Fremont(eds.), *The Handbook of Medical Sociology*, 5th ed., Upper Saddle River, NJ : Prentice Hall.

Conrad, P. and H. Jacobson, 2003, "Enhancing Biology? Cosmetic Surgery and Breast Augmentation," Pp.223-34 in S.J.Williams, G.A.Bendelow, and L.Berke, *Debating Biology : Sociological Reflections on Health, Medicine and Society*, London : Routledge.

Conrad, P. and V. Leiter, 2004, "Medicalization, Markets, and Consumers," *Journal of Health and Social Behavior* 45(extra issue) : 158-76.

Conrad, P. and D.Potter, 2000, "From Hyperactive Children to ADHD Adults : Observations on the Expansion of Medical Categories," *Social Problems* 47 :

59-82.
―――, 2004, "Human Growth Hormone and the Temptations of Biomedical Enhancement," *Sociology of Health and Illness* 26 : 184-215.
Elliott, C., 2003, *Better than Well : American Medicine Meets the American Dream*, New York : Norton.
Fox, P., 1989, "From Senility to Alzheimer's Disease : The Rise of the Alzheimer's Disease Movement," *Milbank Quarterly* 67 : 57-101.
Freidson, E., 1970, *Profession of Medicine*, New York : Dodd, Mead.
Freudenheim, M., 2004, "Behavior Drugs Lead in Sales for Children," *New York Times*, May 17, p.A9
Gallagher, E.B. and C. K. Sionean, 2004, "Where Medicalization Boulevard Meets Commercialization Alley," *Journal of Policy Studies* 16 : 3-62.
Goode, E., 2002, "Psychotherapy Shows a Rise over Decade, but Time Falls," *New York Times*, November 6, p.A21.
Grady, D., 2004, "Operation for Obesity Leaves Some in Misery," *New York Times*, May 4, p.D1.
Hallowell, E. M. and J. J. Ratey, 1994, *Driven to Distraction*, New York : Pantheon.
Halpen, S., 1990, "Medicalization as a Professional Process : Post War Trends in Pediatrics," *Journal of Health and Social Behavior* 31 : 28-42.
Hardey, M., 2001, "'E-Health' : The Internet and the Transformation of Patients to Consumers and Producers of Health Knowledge," *Information, Communication and Society* 4 : 388-405.
Hartley, H. and L. Tiefer, 2003, "Taking a Biological Turn : The Push for a 'Female Viagra' and the Medicalization of Women's Sexual Problems," *Women's Studies Quarterly* 31(supring/summer) : 42-54.
Healy, D., 1998, *The Anti-depressant Era*, Cambridge, MA : Harvard University Press.
Horwitz, A.V., 2002, Creating Mental Illness, Chicago, IL : University of Chicago Press.
IMS Health, 2004, "IMS Reports 11.5 Percent Dollar Growth in U.S. Prescription Sales," Retrieved July 15, 2004(http://www.ims-health.com/ims/portal/front/articleC/0,2777,6599_3665_44771558,00.html).
Inlander, C.B., 1998, "Consumer Health," *Social Policy* 28(3) : 40-42.
Jacobson, N., 2000, *Cleavage : Technology, Controversy, and the Ironies of the Man-Made Breast*, New Brunswick, NJ : Rutgers University Press.
Koerner, B. I., 2002, "Disorders, Made to Order," *Mother Jones* 27 : 58-63.
Kroll-Smith, S. and H. H. Floyd, 1997, *Bodies in Protest : Environmental Illness*

and the Struggle over Medical Knowledge, New York : New York University Press.

Light, D. W., 1993, "Countervailing Power : The Changing Character of the Medical Profession in the United States," Pp.69-80 in F.W. Hafferty and J.B. McKinlay (eds.), *The Changing Medical Profession : An International Perspective*, New York : Oxford University Press.

Loe, M., 2001, "Fixing Broken Masculinity : Viagra Technology for the Production of Gender and Sexuality," *Sexuality and Culture* 5 : 97-125.

Marino, V., 2002, "All Those Commercials Pay Off for Drug Makers," *New York Times*, February 24, sect. 3, p.4.

Marshall, E., 2004," Antidepressants and Children : Buried Data Can Be Hazardous to a Company's Health," *Science* 304(June 11) : 1576-77.

McKinlay, J.B. and L.D. Marceau, 2002, "The End of the Golden Age of Doctoring," *International Journal of Health Services* 32(2) : 379-416.

McLeod, J.D., B.A.Pescosolido, D.T.Takeuchi, and T.F. White, 2004, "Public Attitudes toward the Use of Psychiatric Medications for Children," *Journal of Health and Social Behavior* 45 : 53-67.

Mindfreedom Online, 2004, Retrieved July 15, 2004(www.mindfreedom.org).

Olfson, M., S.C.Marcus, M.M.Weissman, and P.S. Jenson, 2002, "National Trends in the Use of Psychotropic Medications by Children," *Journal of the American Academy of Child and Adolescent Psychiatry* 41 : 514-21.

Pawluch, D., 1983, "Transitions in Pediatrics : A Segmental Analysis," *Social Problems* 30 : 449-65.

Public Citizen, 2003, "2002 Drug Industry Profits : Hefty Pharmaceutical Company Margins Dwarf Other Industries," Retrieved July 15, 2004(www.citizen.org/documents/Pharma_Report.pdf).

Relman, A. S. and M. Angell, 2002, "America's Other Drug Problem," *New Republic*, December 16, pp.27-41.

Riska, E., 2003, "Gendering the Medicalization Thesis," *Advances in Gender Research* 7 : 61-89.

Rosenthal, M. B., E. R. Berndt, J. M. Donohue, R. G. Frank, and A. M. Epstein, 2002, "Promotion of Prescription Drugs to Consumers," *New England Journal of Medicine* 346 : 498-505.

Rothman, S, M. and D. J. Rothman, 2003, *The Pursuit of Perfection : The Promise and Perils of Medical Enhancement*, New York : Pantheon.

Schulz, K., 2004, "Did Antidepressants Depress Japan?" *New York Times Magazine*, August 22, pp.38-41.

Scott, W. J., 1990, "PTSD in DSM-III : A Case of the Politics of Diagnosis and Disease," *Social Problems* 37 : 294-310.

Shaw, I. and L. Woodward., 2004, "The Medicalization of Unhappiness? The Management of Mental Distress in Primary Care," In I. Shaw and K. Kauppinen, *Constructions of Health and Illness : European Perspectives*, Aldershot, United Kingdom: Ashgate Press.

Shore, M. F. and A. Beigal, 1996, "The Challenges Posed by Managed Behavioral Health Care," *New England Journal of Medicine* 334 : 116-18.

Starr, P., 1982, *The Social Transformation of American Medicine*. New York: Basic.

Sullivan, D. A., 2001, *Cosmetic Surgery : The Cutting Edge of Commercial Medicine in America*, New Brunswick, NJ : Rutgers University Press.

Szasz, T., 1970, *Manufacture of Madness*, New York : Dell.

Szymczak, J. E. and P. Conrad, Forthcoming, "Medicalizing the Aging Male Body : Andropause and Baldness," In D. Rosenfeld and C. Faircloth(eds.), *Medicalized Masculinities*, Philadelphia, PA : Temple University Press.

Tuller, D., 2004, "Gentlemen, Start Your Engines," *New York Times*, June 21, p.F1.

Wertz, R. and D. Wertz, 1989, *Lying In : A History of Childbirth in America*, Expanded ed. New Haven, CT : Yale University Press.

Wilkes, M. S., R. A. Bell and R. L. Kravitz, 2000, "Direct-to-Consumer Prescription Drug Advertising : Trends, Impact, and Implications," *Health Affairs* 19(2) : 110-28.

Zimmerman, S., 1998, *Silicone Survivors : Women's Experiences with Breast Implants*, Philadelphia, PA : Temple University Press.

Zola, I. K., 1972, "Medicine as an Institution of Social Control," *Sociological Review* 20 : 487-504.

第1章 医療化のポリティクス
——「責任」と「主体化」をめぐって

> **要　約**
>
> 　「過剰」医療批判としての含意をもつ医療化論は，医療費抑制，健康の自己責任論が強調される政策構造的セッティングの中で，医療化論は再検討を要する時期にさしかかっている．
> 　本章はこうした問題意識の上に立って，再度「医療化」概念を検討し，「責任」と「主体化」概念を軸に「医療化のポリティクス」の諸相を整理し，医療化論の有効性の境界を明確にすることを目的とする．
> 　**キーワード**：医療化，責任，主体化

1　はじめに

　医療化論は再検討を必要とする時期にさしかかっているように思われる．タルコット・パーソンズの「病人役割」(sick role)に胚胎するこの概念は，社会学の領域では特に「逸脱」あるいは「社会問題」領域において中心的な役割を果たしてきた．しかし，この概念は50年代から60年代にかけての反精神医学(anti-psychiatry)，さらには70年代の「治療ニヒリズム」を代表するイリイチの著作によって，ひとつの社会思潮・イデオロギー・社会診断を示す用語として広く普及したという経緯をもっている．「医療化」(medicalization)という概念をどのように定義しようと，この用語に刻印された批判的含意が消え去ることはない．

　批判には批判に固有の存在理由がある．しかし，批判を要請したリアリティあるいは文脈が変化すれば，批判自体の意味と意義もまた変化せざるをえない．医療化論の再検討が必要であるという判断は，まず，80年代に始まるマクロな水準での「福祉国家の変貌」という大文字のポリティクスにおける変化と，こ

れに呼応するかのように医療の内外で提示されるようになった「治療から予防へ」「キュアからケアへ」という言説上の変化に対する一定の判断が前提となっている．医療化論が「過剰」医療に対する異議申し立てという側面をもち，「脱医療化」への志向性をもつ限りにおいて，その当初の意図がどうであれこの理論は「医療消費の抑制」という政策目標と親和性をもつことを否定することはできない．そしてこうした危惧は，健康の「自己責任」を強調する近年の政策言説において実際に現実化しつつあるといっても過言ではないだろう．

　本報告はこうした判断に基づいて，まず「医療化」という概念を再度仔細に検討し，次に「責任」と「主体化」概念を軸に「医療化」のポリティクスの諸相を整理し，医療化論の有効性の境界を明確にすることを目的とする．

2　「医療化」概念

1）2つの側面

　医療化概念には2つの側面がある．規範的側面と記述的側面である．「医療化」という用語は，「〜化」（〜zation）という接尾辞が示唆するように，論理的には非「医療」的問題・現象が「医療」的問題・現象として定義される変動過程を意味している．「社会統制制度としての医療」と題した，1972年のゾラの古典的な議論をまずみておこう．

> 本稿の主題は，医療がより伝統的な宗教や法といった諸制度に対して，これを組み込んでとはいえないまでも押しのけて，社会統制の主要な制度となりつつあるというものである．――（中略）――こうした過程は医師の政治的権力ないし影響力を通して生起しつつあるのではなく，その大半は多くの日常生活の「医療化」――医療が，そして「健康」と「病気」というラベルが人間存在のより多くの部分に次第に関連性をもつようになる過程――に随伴する，気づかれることもなくそして劇的ともいえない現象なのだ．（Zola, 1972：379）

ゾラのこの定義は,「医療化」を基本的に「健康」―「病気」というラベル適用の拡大過程ととらえていることになる.こうした定義は,「医療化」を一定の社会過程の時間軸にそった変動傾向を指示する「記述」概念として使用している.

しかし,この概念が一定の社会過程に対する「記述」であることをどれほど強調しようと,そしてそれが多くの社会学的研究を誘発し,近代社会の一定の重要な変動傾向の明確化に寄与したとしても,その力点はこうした過程に対する否定的「評価」にあったことに疑問の余地はない[1].イリイチを持ち出すまでもなく,ゾラの論稿においてもその基本的意図はタイトルに凝縮されている.「医療」を「社会統制」の制度ととらえる見方自体が,当時の――そしてある程度までは現在にいたるまでの――常識と齟齬をきたすものであったのだ.「医療」を「社会統制」ととらえる観点は,ほぼ同時期に出版されたフリードソンの『医療と専門家支配』(Freidson, 1970b) という視点と共振している.フリードソンが「専門家支配」(professional dominance) という用語を,特定の職業領域における構造上の特徴としていかに中立的・専門的に提示しようと,それは「クライエントの反逆」(Haug & Sussman, 1969) という時代背景のもとに理解され,解釈されることから免れることはできない.というより,ゴフマンの『アサイラム』(Goffman, 1961) 以降の社会学的志向性それ自体が,主流の社会学への挑戦と'underdog'サイドへのコミットメントを基底とした既成権力への「異議申し立て」を体現しており,「専門家支配」あるいは「医療化」概念自体がその時代潮流の産物であったといった方が正確ともいえる.「医療化」概念には,本来「対等」かつ「平等」であるべき関係が「専門家」―「素人」において達成されておらず,こうした関係性において自由な主体であるべきクライエントの自己決定権が疎外されている,という近代社会の自由主義的伝統からの異議申し立てが基底に流れているのだ.

2)「医療化」の含意の検討――被指示対象を素材に

「医療化」概念が記述的側面とならんで評価的側面をもつとして,この概念

の具体的被指示対象は何であろうか．「医療化」概念の現代的意義を再考する上で，この点をさらに検討しておく必要がある．

　これまでの研究を概観すると，「医療化」概念には大別して2つの主要な被指示対象があると思われる．ひとつは，精神病，アルコール依存，薬物依存，子どもの問題行動など，社会学的研究の中心課題であり続けた「逸脱」であり，他のひとつは，出生，死亡，加齢，閉経といった通常のライフ・コース上の出来事である．前者は「医療化」される以前にすでに何らかの形で社会的に「問題」視されてきた行動類型であり，コンラッドとシュナイダーの『逸脱と医療化』（Conrad & Schneider, 1980, 1992＝2003）の分析がその代表例をなすのに対し，後者はゾラが「日常生活の医療化」という用語で表現しようとしたものであり，そうしたスティグマ性が相対的に希薄な事象である．両者の境界はそれほど明確なものでもないし，また時代による「逸脱」性の変化から免れているわけでもないが，議論の出発点としては一定の有効性をもっていると思われる[2]．

　前者の場合，社会学の「医療化」論が「逸脱」を主要なアリーナとして設定してきたこと，そして特に精神医療領域をその主題としてきたことは容易に理解できる．社会秩序の問題，その維持・改変のメカニズムの解明は社会学のライトモチーフであり続けてきたし，50年代の支配的パラダイムであった構造—機能主義は「逸脱—社会統制」という図式によってこの課題に答えようとしていたからだ．「逸脱」は＜反—価値＞を通して社会的価値と秩序を逆照射するものとして，社会理論，社会学理論の中核部分を構成するものであり，その「逸脱」領域における近年の重要な変動傾向が「医療化」であったからだ．この主題において古典的研究と評しうるコンラッドとシュナイダーの『逸脱と医療化』では，狂気，アルコール依存症，アヘン嗜癖，非行・多動症・児童虐待（子どもの医療化），同性愛，犯罪の6つの事例が取り上げられており，その管轄権の歴史的な推移がたどられている．こうした分析の含意は明白である．「逸脱」が社会的に構築される過程を詳細に記述することは，「逸脱」の文化・社会的相対性を照らし出し，現在における評価の基盤を掘り崩すという効果を

もつ．正しいこと，間違ったことが先験的に存在するのではなく，誰が，何を，どのように定義し，どの定義が優先され勝利するのかという，「定義のポリティクス」が存在するにすぎない——こうした立論は既存の道徳的・倫理的基盤を揺るがさざるをえない．その意図がどこにあろうと，「医療化」が医療的定義の優位を指示するかぎりにおいて，その批判的含意は結果として支配的定義者である医療専門職の権威に向けられざるをえないといえるだろう（Gusfield, 1980）．

他方，出生，死亡，加齢，閉経といった「通常のライフコース上の出来事」はどうであろうか．この領域における主要な「問題」提起者として，フェミニスト的問題意識をもった人びとを指摘しておく必要がある[3]．「家父長制」構造の中で女性の言語化されない「苦悩」が「精神病」として扱われてきたとされる経過だけでなく，「産む」性としての女性は妊娠・出産・閉経といった「出来事」を体験すると想定されるかぎりにおいて，その身体に対する医療的統制を直接受ける当事者でもあった．60年代に胚胎した「ホーム・バース」運動，あるいは「自然分娩」への志向性には，人為的介入への一般的嫌悪感と「自然」への一般的な回帰志向とならんで，かつての女性の共同体による在宅での「お産」から通常は男性の産婦人科医による病院での「分娩」へ，という移行への現状に対する異議申し立てという側面が認められる．70年代以降に始まる「先端医療革命」の「生殖」領域への応用は，フェミニスト的問題設定から「生命」の定義・介入の是非をめぐるより広義の倫理的論議（バイオエシックス）へと拡張されたが，女性の身体に対する社会的介入という要素は基本的に共通しているといえる．更年期，あるいは近年注目されるようになった月経前症候群（PMS）なども女性の身体性と不可分の関係にあり，「生殖」に関連した「医療化」分析は特に社会学的「医療化」研究のかなりの部分を占めていると思われる．この場合も，「医療化」研究は明示的にであれ暗示的にであれ，一定の状態に対する一定の「定義」とその定義に基づく一定の対処法に対する疑義をモチーフにしているといっていいだろう．

「逸脱」であれ「ライフコース上の出来事」であれ，両者の「医療化」研究

には「統制」に対する自由主義的な異議申し立てが共通しているとみることができる．しかし，両者には重要な差異がある．前者の場合，宗教的であれ道徳的であれ，通常ある行動に対する社会的「逸脱」視が「医療化」に先行するのに対し，後者の場合は，「医療化」の進展という現実を前提に「医療化」されていなかった過去が批判の契機として喚起されるという順序を踏み，本来「ノーマル」であった行為や事象が「医療」的統制下に入ることによって，一定の「逸脱」性（＝「病」）として対処されることに対する異議申し立てを含んでいる．この対照は重要である．「医療化」は確かに，苛酷な非難と社会的処置に対する人道的な「保護」付与という側面をもってきたが，その「中和化」は「逸脱」者を「ノーマル」な人間とするものではないし，「病人」というラベルはそれ自体で「非健常」という一種の「逸脱」性を備えたラベルなのだ——こうした点をこの対照は明らかにしているからだ．

3　医療化のポリティクスの諸相

1）医療化の帰結——免責と個人化——

「医療化」論のライトモチーフが「統制」に対する自由主義的「異議申し立て」であるとして，「社会統制としての医療」という社会分析上の基本的視点はタルコット・パーソンズの「病人役割」（sick role）概念に由来しているといって過言ではない（Parsons, 1951）．

この概念は，(1)この状態に対して本人の責任が問われない，(2)通常の役割遂行からの一時的免除という2つの免除特権と，(3)病気を望ましくない状態として認め，この状態から「回復」する義務，(4)専門家の援助を求め，これと協力する義務という2つの義務から構成される（Parsons, 1951, 1975）．「医療化のポリティクス」というここでの議論において重要な点は，パーソンズがこの概念を通して「病気」を「逸脱」の一類型として明確に定位し，「医療」をその「社会統制」制度とした点，そして「医療化」とは「病人役割」の社会的拡張過程であり，「医療化」の諸帰結は「病人役割」の構成要素からその過半は導

出可能だという点にある[4]．

　パーソンズ「病人役割」概念の興味深い点は，「病気」というラベルが合法的な「責任」の免除を可能にするという洞察を明確に定式化したところにある．確かに，「病気」というラベルは兵役を免除し，犯罪における「心神喪失」は刑法上の責任を免除するだけでなく，本来なされるべき課業を「休む」ことの公的な理由となりうるのであり，しかもその「免責」には一定の「正統性」が与えられている．「病気」が「医療」の管轄のもとにあるものとして，一度「病気」というラベルが貼られた場合，いかなる根拠に基づいてこのような社会的メカニズムが生起するのか——この問いは医学の問題とはいえない．病気の「社会的」次元を問題とする場合，「医療—医学」的視点からは「病因論」（aetiology）あるいは「疫学」という領域が広義の「社会的」要因を考察するものとして存在している．しかし，「病気」の原因追及という探求のベクトルと，「病気」というものに対する「社会的反応」の探求ベクトルは明らかに異質のものであり，パーソンズの「病人役割」概念はこの点を明確にした点において医療に対する「社会学」固有のアプローチを示すものといえる．

　医療社会学におけるその後の展開は，主にシンボリック相互作用論の観点からする「経験的反証」という形式をとってきた．いわく，「病人役割」は特定の病気のタイプ，たとえば慢性病あるいは精神病には該当しない，あるいは文化・人種・宗教・性別・年齢・職業・階層によって「変異」があり，斉一的な役割期待が制度化されているわけではないといった批判が展開されてきた．また，パーソンズ自身が「医療」というものを専門職—クライエント相互の「合意」に基づく，基本的にクライエント・社会双方にとって好ましい効果をもたらす制度体であるとの認識を示した点に関して，そこには「コンフリクト」が存在し，クライエントにとってマイナスの効果がありうることがしばしば対置されてきた[5]．

　しかし決定的に見逃されてきたのは，「病人役割」概念が「医学—医療」的パラダイムに対する対抗「パラダイム」として，「社会統制としての医療」そして「責任をめぐるポリティクス」という社会学的問題領域を開示したという

点である．

　ここで「医療化」における「責任をめぐるポリティクス」に関して，既述した2つの文脈を区別しておきたい．ひとつは，社会的あるいは個人的に「問題」とされた現象ないし行動——典型的には「逸脱」——が論じられる場合と，そうでない場合とである．

　前者の場合，「問題」に対する対処の前提として，それを引き起こす要因あるいは原因が探求されることになるが，この原因帰属は「責任」帰属を含意する．精神分裂病の新しい病因論の展開に由来する「家族療法」は，この点を雄弁に語っている．精神分裂病の病因のひとつとして，ベイトソンに由来する「二重拘束（ダブルバインド）」コミュニケーションが取り上げられた時，その「病因」の特定は「病理創家族」あるいは「病理創出母親」（pathogenic mother）という責任主体の特定を同時にもたらし，もっとも支援を必要としていた日常的ケアの当事者自身が，そうした事態をもたらした責任の一端を担わされ「治療」を強要されたのだ（Goldthorpe, 1987）．これはライアンが述べた「犠牲者非難」（Ryan, 1971）の典型例ということができる．ここでの論点は，「病気」というラベルが「責任」の免除をもたらすというメカニズムが「精神病」に妥当しないという点——これ自体重要な争点ではあるが——にではなく，すでに一定の「スティグマ」性あるいは「逸脱」性が付与された行動ないし現象に対して，その「原因」を特定しようとする営為は必然的に「責任」の特定を随伴するということの確認にある．

　この論点が「医療化のポリティクス」を論ずる上で重要なのは，「医療化」批判の焦点のひとつが「社会問題の個人化」あるいは「逸脱行動の脱政治化」に置かれているからである．コンラッドはこの点を次のように述べている．

　　医療化批判は根本的に，いかに医療モデルが社会問題を脱文脈化し，またそれゆえそれを医療的統制のもとに置いているのか，という点に対する社会学的関心に依拠している．この過程は，医療的問題とみなされなければ集合的な社会問題とみなされたであろうものを個人化するのだ（Conrad, 1992：

223-224).

　臨床医学の原型が対面的な医師—患者という文脈において想定されるかぎり，確かに「問題」の「医療化」は「心理（主義）化」とならんで，原因探求における「個体化＝個人化」への傾向をもつものということができるだろう．非行，犯罪，あるいは広く「逸脱」の「個体」原因特定志向に抗して，「社会的」要因の重要性の指摘をその存在理由のひとつにもった社会学の歴史とエートスがここに反映されているとみることもできる．しかし，「逸脱」の「社会的」原因論は同時に「個人」に由来する原因＝責任を曖昧化する．犯罪者個人の遺伝的・心理的特徴を強調した古典的犯罪学と，「社会—文化的」要因を強調してきた社会学との間には，「責任の配分」をめぐるポリティクスが潜んでいたといっていいだろう．社会学的関心を出自とする「医療化」批判論は，こうした個体志向的「逸脱」原因論に対する社会学的批判の応用例と解しうるものであり，そこには既成権力機構に対する対抗のエートスが脈打っているといえる[6]．

　他方，後者，すなわち相対的に「逸脱」性の低い現象についての「責任をめぐるポリティクス」はどうであろうか．この文脈では基本的に「問題」性が欠落しており，そもそも「責任をめぐるポリティクス」自体が顕在化せず，ただ「医療」的統制のもとにあることによって一定の事態や現象が「病気」として意味転換されることに対する異議申し立てがなされるにすぎない．たとえ「死」や「高齢」ないし「老齢」という用語にすでに一定の否定的「スティグマ」性が指摘しうるとしても，それは「医療化」をめぐるポリティクスというよりは，社会における否定的ラベルの受容と拒否をめぐる一般的ポリティクスの一例というべきだろう．この文脈で言及さるべきは，むしろ通常の軽度の「病気」に伴う通常役割遂行の義務免除の問題と，「逸脱」と「ノーマル」の境界事例だろう．

　すでに「病人役割」の箇所で指摘したように，「病気」というラベルは一時的な役割遂行義務の免除を伴う．フリードソンが的確に指摘しているように，「病気」の「度合い」によってその「免責」に対する社会的正統性の度合いは

異なる（Freidson, 1970a：224-234）．制度的・公的レベルとは異なる相互作用レベルでの日常的「責任のポリティクス」が顕在化するのはこの文脈である．重要なプロジェクトを抱え，それが山場を迎えた時期に「風邪」で「休む」同僚が出た場合，あるいは午前中元気そうだった生徒が苦手な授業の直前に「頭痛」を訴えて保健室に行こうとする場合，他の同僚，他の生徒がどのような感情を抱くかという問題である．この場合問われているのは，「病気」あるいはこれに準ずる状態に陥ったことに対する責任というより，その結果に伴う遂行責任免除の正統性である．これと類似した文脈は，子どもの「逸脱＝問題行動」に伴う「医療化」に典型的に現れる．「多動症」，「学習障害」，「注意欠陥障害」といったカテゴリーの場合，そうしたラベルが貼られる以前には「しつけ」や「訓練」「教育」の問題であったものが，当人の「責任」とは無関係のものとして意味転換される．この場合，重要なのは子どもの行動に対する「親」と「教師」の「責任をめぐるポリティクス」である．散漫で，物忘れがひどく，落ち着きのない子どもは，往々にして家庭と学校での原因転嫁ゲームの格好の対象となる．それが一度「病気」として定義されると，両者の「責任」は免除されることになる．問題行動それ自体が変わらなくとも，それに対する意味づけが変化することによって「罪責」感情が緩和されるのだ．「医療化」批判の焦点のひとつは，こうした「免責」メカニズムに向けられている．

2） 「医療化」と「主体化」

「医療化」論のライトモチーフが「統制」に対する自由主義的立場からの異議申し立てであるかぎりにおいて，この論議は「統制」客体の「主体化」への契機を含意している．「病人役割」は確かに「免責」のロジックを包含するが，同時にこの「免責」はノーマルな責任主体でありうることから発生する一定の「権利」の制限を伴ってもいる．旧ソビエト連邦における政治犯の「医療化」は「脱政治化」の典型例であるが，この「脱政治化」は「医療化」がノーマルな責任主体による意図的行為の意味の「無効化」という機能をもちうることを端的に示している．「医療化」批判の矛先が「免責」に向けられるのと対応し

て，もうひとつの主要な批判の矛先は「免責」に潜む「脱主体化＝客体化」に向けられる．

　「医療化」が「病人役割」の拡張過程であるとすれば，「医療化」は「免責」領域の拡張過程を意味することになり，この文脈における「医療化」批判は「責任」の回復と「再主体化」という主張を含意することになる．予防医学の文脈において指摘された，「医療化」と「責任」の関係についての次の考察は重要である．

　健康，病気，回避しうるリスクに関する情報が普及し，重要であるとみなされるという意味での医療化は，病気に対して責任を負いうるという観念を助長する（Verweij, 1999：99）．

　50年代にパーソンズによって提示された「病人役割」の「免責」メカニズムに依拠した「医療化」批判の矛先は，「免責」の拡張とこれに伴う「脱主体化」に向けられていた．しかし，ここで提示されているのは，こうした批判が含意していた「自己責任」・「主体化」への志向性が現実に顕在化しつつある事態であり，こうした事態が孕む「問題性」が開示されつつある事態であるといえるだろう．

　ある意味において近代社会は専門的知識技能に基づく「責任の分業」体制を構築してきたのであり，「医療」の管轄権の拡大はこうした社会システムの「分化」の一側面にすぎなかったともいえる．「病気」に対する「自己責任」論の主張は，「責任の分業」に基づいた「免責」メカニズムが，初期の近代化過程の中で弱者に対する社会的「保護」として徐々に定着してきた歴史的経緯を逆説的に鮮明に照らし出す．疾病保険，健康保険という概念と仕組みは自己責任論を超えた「連帯」論に依拠している．自己責任論が過剰な「免責」に対する批判であり，主体化論が過剰な「統制」に対する批判であることは理解可能であるとして，その主張はポストモダンの医療状況[7]——医療資源の希少性に対する意識の浸透，増大する費用，医療技術の効率性の増大，政府・法人組織

の介入の増大——において,「責任の分業」と「連帯」に基づいた社会的構築物の解体を志向する新たなイデオロギーとしての意味を帯びつつあるかにみえる[8]．

4 「医療化」論再考

　ここまで「医療化」概念を検討した上で,「責任」と「主体化」という概念を軸に「医療化のポリティクス」を概観してきた．以上の整理を前提に,「医療化」論の論点についていくつかの考察を試みる．

1）「医療化」論の焦点
　「医療化」論には2つの焦点があったとみることができる．ひとつは，それが人道主義的・科学的体裁を保有したものであろうと，依然として社会的「統制」の新たな形態であるという論点の強調である．この論点は，医療的「統制」がクライエントに対する「専門家支配」であるというとらえ方と親和性をもっている．医療的関与は中立的ではありえず，それ自体が「ポリティカル」な営為であるということの「暴露」にその主眼が置かれているということができる．この論点は，医療が特定の政治的主張の無効化をもたらしうる機能を果たしうると言い換えることもでき，コンラッド／シュナイダーの用語でいう「逸脱行動の脱政治化」（depoliticization of deviant behavior）もこの批判の中に入る．他のひとつは「社会問題の個人化」である．ある問題が「医療」問題であると定義されることによって，原因探求のベクトルが「個体」に向けられ，広義の「社会的」要因が残余化されるという指摘であり，往々にしてそれが「犠牲者非難」の論理に転化することが強調される．

　この2点について，それが一定の有効性をもつことを認めた上で，2つの指摘がなされなければならない．まず，前者についていえば，問われるべきは「医療」が「ポリティカル」であるかどうかという問題以上に，それが個人と社会にとってどのようなプラス・マイナスをもたらすのか，そのバランスシー

第1章 医療化のポリティクス

トではないかという点である．「逸脱」の「医療化」は，社会からの宗教的・道徳的非難から当人を保護するという機能を果たしてきたこと，この「非難」からの「緩衝地帯」の創出が一定の「対処」可能性を生み出してきたことは否定できず，この効果は「医療化」が政治的に利用されうるからという指摘によっては無効化されえない．他方，「社会問題の個人化」に関しては，まずそもそも「医療」＝「個人対象」という前提自体が再度徹底的に検証されなければならないし[9]，仮にこの前提が有効と思われる事例においてもその事例が「社会問題」であることの論証が論理的に同時に求められるということ，さらに，「社会問題」化が「個人」的責任・要因の残余化をもたらさないということの論証が逆に要請されるということ——こうした論点がクリアされなければならない．

2）「医療化」論の文脈化

おそらく最初の体系的「医療化」論批判として提示されたストロングの論稿は，そのタイトル——「社会学的帝国主義と医療専門職：医療帝国主義命題の批判的検討」——に実際の論点以上のメッセージを伝えている（Strong, 1979）．「医療化」論が医療帝国主義批判であるとすれば，「医療化」論それ自体が新たな「社会学的帝国主義」なのではないか——この論点は社会学者の立場性を鋭く問うものといわざるをえない．

実際，社会学的「医療化」論は実践的メッセージとして，一種の自己矛盾を呈していることを否定することはできないように思われる．たとえば「社会問題の個人化」であるが，この主張は臨床医学・医療批判として「社会的」要因の重視を訴えるものといえるが，仮に「医療」ないし「医学」がこの訴えを真剣にシステムの中に反映させようとした場合，「社会医学」的視点と対処の一層の拡大を帰結すると想定されるが，そうした事態こそ「医療化」論が「日常生活の医療化」あるいは「社会全般の医療化」という用語で批判してきた事態となる．

また，「医療化」がポリティカルな要素を含んでいるというもうひとつの論

点にしても,「逸脱の医療化」が一定のポリティカルな含意をもちうるという指摘自体は正統であったとしても,それを批判する営為——たとえば「脱医療化」というオルターナティブの提示——それ自体もまた同様に「ポリティカル」であるという批判から免れることはできないし,いずれがより正統で妥当であるかを予め規定することもできない.強い言い方をすれば,「医療化」論それ自体が「定義のポリティクス」の一環をなしているのであって,「医療化」論が医療と社会に対して判定を下しうる特権的な立場を可能にする認識論的根拠は存在しないというべきだろう.

こうした論議は,「医療化」論の全否定を意図したものではなく,その方法論的自覚の程度を上昇させること,そして「医療化」論自体の相対性と文脈依存性を明確化することによって,現代的文脈における意義と可能性を見定めるためのものである.

「医療化」論は,「脱医療化」志向,健康—病気の「自己責任」志向を含意するものとして,「キュアからケアへ」「治療から予防へ」というスローガン,さらに「自己決定医療」という医療内部の言説,あるいは「患者の人権」から「患者第一主義」への言説,医療消費の抑制を目的とする政策的志向性と親和性をもっている.「医療化」の否定的帰結の指摘の重要性が消失することはないとしても,「医療化」論自体のもつ政治性への自覚の要請は高まっているというべきだろう.

3）「医療化」論の構造的限界

最後に,「医療化」論の構造的限界について言及しておく必要があると思われる.ある現象や行為を「医療化」という概念でくくる場合,すでに何が医療の正統な領域で何がそうでないのかについての判断があらかじめ下されていなければならないという点である.アルコホリズムが「急性アルコール中毒」の局面として現れた場合,それに「医療」的介入がなされることに異議をはさむ者はいないだろう.ある酒好きの人物が,日々の日常生活に支障をきたすことなく晩酌することに対してそもそも「議論」することすら不要だろう.

しかし,度が過ぎて生活に破綻をきたすという事態にいたるならば,それは対処を必要とする「問題」となる.どこまでいけば「問題」となり,誰が,いかにして対処すべきなのか——これは議論さるべき事柄となるだろう.「出産」についても同様のことがいえる.仮に「統制」が好ましくないとしても,「分娩」には「リスク」が伴う.この「リスク」を誰が,どのように見積もり,どのような選択を行うのか,そしてそうした選択に対して誰がどのような根拠に基づいて「指示」あるいは「異議申し立て」を行いうるのだろうか.しかもこの「リスク」の認識自体が,医学的知識の進展・その社会的普及度によって変化するだけでなく,何が「問題」であるのかそれ自体が変化する可能性がある.「医療化」分析はそうした本質論に立ち入ることなく,多様な「定義のポリティクス」の現実の社会過程を描き出すことにある——このように逃げることもできるだろう.しかし,ある現象や行動を「医療化」の事例として設定すること自体の中に,すでに一定の価値判断が入り込んでいる可能性があることは,「医療化」論が「医療化」の推進者として機能する側面と並んで,明確に自覚化しておく必要があるだろう.

(進藤　雄三)

【注】
1) この概念の否定的含意への言及としては,進藤(進藤,1990:172-185)を参照.
2) もちろん,すべての事例がこの2つに分類されるわけでない.たとえば,「肥満」は医療化されつつあるといえるが,「逸脱」とも「ノーマルなライフコース上の出来事」とも言い切れない.また,特定の事例においても「逸脱」性あるいはスティグマ性には変異と変化がみられる.たとえば,一定の範囲内のアルコール飲酒は「逸脱」視されたことはなかったし,現在でもそうである.「逸脱」とみなされたのは,何らかの「問題」ないし問題行動を引き起こす「過度」あるいは「過剰」な飲酒であり,医療の対象とされたのも飲酒一般ではない.アヘン吸引はかつて一定の社会・文化状況において「逸脱」とはみなされていなかったし,法制定による「犯罪化」によってスティグマの一般化がなされたという経過をたどっている.コンラッドとシュナイダーの『逸脱の医療化』を参照.
3) ライフコース上の医療化は,女性というジェンダーに偏っている(田間,

1999）．医療化されやすい集団として，他に子どもと高齢者が想定できるが，こうした論点は背後に潜む「ポリティクス」の存在を示唆している．
4）コンラッドとシュナイダーは「医療化の帰結」として5つのプラスの側面と，7つのマイナスの帰結を指摘しているが（Conrad & Schneider, 1992：245-52），こうした諸帰結の過半は「病人役割」の諸要素から説明可能である（進藤，1990：179-181を参照）．
5）1950年代から70年代にかけての社会学，および医療社会学の関連した研究動向については進藤（進藤，1990）を参照．
6）興味深いのは，こうした「社会問題の個人化」あるいは「逸脱行動の脱政治化」という「医療化」の機能について認識を共有しつつ，その評価においてパーソンズと「医療化」論者が正反対の方向を向いていると思われる点である．パーソンズは「病人役割」の「政治的」潜在機能を，この上なく明確に意識していた（進藤，1990：101-102）．
7）ここでいうポストモダン状況の医療とは，先端医療革命，生命倫理の諸問題，福祉国家の危機，医療産業複合体の成長といった契機を経て，80年代以降に顕著となってきた先進諸国にほぼ共通してみられる状況一般を意味する．その一端に関して進藤（進藤，1998），フランク（Frank, 1990）の論稿を参照．
8）こう表現したからといって，この主張が「福祉国家」的機構の否定を意味するというつもりはない．実際，それはイリイチの批判が現実の「脱医療化」をもたらしたというより「医療」の「再編」をもたらした，そしてまた「福祉国家の危機」が現実にはその「解体」というより「再編」であったように，その時代に応じた「批判」は全否定という帰結をもたらすというより既存のシステムの「更新」あるいは「革新」をもたらしてきたからだ．
9）しかし，こうした論点にはもうひとつの重要な側面が見落とされている．すなわち，「近代医療」あるいは「近代医学」は，その歴史の所期においてすでに「社会医学」（ウィルヒョウ）という要素が含まれており（市野川，2000, 2002），「近代医療批判」と「福祉国家の危機」を経由した近年の予防医学・リハビリテーション医学・環境医学の強調は，「個体」の「治療」に偏重した近代医療に「社会医学」的要素を取り戻そうとする動向と解しうるという点である．要するに，「医療化」批判の前に，「医療」自体を一枚岩的にとらえることの妥当性がまず問われなければならないということ，そして「社会的」観点からの批判が「医療」内部のポリティクスにからめとられる可能性があること，この2点について「医療化」論は相対的に reflexsivity を欠いていたのではないかという点である．

【文　　献】

Conrad, P., 1992, "Medicalization and Social Control," *Annual Review of Sociology* 18.

Conrad, P. and J. W. Schneider, 1992(1980), *Deviance and Medicalization : From Badness to Sickness*, expanded edition, Temple University Press.（進藤雄三監訳，2003，『逸脱と医療化』ミネルヴァ書房）

Frank, A. W., 1991, "From Sick Role to Health Role," in R. Robertson and B. S. Turner eds., *Talcott Parsons : Theorist of Modernity*, Sage.（「病人役割から健康人役割へ」中久郎・清野正義・進藤雄三訳，1995，『近代性の理論』恒星社厚生閣，所収）

Freidson, E., 1970a, *Profession of Medicine : A Study of the Sociology of Applied Knowledge*, University of Chicago Press.

――, 1970b, *Professional Dominance : The Social Structure of Medical Care*, Atherton Press.（進藤雄三・宝月誠訳，1992，『医療と専門家支配』恒星社厚生閣）

Goffman,E., 1961, Asylums, Doubleday.（石黒毅訳，1984，『アサイラム』誠信書房）

Goldthorpe, J. E., 1987, *Family Life in Western Societies*, Cambridge.

Gusfield, J. R., 1992(1980), "Foreword," in *Deviance and Medicalization*.

Haug, M. R. & M. B. Sussman, 1969, "Professional Autonomy and the Revolt of the Client," *Social Problems*, vol. 17.

市野川容孝，2000，「『社会科学』としての医学（上）」『思想』6月号

――，2002，「『社会科学』としての医学（下）」『思想』7月号

Illich, I., 1976, *Limits to Medicine*.（金子嗣郎訳，1979，『脱病院化社会』晶文社）

Ryan, W., 1971, *Blaming the Victim*, Vintage.

Parsons, T., 1951, *The Social System*, Free Press.（佐藤勉訳，1975，『社会体系論』青木書店）

――, 1975, "The Sick Role and the Role of the Physician Reconsidered," in T. Parsons, *Action Theory and the Human Condition*, Free Press, 1978.

佐藤哲彦，1999，「医療化と医療化論」進藤雄三・黒田浩一郎編『医療社会学を学ぶ人のために』世界思想社　所収

進藤雄三，1990，『医療の社会学』世界思想社

――，1993，「『医療化社会』と家族」石川実・大村英昭・塩原勉編『ターミナル家族』NTT出版　所収

――，1998，「福祉国家と医療の現代的位相」『社会学評論』195

――，2002，「医療社会学からみた人間と家族」『家族社会学研究』第13巻第2号

Strong, P. M., 1979, "Sociological Imperialism and the Profession of Medicine : A Critical Examination of the Thesis of Medical Imperialism," *Social Science and Medicine*, 13A.

田間泰子，1999，「ジェンダーと医療」進藤雄三・黒田浩一郎編『医療社会学を学ぶ人のために』世界思想社　所収

Verweij, M., 1999, "Medicalization as a Moral Problem for Preventive Medicine," *Bioethics*, vol. 13, No. 2.

Zola, I., 1972, "Medicine as an Institution of Social Control," in P. Conrad and R. Kern eds., 1986, *The Sociology of Health and Illness : Critical Perspective*, 2nd ed., ST. Martin's Press.

第2章 医療化の再検討——歴史的視点から

要 約

「医療化」をキーワードとした社会学的研究は,「正しい医療」という発想から距離をとろうとするがゆえに, 相対主義やシニシズムに陥る可能性を常に有している. 本章では,「死の医療化」と「狂気の医療化」の2つに関する歴史社会学的考察を通じて, 医療の批判的分析と同時に, 医療の現在への積極的提言の可能性, そして西洋近代医学そのものの重層性と多元性を内側から開く可能性を探る.
キーワード:医療の歴史社会学, 死の医療化, 脳死, 狂気の医療化, 精神医療, 医学史

1 「間違った医療の中に, 正しい医療などありえない」

その昔, 1960年代末にドイツでも異議申立て運動が活発化した際, 学生や若者たちは, アドルノの次の言葉を好んで口にしたという.

「間違った生の中に, 正しい生などない」(『ミニマ・モラリア』第18節).

一見, 論理的にも明解な言葉だが, しかし, この言葉は多義的である. いくつかの解釈が可能だろう.

ひとつの, そして当時としては, おそらくもっとも支配的だった解釈は, こういうものだ.「間違った生の中に, 正しい生などありえない」. そのとおり. だからこそ, 今の「間違った」社会そのものを根本から変えないかぎり,「正しい生」など手にすることはできないのだ. ——アドルノの言葉にある「正しい生」という一句に力点を置いたこの解釈を, ここでは革命的解釈とよぼう.

他方で, これとは全く逆の解釈も可能で, とりわけ革命なるものが遠のいて

いけばいくほど，またそれへの（かつての）思い入れが強ければ強いほど，そして自分の無力さが露呈すればするほど，人はこちらの解釈の方に傾いていく．すなわち，われわれの生，われわれの社会は常にすでに「間違って」いて，そこからは一歩も抜け出せないのだから，「正しい生」なるものを夢想すること自体，そもそも愚かしい．——「正しい生などない」に収斂していくこの解釈を，ここではシニシズム的解釈とよぼう．

　第3の解釈は，この両者のはざまにあるもので，完全な「正しさ」という夢からは覚めているけれども，目の前にある「間違い」をそれとして認識しながら，「正しさ」に向けて現実に何ができるかを問い続ける，というものである．実に煮え切らない態度だが，これをここでは現実主義的解釈とよんでおく．ただし，これは「正しい」ものへの希望と，それに向けて何かができるという信念ないし勇気に裏付けられているがゆえに，毒舌だけは冴えているが，自己否定と絶望だけを抱え込んで，現実に屈従しているにすぎないシニシズムとは，厳密に区別されなければならない．

　アドルノの言葉そのものの解釈としては，おそらく第3のものが一番，間違っていて，正しいのは第1か，第2だろう．しかし，第3の解釈は，それが間違っているかぎりにおいて，現実に根ざすことを可能にし，反対に，第1と第2の解釈は，その正しさゆえに，ますます現実から遠ざかっていく．

　いささか唐突な話から始めてしまったが，私は「医療化 medicalization」をめぐる一連の社会学的研究を振り返る際に，アドルノの言葉の「生」を「医療」に置き換えることから始めてはどうかと思うのである．すなわち，「間違った医療の中に，正しい医療などない」という命題を立て，それをどう解釈するか，である．

　これにも，上と同じ3つの解釈が考えうる．

　第1の革命的解釈は，「医療化」という視座に立つ研究には，およそ不可能だろう．なぜなら，「医療化」という言葉は，ある事象が医療の管轄下に置かれることそれ自体を，あるいは医療そのものを，批判的検証の対象とするからであり，そこでは「正しい医療」という発想（ないし幻想）から一定の距離を

とることが，すでに求められるからである．

　残る可能性のひとつは，第2の解釈ということになるが，しかし，これはシニシズムである．事実，「医療化」をキーワードにした研究の多くは，次のようなスタンスに立っている．「正しい医療など存在しない」．そんなものが存在するか否かは，少なくともわれわれの関心事ではない．われわれの課題は，ある事象が医療化されていくプロセスの記述であり，それを通じて，現在の医療を相対化し，脱臼させるまなざしを養うことなのである，と．だが，現実の相対化は，多かれ少なかれ，現実からの離反（ないし逃避）を帰結する．脱臼が進めば進むほど，人は立てなくなる．さらに悪いことに，現実の相対化は，現実への何らかの回帰を欠くかぎり，現実をそのままに放置する．

　こうした問題点を，J. R. ガスフィールドは，P. コンラッドとJ. W. シュナイダーの『逸脱と医療化』に寄せた序文の中で，すでに指摘していた．すなわち，たとえば医療化のプロセスを批判的に明らかにしながら，現実の医療を相対化するのはよいが，では，医療社会学は，現実の病める人間に対して何をどうしようというのか，そもそも病人とその苦しみに向き合うつもりがあるのか，という疑問である（コンラッド／シュナイダー，2003：7）．ガスフィールドは，ここで「社会学的イロニー」（2003：14）という言葉を用いている．

　ガスフィールドの疑問，いや批判に，私は，「医療化」をめぐるさまざまな先行研究から多くを学び，またこの視座を共有してきた者のひとりとして，自戒と自己批判を込めながら，ここで言及している．そして，「医療化」という視座と概念を捨てず，なおかつシニシズムを拒否するためには，第3の現実主義的解釈しかありえないと思っている．つまり，医療への批判的まなざしを維持しつつも，現実の医療を全否定せず，なおかつそこに何らかの形でコミットしていくということである．

　だが，社会学者が医療にコミットするというのは，それ自体，大変むずかしい．医療者の身ぶりをまねて，医学の「発展」に尽くすというのもひとつの可能性ではあるが，私の考えでは，そうしたいなら，人はまず医師や看護師になるべきである．社会学者には医師や看護師の資格がない以上，病人とその苦し

みに直接的かつ合法的に関わることは，社会制度上そもそもできない．社会学に固有の医療へのコミットメントは，もっと別のものでありうるし，そうでなければならないと私は考える．

　私自身は，これまでのところ「医療の歴史社会学」という問題設定のもとで，自分に何ができるかを考えてきた．以下では，2つの事例を取りあげながら，「医療化」という視座に立った歴史的考察が，現実の医療に対して何がいえるのか（またいえないのか）を示そうと思う．あらかじめ述べておけば，私は「医療化」を決してネガティヴなものとは考えていない．ここでは，むしろそのポジティヴな面に光をあてようと思う．

2　死の医療化

　日本では，1997年に制定された「臓器移植法」によって，その旨，事前に同意している人に限ってではあるが，脳死を人の死とすること，およびその状態での臓器摘出が認められ，その2年後の1999年2月に，この法律に基づいて，脳死状態の患者から臓器を摘出し，それを別の患者に移植する最初の合法的な手術が実施された．この法律を準備する過程で組織された政府の脳死臨時調査会が1992年に提出した最終答申は，周知のように，脳死を医学的観点から人の死とすることに賛成の多数派意見と，日本の「文化的伝統」に照らしてこれに反対する少数派意見が，併記されるというものだった．

　だが，この2つの意見は，そのあまりの没歴史性ゆえに，幼稚なものとして批判されなければならない．まず多数派意見だが，「今日の医学的知見に照らせば」という前提しか述べられておらず，他ならぬ西洋近代医学が，これまで人間の死をどう定義し，どう判定してきたかに関する歴史的自省を一切，欠いている．他方，少数派意見は，同じく歴史的事実に全く無知であるため，さして根拠があるとも思えない「比較文明論」（＝西洋近代医学の根幹にはデカルト的二元論があって，日本人の生命観はそれとは異なっており，云々）を振り回すにとどまっている．

「死の医療化」とは，人間の死が（宗教その他から）医学の管轄下に移されることと定義できる（日本では，たとえば，戦後，死に場所が自宅から病院等の施設に移行していく動向をもって「死の医療化」とする解釈が一部で流通しているが，これは不適切である．この現象は，死の「病院化 hospitalization」ないし「施設化 institutionalization」とよぶべきであって，死の医療化そのものではない）．この意味での「死の医療化」は，西洋社会の場合，18世紀後半から19世紀初頭にかけて起こっているが，少なくとも2つの事実に注目しなければならない（市野川，2000a）．

ひとつは，患者をその死の瞬間まで見守ることを医師の義務とする医療倫理の誕生とその制度化である．たとえば，イギリスの T. パーシヴァル（Thomas Percival 1740-1804）は，その『医療倫理』（初版1803年）で次のように述べている．「医師の職務は，絶望を払いのけ，苦痛を緩和し，心理的苦痛をやわらげることによって，致命的な病気の最後の瞬間においてさえ，患者にとって非常に有益なものであり続けることができるし，また彼の周囲の近親者にとっても慰めとなり続けることができるからである．こうした場合に診療を辞退するのは，ただの思い込みにすぎない思いやり，私欲のなさの誤解であり，もし，そうすれば，金銭的な謝礼を一切ぬきに守られるべき道徳的義務が無視されてしまうだろう」(Percival, 1803：38-9)．

ほぼ同時期に，ドイツの医師，C. W. フーフェラント（Christoph Wilhelm Hufeland 1762-1836）も，次のように述べている．「死に瀕した場合でも，医師は病人を見捨ててはならない．そのようなときでも医師は患者の役に大いに立つことのできる人物でありうるし，たとえ［死から］救うことができなくとも，死を和らげることはできるのである」(Hufeland, 1806/1839：733-4)．

もうひとつは，死の厳密に医学的な定義・判定基準の確立である．折しも，18世紀中ごろから「早すぎる埋葬」（＝仮死状態のまま埋葬されること）がひとつの社会問題となっていたが，こうした悲劇を防ぐためにも，死の厳密に医学的な定義と判定が求められた．当時の多くの医者が一致して認めた死の正確な判定基準は，「腐乱」が全身に広がっていることであり，そして，この原則

を西洋近代医学は，その後も長い間，遵守し続ける．

　たとえば，1889年にドイツで刊行された医学事典は，心拍や呼吸の停止すら，死の判定基準としては不確かであり，「腐敗の開始」とともにあらわれる「眼球の軟化」，「死斑」，「死後硬直」が確認できないうちは，常に「仮死の可能性を考えなければならない」と教えている（Eulenburg, 1889：482-494）．

　さらに，フランスの医師，X. ビシャ（Xavier Bichat 1771-1802）は『生と死の生理学研究』（初版1800年）の中で，こう述べている．「脳溢血，脳震盪などにおちいった生命個体は，その外的な生命はすぐさま停止するにもかかわらず，内的には何日も生き続けることがしばしばある．ここで死は動物的な生命において始まっているのである．他方，たとえば外傷や心臓動脈瘤の破裂によって血液循環が，あるいは窒息によって呼吸が停止する場合のように，死が個々の重要な有機的な機能に影響を及ぼすとき，これらの機能はすぐさま停止し，同時にまた動物的な生命も同じようにすぐさま停止する．……その内的な生命が停止しているにもかかわらず，その外的な生命が維持されている温血（ないし赤血）動物など存在しない以上，有機的な諸現象の消失がいかなる場合でも死一般の確実な徴候なのである．死が現実に生じているか否かについて何か言いうるとすれば，それはこの観点に基づいてのみである．というのも，外的な生命にかかわる諸現象の停止は，ほとんどいつでも信用ならない徴候だからである」（Bichat, 1822：250-1）．

　ビシャのこのテクストが重要なのは，無論，彼我の時代の違いを考慮しなければならないが，彼がすでにここで「脳死 la mort du cerveau」という概念を提示しているからである．そして，問題は，彼がこの「脳死」をどのように位置づけていたかである．

　上の引用を理解するためには，いくつかの補足説明が必要だろう．ビシャは「生命」という概念を2つに分けた．ひとつは，彼が「有機的生命 vie organique」とよぶものであり，もうひとつは「動物的生命 vie animale」とよばれる．後者は，外界からさまざまな刺激を受容し，これらをもとに外界に働きかける生命であるがゆえに「外的生命 vie externe」ともよばれる．これに対し

て，前者は，消化や血液循環など，いわば身体の内側で繰り広げられる生命活動であり，それゆえ「内的生命 vie interne」ともよばれる．そして「有機的生命」の中心となる器官は「心臓」および「肺」であるのに対して，「動物的生命」の中心となるのは「脳」である，とビシャは考えた．

　以上のことを前提に，上のビシャの言葉をもう一度，読みなおすならば，私たちは次のように推論せざるをえない．ビシャは，「有機的生命」＝「内的生命」の中枢である「心臓」と「肺」の死こそが「死一般の確実な兆候」であり，「動物的生命」＝「外的生命」の中枢にすぎない「脳」の死は「ほとんどいつでも信用ならない兆候」であると教えているのである．もしビシャが，脳死臨調少数派意見のいう「デカルト的二元論」に立脚しているのなら，彼はここで全く逆のことをいわなければならないはずだが，事実はそうではない．

　前述の1889年のドイツの医学事典にみられるように，西洋近代医学は，19世紀末に至るまで，「腐敗」を死亡判定の重要なメルクマールとしてきた．ところが，20世紀に入って，この原則が一度だけ崩されたことがある．

　ドイツの精神科医，A. ホッヘ（Alfred Hoche 1865-1943）は1934年に出版された，その自伝の中で次のように述べている．「ハイデルベルクの小児病院で9歳になる女の子が原因不明の脳障害によって死んだ．この子は全く意識がなく，脈拍その他からしても，1時間以内に死ぬだろうと思われた．この疾患がどのように進行するのかを解剖によって確認することが学問的にみて必要なのではないか，という話が持ちあがった．そのとき，この子の父親がやってきて，全く正当なことなのだが，病状からしてもう生きる望みがないのなら，子どもを引き渡して欲しいと言った．もう1時間して父親がやってきたときに子どもが生きていたなら，私はこの子をそのまま引き渡すということになったが，もしその前に死んだなら，私たちは解剖することができた．まだ若く，意欲に満ちていた私は，モルヒネをほんの少量，注射することによって，まだ明滅する生命の灯火を完全に消し去ろうかと考えた．看護婦が食事をしているあいだ，私は充填した注射器を手にして子どものベッドの傍らに座りながら，揺れ動いた．やるべきか，やらざるべきか．このとき初めて直面した問題を，私は後に

ビンディングとともに，ある論考の中で論じた．医師はどんな場合でも延命する義務があるという立場を，私は拒否する」(Hoche, 1934：289-90)．

「全く意識はない」が，しかし，ちゃんと「脈拍」のある女の子に死を宣告しようとしたホッヘは，ここで，全身の「腐敗」の開始をもって人の死とするという従来の西洋近代医学の原則，あるいは，心臓と肺の死によってもたらされる「有機的＝内的」生命の終焉が「死一般の確実な徴候」なのであって，脳の死によって生じる「動物的＝外的」生命の終焉は「ほとんどいつでも偽りの兆候」であるというビシャの見解を180度くつがえそうとしているのである．そして，ここでふれられたビンディング（刑法学者）との「ある論考」とは，『生きるに値しない生命の抹消の解禁』（1920年）のことであり（ビンディング／ホッヘ，2001），そこで示された，重度の知的，精神的障害をもつ人間は，もはやその生命を尊重されるべき存在ではないという見解は，ナチスの安楽死計画にひとつの根拠を与えたといわれている．

以上の短い歴史的考察をふまえて，医療の現在については，はっきり次のように言わねばならない．——たとえ脳死が人の死とみなされようとも，西洋近代医学の原則，なかんずく「有機的＝内的」生命を「動物的＝外的」生命に優越させたビシャの原則は，ここでも維持されなければならない．この原則に立脚した死の医療化が維持されなければならない．さもなければ，私たちはナチスの安楽死計画に，さらには「早すぎる埋葬」に逆戻りすることなる．

唯一の変更点は，「有機的＝内的」生命の中枢が，ビシャがそうだと考えた心臓や肺にではなく，脳（脳幹を含む脳全体）に求められるようになったという点のみである．しかし同時に，こう解釈しても，脳死が本当に「有機的＝内的」生命の終焉かについては，多くの疑問（脳死状態の患者の身体はなぜ温かいのか等々）が残る．脳死問題には，まだ答えが出ていないということを忘れるべきではない．

目下（2006年6月現在），日本では97年に制定された臓器移植法の改正が論議されている．主な争点は，本人の同意がなくとも，家族の代理同意だけで，脳死状態からの臓器摘出を新たに合法化すべきかどうか，臓器の提供年齢を現行

の15歳から12歳に下げるべきかどうか，である．2006年5月，私はこの改正をめぐるある会合に出席したが，その際，ある医師が，いささか苛立ちながら，次のように述べた．「脳死は人の死なんです，なぜなら，レスピレーターなしには生きられないからです」．この発言には，大いなる矛盾が含まれている．というのも，脳死状態の人は「死んでいる」と断言する一方で，図らずも，その人がレスピレーターの力を借りて「生きている」と認めているからである．

3 「狂気」の医療化

1970年代に脱施設化を中心とした精神医療改革に取り組んだ，ドイツの精神科医，クラウス・ドゥルナーは，知識社会学の観点から西洋近代精神医学の歴史を批判的に検証した自著の冒頭で，精神医学に対する社会学者の無理解を，次のように批判した．フロイトに傾倒することによって「社会学には，憂慮すべき誤解が生じた．社会学は全く無思慮に，精神分析がすなわち精神医療全般だと見なすようになったのである．……今や私たちは，逆説的な事態に直面している．すなわち，現代の心理学化された，あるいは社会学化された精神医学が，せいぜい少数派にすぎない軽度の精神病者にのみ妥当する一方で，大多数の患者に対しては，客観性を偽装しているが，あらゆる点で時代遅れと見なされている『古典的』な精神疾患理論と，そして『応用精神医学』と称される身体医学的な病院・施設の技術や管理法が適用されているのである」（Dörner, 1984：11-13）．

フロイトとその精神分析に魅了されるのは結構だが，それが精神医学のすべてだと勘違いするな，というのである．ドゥルナーのこの指摘に加えて，さらに，レイベリング理論から近年の構築主義に至る，「精神病者は人びとがそう名指すことによって誕生するのである」，あるいは「精神疾患なるものは社会的に構築されたものに過ぎない」という主張を，精神医学に関する一面的な理解として批判してもよいかもしれない．

「患者」を治すこと以上に，患者が病院の壁の中ではなく，地域社会の中で

生きられるよう,「社会」の方を治そうとしたドゥルナーらの「社会精神医学」にとって,精神疾患が社会的に構成されることなど,ある意味で自明である.問題は,それだけではなく,いやその先にある.批判的検証が常に必要だとしても,薬剤の服用によって,少なからぬ患者が病院を出て,地域社会の中で暮らせるようになったことは周知の事実である.この事実を,社会学者も認めなければならない.それは同時に,精神疾患の,また病一般の,いや人間存在そのものの物質性を認めるということである.しかし,それは,すべてを乱暴に物質に還元することとは違う.

「精神疾患は脳の疾患である」——その気になればヒポクラテスにまで遡ることのできるこの言葉は,しかし医学史では,ドイツのグリージンガー(Wilhelm Griesinger 1817-1868)に結びつけられるのが通常である.今日,多くの(少なくとも日本の)精神科医は,グリージンガーのテクストなど読みはしないが,彼らが,どこかで聞きかじったグリージンガーのこの言葉を根拠に,電気ショックや薬剤の乱用,はてはロボトミーまで正当化するというのは,ありえない話ではない.

しかし,グリージンガーとは,どのような人物であり,彼の精神医学は何を目指していたのか.以下では,それを簡単にふりかえろう(市野川,2000b).

グリージンガーは,その主著『精神病の病理と治療』(第2版 1861年)を,次の問いから始めている.「狂気(Irresein)の諸現象は,いかなる器官に帰属するのか.狂気が存在するとき,どの器官がいかなる場合においても必ず病んでいなければならないのか.——この問いに対する答えは,あらゆる精神医学の第一前提である」(Griesinger, 1861:1).

そして,グリージンガーはこう自答する.「狂人 Irre の遺体解剖の諸結果そのものが,狂気において病んでいる器官は脳であるという,われわれの命題に対して,より詳細で,より直接的な証拠を与えている.事実,多くのこうした解剖に際して,脳そのもの,もしくはその外皮に解剖学上の変化が認められ,また,およそ解剖学上の変化が生じている場合,少なくとも脳のそれは,常に確認できる唯一の解剖学上の変化なのである」(a. a. O.:4).

しかしながら，精神機能と，それゆえ精神疾患の「座」を脳に求めるグリージンガーの精神医学は，粗雑な唯物論とは全く別物である．なぜなら，彼は，物質に還元できない精神の独自性を，むしろ強調しているからである．「精神の内部で実際に何が起こっているかは，精神現象を身体現象によって説明しようとする唯物論によっても，また肉体を精神によって説明しようとする唯心論によっても，明らかにされない．活動中の脳の内部で生じていることすべてをわれわれが知り，化学的，電気的その他のすべての過程をその細部に至るまで，われわれが見渡せたとして，それが一体，何になるというのか．すべての振幅や振動，すべての電気的なものや機械的なものは，ただそれだけは精神状態にも，表象にもならない．いかにして精神が生成するのか——この謎は未来永劫，解かれることはないし，私の考えでは，たとえ天使がやってきて，われわれにすべてを教えてくれたとしても，私たちの知性ではそれを全く理解できないだろう」(a. a. O.：6)．

ルーマンのシステム論に依拠していうなら，グリージンガーがここで確認しているのは，有機体システムと精神システムの間の「構造的カップリングstrukturelle Kopplung」，すなわち，あるシステムが，もうひとつのシステムを必要条件としつつも（＝脳を含む身体なしの精神はありえない），それに還元されることなく，オペレーション上の閉鎖的連鎖を形成しながら，ひとつのオートポイエーシスとなるという事態である（Luhmann, 2004）．

しかし，グリージンガーの考えは，単なる二元論とも違う．精神の独自性を認めつつ，その物質（身体）との不可分の関係を常に見失わないこと，「唯物論」か「唯心論」かという二元論を止揚すること，それが彼の基本理念なのであって，西洋近代医学＝デカルト的二元論という愚かな偏見も，すでにここで失効する．

この視座から，さらにグリージンガーは「病気」ではなく「病人」に，しかもその全存在に目を向けよ，と教える．患者の診断に際しては，「その個性（Individualität）を形づくる生活史の全容が突きとめられなければならない．……疾患は，個々の病因ではなく，その全体（Totalität）に帰せられるべきな

のである．具体的な症例では，たとえば，長期にわたる飲酒癖，激情，あるいは遺伝的資質，家庭生活での不満，そして心疾患，あるいはまた出産，そして激しい怒りと恐怖，あるいは不幸な恋愛，そして結核の発症，……これらすべてが狂気の原因を形づくっているのである」(Griesinger, 1861：134)．

　ここにあるのは一種のカオスである．私たちが通常，それこそ身体的なもの，精神的なものと分けて考えがちな諸々のこと——「結核の発症」「心疾患」，そして「家庭内での不満」「不幸な恋愛」——が，ここでは全く区別なく，雑然と列挙されている．しかし，グリージンガーは，まさにこのカオスの中から，精神病者の「個性」とその「全体」を組み立てようとする．グリージンガーの次のような警句は今日，近代医学の中にいる人，またそれを（粗雑に）批判する人，その双方によって全く忘れ去られている．「精神医療ほど，強固な個性化(Individualisiren)が求められる領域は他になく，また，ひとつの疾患ではなく，ひとりの病める人が，躁暴ではなく，躁暴になった人が，われわれの治療の対象なのだという意識を常にもつことが必要とされる領域も他にない」(a. a. O.：473)．

　このような理念に基づく患者への向き合い方（治療法）とは，では，どんなものなのか．グリージンガーの精神医学で注目すべきことは，少なくとも2つある．ひとつは，脱—道徳主義であり，もうひとつは，自由を基盤にした治療である．

　第1の脱—道徳主義こそ，狂気の「医療化」に他ならない．グリージンガーは言う．「どんな形ででではあれ，精神疾患の本質を道徳問題として扱おうとすることほど間違っているものはないし，また日々の観察に照らして，これほど非難されるべきものもない」(a. a. O.：10-11)．

　パーソンズは，よく知られた「病人役割」の箇所で，こう述べている．「病人は，彼の身体の状態に〈責任がある responsible〉と見なされず，〈彼には如何ともしがたい he can't help it〉という事実によって，その他の逸脱役割から区別されなければならない．……通常，患者は〈彼のせいではない not his fault〉と社会的に定義される経過をとおして，その状態に陥っている」(パー

ソンズ，1974：435［訳文一部変更］）．グリージンガーは，その脱—道徳主義によって，精神病者をパーソンズのいう意味での「病人」にしようとしているのだが，その意味を理解するために，彼が1865年にその主任となった，ベルリンのシャリテ病院精神科の歴史を簡単にふりかえっておこう．

　1806年に，このシャリテ病院精神科の初代主任となったのは，その「回転ベッド」等で（悪）名高いホルン（Ernst Horn 1774-1848）である．「すべての精神疾患は，同時に身体的な疾患であ」り，「身体的な欠陥を改善することで，同時に精神的なそれを取り除くことができる」との考えのもと，ホルンは一連の奇怪な「治療法」を考案するのだが，同時にそこには道徳主義が，はっきりみてとれる．たとえば「回転ベッド」についてホルンは，こう述べている．これは「多くの者にとって負担が大きく，不快なものである．患者たちは早く止めてくれと言い，それ以上，続けることを拒否する．体中の神経が揺さぶられたような独特の不快感がおこり，それは吐き気と目眩をともない，実際に吐いてしまうことも稀ではない．……だが，この治療器具を目にするだけで起こる，あるいはこれにかけられるのではないかという不安がよび起こす恐怖感によって，この治療法は，間接的な形で，心理的な治療法のひとつにもなりうるのである．……これによって，興奮していた患者はおとなしくなり，落ち着きなく暴れる患者には従順さと規律がもたらされ，怠惰で無為な患者は活気づき，勤勉になる」(Horn, 1818：226)．

　つまり，ホルンは回転療法に治療ではなく，懲罰の機能を見出しているのである．「強制起立」なる処置も同様で，「その姿勢がもたらす苦痛を多くの者が恐れる．だからこそ，秩序と規律を維持するには，これにかけるぞと脅すだけで，すでに十分なのである」(a. a. O.：240)．ホルンはさらに，すべての患者に毎朝「軍事教練」を課した．

　1865年にシャリテ病院精神科の主任となったグリージンガーは，ホルンの時代からあった強制イスその他すべての拘束具を病院から一掃する．道徳主義批判は，ここで第2のポイントである，自由を基盤にした治療，すなわち「無拘束 non restraint」，「自由療法 freie Behandlung」に結びつく．

グリージンガーは（ホルンが治療器具の名称にも用いた）「強制」に「自由」を対置し，そして自由こそが患者を癒すと説いた．「健全な情緒力を維持し，これを真に人間的な生活に向けて働かせることは，慢性患者の場合でも最も重要な課題だが，この情緒力は，長年にわたる軍隊風の規律や，機械的な生活によって……萎縮させられ，ぼろぼろにされてきた．それは，療育院にいる何百人もの患者たちを見れば分かる．なぜそうなるか．この情緒力は，ある程度の自由がなければ，成長できないからである」(Griesinger, 1872：291-2)．
　また，拘束具を次のように批判する．「私は誰にでも，こう尋ねる．拘束着によって患者を落ち着かせることなどできるのか，と．患者を機械的な暴力で抑制したり，疲れさせることはできるだろう．しかし同時に，心理的な働きかけには無頓着になっている患者は，自分の行動様式を機械的に妨げるものに対して，不随意的に反応してしまう」(a. a. O.：322)．拘束具は，さらにそれら自身を必要とするような患者の抵抗を引き起こすという悪循環を生み出す．それは患者が，それにどう反応するかを見落としている点で失敗しているのである．生気論の流れを汲むグリージンガーは，生命個体（患者）に固有の能動性を重視しており，だからこそ「自由」を説くのである．「いわゆる精神病者も含めて，人間は，食べ物や飲み物を放り込み，ぶっきらぼうに扱えば動き出すような機械ではない．人間には感覚がそなわっている．人間には興味関心というものがそなわっている．そして，人間には心があるのである」(a. a. O.：288)．
　パーソンズは，病人役割のひとつとして「通常の社会的役割の責務の免除」をあげたが (1974：432)，すべての患者に「軍事教練」を課したホルンは，それとは全く逆に，社会的役割を通常以上に課したのである．グリージンガーは，これらの過剰な道徳的負荷を患者から取り除き，その代わりに「自由」を与えようとしたのであり，このとき初めて「狂気」の医療化とよぶに値するものが成立する．フーコーは，ピネル以降の精神医療に「道徳的サディズム」という批判を向けたけれども (1997：164)，グリージンガーは，この道徳的サディズムから手を切ろうとしたのである．
　残念ながら，コンラッドとシュナイダーの『逸脱と医療化』には，グリージ

ンガーに関する記述は何ひとつない．

4 医学を批判する医学——医学史の重要性

　今しばらく，グリージンガーの話を続けよう．彼は，労働や学習や音楽鑑賞などを「心理的療法」と位置づけて，その重要性を説いたが，これらに共通した目標は，患者を新しい人間に造り変えることではさらさらなく，患者に「かつての自我」，その「かつて健全であった精神的な個体性」を取り戻させること，すなわち患者の「改造」ではなく，「復元」なのだ，と述べている（Griesinger, 1861：495-6）．グリージンガーは，ホルンらの実践した道徳的サディズムが，患者の「改造」を目指していたことを批判しながら，そう述べているのである．

　医療を批判する社会学は，何をしたいのか．無論，それは，医療化という言葉に絡めながら，ホルンらの道徳的サディズムを批判するだろう．しかし，それが同時に，医療の「改造」を，つまり，医学の外から，さまざまな批判を浴びせかけることで，それを新しいものに造り変えることを目指しているのだとすれば，そこには，ホルンの道徳的サディズムにも似た危うさがあることを自覚すべきである．

　医療「化」という概念は，それがすでにある変容を指し示す以上，歴史的視座を要求する．医療化，すなわち，ある事象が医学の管轄化に置かれるようになるプロセスに関する研究は，歴史的研究とならざるをえない．しかし，その際に，社会学者が念頭に置く「医学」は，往々にして，おそろしく平板なものである．「西洋近代医学は，デカルト的二元論に立脚している」とか，「それは病気を見ても，病人を見ない」とか，「近代精神医療の本質は，道徳的サディズムである」といった陳腐な決まり文句が，そこでは反復される．そういう単純な話ではない，ということを本稿では示したつもりである．

　西洋近代医学に対象を限定しても，それは重層的かつ多元的なものであり，時間の幅を今から200年前，いや150年前に設定しても，そのことは十分，確認

できるし，ホメオパティのような代替医療に殊更，焦点を絞る必要すらない．ただし，この重層性，多元性が，医学の内部で不可視化されるというポリティクスは，確かに存在し，このポリティクスが歴史を常に，勝者の歴史とする．重要なのは，このポリティクスをそれとして見えるようにすること，このポリティクスによって不可視化された医学を，現在に向けて開くことである．グリージンガーにならっていえば，医学そのものを「改造」するのではなく，「復元」することである．医学史とは，そのような営みのことであり，医療社会学もまた，この営みを内部に繰り込む必要があるだろう．

(市野川　容孝)

【文　献】

Bichat, X., 1822, *Recherches physiologiques sur la vie et la mort*, 4. Ed. Paris.
コンラッド，P. & シュナイダー，J. W.（進藤雄三監訳，2003，『逸脱と医療化』ミネルヴァ書房）
Dörner, K., 1984, *Bürger und Irre : Zur Sozialgeschichte und Wissenschaftssoziologie der Psychiatrie*, Überarb. Neuaufl. Frankfurt a. M.
Eulenburg, A. Hg., 1889, *Real-Encyclopädie der gesammten Heilkunde*, Bd. 17, Wien u. Leipzig.
フーコー，M.（中山元訳，1997，『精神疾患とパーソナリティ』ちくま学芸文庫）
Griesinger, W., 1861, *Die Pathologie und Therapie der psychischen Krankheiten*. 2. Aufl. Stuttgart.
―――, 1872, *Gesammelte Abhandlungen*. Bd. 1. Berlin.
Hoche, A., 1934, *Jahresringe*. München.
Horn, E., 1818, *Öffentliche Rechenschaft über meine zwolfjährige Dienstführung als zweiter Arzt des Konigl. Charité-Krankenhaus*. Berlin.
Hufeland, C. W., 1806, "Die Verhältnisse des Arztes," in : ders. 1839, *Enchiridion Medicum*. 5. Aufl. Berlin.
市野川容孝，2000a，『身体／生命』岩波書店
―――, 2000b,「医療という装置――W・グリージンガーの精神医学」栗原彬他編『装置：壊し築く（越境する知・4）』東京大学出版会，129-163
Luhmann, N., 2004, *Einführung in die Systemtheorie*. 2. Aufl. Carl-Auer Verlag.
パーソンズ，T.（佐藤勉訳，1974，『社会体系論』青木書店）
ビンディング，K. & ホッヘ，A.（森下直貴・佐野誠訳，2001，『「生きるに値しない

生命」とは誰のことか』窓社)
Percival, T., 1803, *Medical Ethics*, Manchester.

第3章　障害児・者にとっての医療化

> **要 約**
>
> 　有史以来進行し続ける医療化の今日的方向性について，「社会的差異化と差別」に焦点を当て試論を述べた．人間の群れは，生物学的必然が生み出した言語によって社会として新展開を遂げたが，社会的言語の優性（ストーリー）によって自らの存立基盤（生物性）を否定する傾向を強めている．障害児・者にとっては，医療化はこの矛盾を整合化する論理として作動する．そのいくつかの側面を，障害児教育を巡る最近の法や制度面から検討した．
> **キーワード**：言語，差異化，擬似科学性，発達障害者支援法，養護学校義務化，増産される障害，脳中心の人間観，心理主義

1　医療・宗教・政治・科学

　医療化は，必ずしも今日に特有の現象ではない．遠い昔から，人間が生きる環境系と人間の生命（生と死）の相互的関係を調節し操作するために，社会は宗教と医療を政治の中心課題としてきた．本稿では，そのようなポリティクスの継続的課題と現代的な装いについて，障害（個人の極端な社会的差異化）の問題からいくつかの側面を描いてみたい．
　現代人は，障害を，中立的・中性的・具体的な医療福祉概念であると，情緒的・感覚的・観念的に理解しようとしている．このいわば擬似科学的な理解のし方こそ，医療化のポリティクスのもっとも現代的な装いを象徴している．医療といえば西洋近代医学に立脚した医者中心の医療にしか馴染まず，東洋医学を始め伝承医学をなにやら神秘的で胡散臭いと感じる現代人にとって，医療が一見科学的中立性を前提に成立していると信じることが，現代に生きる十分条

件なのである．同時に現代社会にとって，人類が普遍的・構造的に必要とするようになった宗教的信仰を神なき時代に保障するためには，このような医療化のポリティクスが必要条件となるのだ．

　何ゆえ，科学信仰が，必要 or (and ではない) 十分条件なのか？

　人はパンのみで生きるのではない．人間は，自然存在「生き物」であり，同時に，集団として「社会」に生活する．本来，社会は，家族であれ民族であれ，自然の生み出した群れにすぎない．しかし，近代以後，社会が自然を支配するかのごとき錯覚が，社会と人間を支配し始めた．この概念的対立に加え，近代が析出した個という概念と集団概念もまた，相互葛藤を生み出す．当然，家族と群れという社会構造にも軋みが生じ，錯覚は集団的誤認の次元にまで押し上げられた．この誤認を利用して社会的に制御する事が，今日の医療化のポリティクスの最大の使命である．

2　初めに言葉があった

　臨床的には，錯覚が意識に定着されれば，妄想が成立する（精神医学的に妄想とは，間違った考えを意味する用語ではなく，ほとんどの人が公認しない考え方を意味する．つまり妄想の成立には，言語が人間の統合性を支配することが必要である）．同様に，社会が錯覚を誤認の次元に押し上げ，社会的共通認識として定着化させるためには，共通言語による社会的統合的支配（という信仰）が必要となる．

　言語は，社会的文脈が複雑に錯綜する今日の人間社会形成以前では，相互交換可能な信号としての役割を担っていたと推測される．信号を交換するための運動系と感覚系は，やがて人間的関係（人間と自然の，そして人間相互の）の複雑化に伴い，全体系から自由な独自の言語体系（思考・ストーリー形成など）を形成する．言語は，自ら独立した体系をもつにいたると，次には生物としての人間の諸活動（行動・運動・感覚・思考・感情など）の大部分を，言語の従属物とさせるようになる．このような言語による人間の統合的支配は，人間相互が

営む社会の系統的総合的支配に発展する．

　言語の成熟は，「社会の自然に対する優位（人間は自然を克服する）」という信仰を，擬似科学的に成立させる．言語は，もともと人間の部分的機能にすぎなかったのに，今や言語的生産物が人間の個別性と全体性よりはるかに巨大化してしまったのだ．もちろん，この観念世界において成立する信仰が，実態として本末が転倒していることは，明白であろう．しかし，部分的機能は全体性の内包する統一性から解離するとき，部分同士の差異化において，自己を正当化して成立させる．したがって上記の本末転倒は誤認として意識されること無く，速やかに社会的意識に定着し，人間存在の全体性を信仰によって差異化し分断する方向に，社会を動かし始めている．

3　差異化と障害

　生と死の差異，人間と自然の差異，人間と他の動物との差異，人間同士の差異など，自然は，さまざまな人間を創造し差異を賦与する．しかし社会はある時代から「自然的差異を社会的差別に転化する」力を，非自然的文脈に沿って作動させ始めた．いや，本来自然界の変化という時間的状況を，人間の意識が差異として空間的に固定化して認識し始めたというべきかもしれない．本来自然の一元支配下に統合されていた諸カテゴリーが，自然から社会，社会から集団，集団から個人と，差異化され，やがて差別化されてゆく．もっとも極端に差別化が進行すると，分類処遇の対象として差別が固定的にカテゴリー化される．あらゆる社会的差別は時代と共に変動してきたが，障害だけは障害という概念が登場するよりずっと以前から，たぶん有史以来どの時代にも一貫して差別の最下層に分類処遇されてきた．それゆえ，障害は，差異化の歴史をもっともよく反映する社会状況なのだ．

　「自然的差異を社会的差別に転化する」力は，分類処遇の動向によって方向付けられる．その分析は，多様に可能であろう．個人化，自己責任化，自己コントロールなど個人に責任が帰されるような社会体制下の医療特性という捉え

方もできれば，急速に自己増殖する資本主義的な産業としての医療の新たな政治・経済・社会的拡大戦略という文脈で考えることも可能だ．本稿では，現代的な分類処遇の動向として言語的差異化を重視し，とりわけ産業構造（生業）との関係に焦点を当てながら分析する．医療化のポリティクスにおいて生業とは，生と死を支配する人間と自然の関係理解を根底的に規定するからだ．

4 障害者の急増

2004年12月発達障害者支援法が超党派の賛同を得て参院を通過したことによって，障害児教育の対象となる児童数は，一挙に4倍に膨れ上がってしまった．

1979年の養護学校義務化による微増はあったものの，戦後ほぼ一貫して特殊教育（盲・聾・肢体不自由・知的障害に対する）が対象とした障害児は，全児童の2％以下と算定されてきた．ところが2002年，文部科学省が教員に対して実施した調査によれば，全児童の約6％に新たに特別支援教育の対象とされる軽度発達障害の可能性を認めたというのだ．

「なぜ，障害児が急増したのか？」

上記の変化から，このように質問を提起することは，いささか短絡的かもしれない．なぜなら，上記の調査は医学的な根拠に基づくものではない．近年子どもたちに医学的な変化が生じたという報告は，全くなされてもいない．生物学的には，障害児数は増加していないと考えるべきだ．また，発達障害者支援法は，障害児・者の数の増減に伴って登場したのではない．社会状況の変化や医学的研究の進歩に伴い，障害認識の変化とニーズの拡大が求められるようになって，対象児童が増加したとされる．したがって，上記の質問は，正しくは「なぜ，障害児対策が変化する必要が生じたのか？」と表現されるべきなのだ．

しかし，以下の理由から，私はあえて「障害児が急増したのか？」と問う．第1に，生物学的増加は認められないのに，対象児童数を変化させたということは，やはり社会的変数の増加と理解されなければならないはずである．第2

に，障害認識の変化とニーズの拡大という認識は，数的操作の産物として生じた経過が存在したからである．整理の都合上，第1点は後にまわし，幾分本筋から外れる第2点目から紹介していこう．

マスコミをはじめ世間は，障害児が増加したと，正しく誤認している．この誤認は，学級崩壊や少年犯罪などに関する実態からかけ離れた報道などから生み出されてきた．すなわち，「理解できない子どもたち，あるいは問題を抱えた青少年の増加」という文脈と，「危険予備軍としての精神障害児の早期からの矯正のための教育の必要性」という文脈が，政治的偏見に基づく事実誤認のまま関連付けられ，「危険な障害者が増加した」という一大世論が形成されてしまったのだ．本法案の成立に当たって，担当省庁（厚生労働省と文部科学省）は事実を熟知し，関連諸団体（教育界・福祉界・医学界・家族団体など）も薄々誤認を容認しつつ，この正しい誤認を政治的に利用したふしがある．

このような社会状況こそ，医療化のポリティクスの現代的な装いの象徴である．「なぜ，障害児が急増する必要があるのか？」と数量的に可視化可能な言語（疑似科学的客観性）操作を通して誤認を問うことは，「人はなぜ人間を差異化するのか？」という根源的質問に辿り着く今日的ルートのひとつなのだ．

5　発達障害者支援法

発達障害を数量的に可視化するために，発達障害者支援法は，次のように人間の差異化を社会的に正当化する．この法律の総則の第1条には，以下に示すような目的が述べられている．

「発達障害者の心理機能の適正な発達および円滑な社会生活の促進のために発達障害の症状の発見後，できるだけ早期に発達支援を行うことが重要であることに鑑みて，発達障害を早期に発見し，（中略）発達障害者に対し生活全般にわたる支援をはかり，もってその福祉の増進に寄与することを目的とする」

この疑似科学的客観性を帯びた記載が示す障害観は，以下の点（対象・内容・処遇など）において，従来の障害観と大きく異なる．第1に，対象．健常から差異化されるのは，自閉症・アスペルガー・ADHD・学習障害など，低年齢に発症する脳機能の比較的軽微な障害である．第2に，内容．差異の質として，発達の支援，それも心理的側面がクローズアップされている．第3に，処遇．厚生労働省から提出されたこの法案は，文部科学省が推進していた特別支援教育に直ちに大きな修正をもたらした．

　ルビの部分——低年齢・脳・軽微・心理的・教育——が，新しい差異化のキーワードである．以下に，これらに潜むいくつかの疑問を紹介し，次項でその本質を考えてみよう．

　第1点．軽微な脳障害という文面を字義どおり解釈するなら，近代医学の人道主義的見地からして，当事者は自己決定能力を十分備えているとみなされる．ところが，専門家や親の関与が強く認められた本法案の成立過程で，当事者の関与が認めらた形跡はほとんどない．つまり，本法は，当事者能力を無視して成立したのだ．さて，もし既述の発達障害児調査が正しければ，日本には当事者が800万人弱に上ることになり，必然近代民主主義国家がかくも多くの人権をいとも簡単に無視してしまったということになる．ここに，中立客観的なはずの障害概念に潜む分類処遇の基本的性格を，読み取れるのではないか？

　第2点．心理的支援．現代社会は，心理的専門家の必要性を過大に語る．では，800万人に必要なケアとは，一体どの程度の専門性を必要とするものなのか？　はたして，それは特定のものにしか可能ではないほどの高い専門性なのか？　そのような人材を，かくも多数の障害者の数に見合う人数も，準備できるのか？

　このように問うと，心理が強調されるのは，専門性の質や量といった内実の問題として提起されるのではなく，単なる修辞的な言語操作にすぎないのではないかと思われてくる．私たちは，「そもそも，特別な心理的配慮を要する社会とは，一体どのような社会なのか？」と，問い直す必要があるのではないか？

第3点．数年前から，文部科学省は，特殊教育を特別支援教育と言い換えてきた．当初，その目的は，国際的な動向としてのインクルージョンを実現させることにあるとされた．すべての障害者を普通社会で受け入れるために養護学校など別学教育体制を一新し，あらゆる国民のための一元化した普通教育として再編成する方向で，「支援」が模索されてきたはずだった．しかし本法案が急浮上すると，別学体制は放置したまま，普通学級から新たに障害児を発掘して「特別な支援の手を差し伸べる」（特別支援教室を作るなど）点だけが強調され，早急に実現されてしまった．

　しかし，特別支援教育策は，インクルージョンに逆行する新たな障壁を増やすだけではないかという批判に加え，その方法論の有効性に対しても決定的な疑問が呈されている．

　上記3点に共通するのは「本法が，自らの存立する，あるいは自らを生み出そうとしている社会的基盤の原則（民主主義・科学主義）と，決定的な矛盾をきたす」内容を提起しているところである．そして，このような原則的な疑問は，厚生労働省が現在見直している支援費制度によって，完全に現実的なものとなる．障害者支援費の大幅な節減をめざす障害者支援法は，本法による障害者人口の増加と真っ向から対立せざるをえない．この障害における矛盾は，現代の先端医療によって，近代の民主的権利意識や科学的ヒューマニズムの存立基盤が危機に直面し自己矛盾を拡大再生産していることの反映である．

6　脳中心の人間観と心理主義

　さて，これまで障害者という差異化された視点から論じてきた課題を，社会全般に照射する作業に入ろう．そのために，まず，前項のキーワードが，実は，現代の先端医療の中心的課題でもある点から指摘を開始し，次に歴史的に問題点を振り返る作業に入る．

　さて，最先端医療の最新のトピックスを，例にとろう．脳は，脳死臓器移植や認知症の問題として，低年齢は胎児環境や遺伝子のレベルにまで早期発見・

治療の課題を進めるなどの遺伝子化（Geneticization）の課題として，さらに，軽微は従来の疾病治療より予防を重視する健康診断による国民総健康化運動の課題として，注目を集めている．それも，単なる学究的興味の域を超え，脳死立法・遺伝子研究倫理関連法案・健康増進法などとして，この数年ですでに可決されたり継続審議中であったり，生々しい政治課題として取り上げられている．これら多彩なトピックスが集約されているところに，発達障害者支援法の意味をみてみたいと思う．

脳の軽微な損傷は，100年近く前から，低栄養・アルコール問題・流行性脳炎など，主として産業革命後の粗悪な労働条件や貧困の生み出す医療保健問題として，欧州北部で注目され始めた．低年齢への着目も，ほぼ同時期に，都市化などの流動化に伴う粗悪な躾・教育問題と医療問題が重なり合いながら起こってくる．多様な起源と論争を有するこの議論は，第二次世界大戦直後の児童の権利擁護のために医療・福祉・教育を統合的に導入する動向に乗り，MBD（微細脳損傷）という概念によって一元化された．戦後の混乱期を終えると，社会が厄介だと感じる子どもの対策には，社会病理に代わり脳の病理や家庭環境の問題が重視されるようになり，MBDは拡大解釈されるようになる．

ところが医学的には「微細な脳変化」を明確に同定できなかったため，MBDという考え方はほとんどの国で使用されなくなる（ドイツではMCDという名で最近もよく使用される）．しかし，近年，病変を物理（器質）的変化に限定せず化学（機能）的変化において説明する傾向が流行すると，脳の軽微な病変は，手ごろな隠喩として気軽に使用されるようになる．MBDは，AD/HDやLDなどといった新しい概念として，再デビューを果たすのだ（余談ではあるが，脳の傷は，機能的レベルであれば，誰にでも何らかの形で見出すことができる．換言するなら，人間のあらゆる営為は，脳の傷と関連させて論じることも不可能ではない．要は，「何を脳の傷と関連させて論じたいのか」という社会的バイアスによって，病気が決定されるということなのだ．）

今日，医学的課題は極度にミクロ化・物質化され，専門家以外は生命に関与することが難しいという雰囲気が，素人の生命観を支配している．とはいえ，

期待される専門家の側にとっても，細部においてなら専門性を発揮できても，マクロからミクロまで統合して生命の全体系に関与することは，どんどん難しくなってきているのが実情だ．プロもアマも，誰もが，先端医療には非人間的な側面があると感じながら，誰も手をつけることができないまま，その支配に委ねるしかないと感じている．

　専門知識を日常生活に取り入れることが容易ではない現状で，知の回復——細分化された知識を生活の言語として取り戻そうとする虚しい努力——は放棄される．その反動として，せめて人間性の核心部分だけは守りたいという願望によって，科学的信仰に修正を加えるカルトの登場が望まれる．これが，心理的・教育的アプローチに，癒しを求める原動力となる．かくして医療化は，癒し系産業によって根本的な問題を回避させるようにそのポリティクスを作動させるべく修正を受ける．皮肉なことに，この癒しブームは，先端医療の機械的非人間性に対して求められるだけではなく，広く災害対策・危機管理など無力感が支配する各分野に，短期間に拡大した．その結果，心・教育・癒しなど，本来生活感覚に親和性があった用語までもが，専門家の特定用語として規定されるようになる．

7　医療の個人化

　このような医療化のポリティクスの変容は，近年急速に目立つようになったとはいえ，歴史的にみれば，長年かかって徐々に方向づけられてきたものといえよう．

　人類の死を支配してきたのは，五大死因（災害・戦争・疾病・飢餓・貧困）である．ブロンズエイジには，多くの文明が生老病死はすべて等しく苦とみなしていたようで，病は類的な必然の一部にすぎなかった．四苦を説く仏教はもとより，旧約聖書でも，皮膚病と罪を取り扱ったヨブ記を除けば，病気への注目は非常に少ない．創世記を例に取れば，いわゆる疫病（流行病，伝染病）と皮膚病に加え，難産への言及をごく一部に認めるだけで，病死の記載は極めてま

れである．病気は穢れではあっても，とりたてて大きな恐ろしい事態とは理解されていなかった．ヨブ記においてさえ，病気をもたらすサタンは，神の部下であって善に敵対する悪の手先とは考えられていなかったのだ．

　紀元前後の数世紀に，小アジアを中心に個人と病気を巡って，大きな変化が起こる．ギリシャの治療神アスクレピオスの一派が内科的・外科的な個別治療を神殿中心に展開したのに対し，精神病理を重んじる遊行集団の長イエス・キリストは，種々の神秘的療法を個人の罪の救済に用いた．新約聖書には，病気（個人の原罪：内なる悪）と神の福音（愛と救済：外から訪れる善）が出会う奇跡物語が，多数記されている．個別の病者への注目という点だけを取りあげるなら，ナイル，インダス，黄河などに展開した諸文明では，もっと早期から，このような記載を認めることができるかもしれない．しかしそれらの場合，病者が個人として所属社会の諸関係から無関係に抜き出されるとか，社会関係総体の文脈から切り放して独立した治療が進行する等というような，個人の差異化は認められない．しかし地中海世界では，個と普遍的原理が，病気を媒介として対峙させられるようになっていく．

8　個人化と普遍化

　私は，上記の変化がローマ世界の拡大によって引き起こされたと，考えている．同一風土内において生業の構造を変化させないまま拡大する文明は，地域的医療（エンデミー）の知識量を拡大することはあっても，その本質的解釈まで変容させる必要がない．しかし，異質な文明間の統一を図ろうとすれば，地域性を越えた普遍的治療宗教が必要となり，さらにはその教義（理論）の基礎を形成する地域的土着性から自由な個人という構成単位と，個別の病理学が必要となる．これを可能にしたのが，パクス・ロマーナである．

　ただこの時代には，土着性から普遍性への転換はあっても，あくまで人間は自然に隷属する生き物としてしか存在しえず，そのため個別性もまた自立した人間の主体性に強く注目するものではなかった．ところが産業革命が起こり，

北のヨーロッパを中心とする新たな広域世界支配が登場すると，個人は機械的個体としての側面とルネッサンス以降の自然から解放された自由度を併せもつ基礎単位として注目されるようになる．

そこでは，後述するように新約聖書が個人化した病気観とは，異なる疾患概念が登場してくる．しかし，日本は，こういった近代化の影響がもっとも遅れて到着した国のひとつなので，個人の問題は西洋文明が早くから支配的であった国々と比較すると，極めて異質なものとして登場することになる．そして，その異質性が，独自の科学信仰を醸造する基盤となる．

この点を，次のような奇妙な矛盾の形をとって反映することになった，疾病観を例に説明しよう．日本のシャーマニズムは，神仙思想や仏教哲学的など外来のエンデミックな治療観を独自のエンデミックな原理の延長に接木して吸収してきた．その結果，個体が病むのではなく，「気が病む」ことを病気とみなす傾向が，いまだに根強い．すべては，気のせいだと考える心性が，健在である．しかし，ほんの100年余前にではあるが，西洋流の思想・技術体系を受け入れたため，同じ「気」といってもその基本概念は，完全に変質してしまっている．エンデミックな「気」は，外界に溢れ，体の中にも存在し，森羅万象を行き来する流れる，いわば大気とでもよびうるものであった．しかし今日私たちが気というとき，それは個人の内部に封印された気分（小気）のようなものを意味するだけである．

ここに，個体への物理的治療を神聖な心理的儀式とみなし，その反面普遍的論理性を私的体験とみなす，日本的な独自の感情移入が生じるのだ．

9 病の原因としての外敵の発見

エンデミーは，文化の問題としてのみ普遍化したのではない．文明の交流は，文化的普遍化に先立つ物質的変化をまず引き起こす．生き物の交流は，地域的に局限していた疫病を世界中に広げた．個人への注目は当然個人を襲うものへの関心を呼び起こすが，それがエピデミー（疫学）に結実した背景には，次の

ような物質的基盤も存在した．すなわち，16世紀に登場した「結核が伝染原（芽）で広がるのではないか」という推論は，19世紀に顕微鏡が細菌を可視化させることで正当化される．かくして，病因も個人も生物学的単位として，つまり社会的文脈から独立した物質的概念（セルフ）として作動し始めることになる．

　一度，もっとも社会的共感をよぶ文脈として疫学的解釈が定着し始めると，疾病観は決定的に変化する．「個々人固有の免疫学的セルフが免疫学的ノンセルフと出会う時，炎症反応が生じる」というような病理学的解釈は，新約聖書の時代の「神の前に悪なる個人が，善なる神の用意した罪の代償としての病気に滅ぼされる」という疾病観を拒否する．新たに登場するのは，「内なる善なる幸せなる人間が，外からの恐ろしき悪魔的ばい菌によって襲われる」という，個人中心主義のシナリオである．この個人イメージは，ジェンナーの種痘に始まり抗生物質の発見に至る西洋医学の勝利によって不動の真理に昇格した．

　やがて生物学的セルフへの注目は，セルフを脳が規定する「自我同一性」と，遺伝子が規定する「自己同一性」の2方向から探求を受けることによって，個人という概念のさらなる変化を生み出すことになる．前者は，生物学的な固体の独立性と心理学的な個人の自立をめぐって，脳・精神・記憶・情報といったIT産業の中心課題と密接に関連するテーマに方向性を与えるようになる．後者は，人類としての特異性と生命としての普遍性の狭間に個人を位置づける，地球・生物・環境・遺伝子操作などグローバルな課題とバイオテクノロジーの隆盛に方向づけを与えることになる．

10　西洋医学の勝利と人間の勝利

　紙面の関係上単純化しすぎたかもしれないが，エンデミーからエピデミーへの流れについて，節目を文明・ローマ的世界・産業革命・現代に置いて概観してきた．生業の変化という視点を導入するなら，これらの節目は，集団的農業・工業化された農業・工業・商業的工業で置き変えることも可能だろう．こ

の変化の結果，死を恐れ不老長寿を求め続けた人間にとってかつては神話で語り継がれた夢が，ついに現実化しようとしている．

　エンデミーからエピデミーへという流れが夢を実現させた好例は，日本における疾病構造と平均寿命のこの100年間の変化に典型的に認められる．1900年代前半，日本では結核と肺炎が死因の1位2位を独占し，両者だけで年間500人以上（人口10万人当たり）が死亡した年も続いた．ところがペニシリンが導入された1950年以降，死亡率は激減し，今日では合計して年間数十人程度となっている．その恩恵を受けて，日本人の平均寿命は，戦後50年間に一気に倍近くに伸び，今日80歳を超える．人類の寿命が，過去数百万年間一貫して30-40年であり続けたことを考慮すれば，「西洋医学は，自然が与えたより長い寿命を日本に与えた」と表現しても言いすぎではないような感じを与える．

　もちろんこのような成功には，限界がある．第1に，ごく限られた一部「先進」国においてのみ，成功が認められる．第2に，同じ命といっても，40歳以後の1年は，自然的寿命1年の約200倍のエネルギーを必要とする．つまり，地球の疲弊と「後進」国における犠牲（5大死因の増加と寿命の短縮）が伴った成功であるため，資源・エネルギー・資金の限界と枯渇が暗い影を落とし始めている．いや，もっと深刻なのは，実はエピデミーの内部崩壊である．第1に，抗生物質の開発は抗生物質耐性の細菌を生み出した．第2に，感染症が減少し，高齢化社会を迎えると，癌をはじめ生活習慣病（成人病）が新たな問題となってきた．開発した技術が新たな敵を生み出し，自己外にではなく自己内に敵を見い出す．このような矛盾に直面したエピデミーは，従来の外部に敵を発見する手法を，遺伝情報など自己内部の再吟味に用い始めた．その結果「内なる善なる幸せなる人間」という神話は，崩壊する．つまり，近代西洋医学の人間の解放という教義を，自らの展開が否定する結果になってしまったのだ．

11　これからの医療化

　上記の矛盾は，人間が生物学的「ヒト」である限り克服できない．近代医療

は，人間を決定的に改造する以外に，最早新たな医療技術を見い出せない袋小路に追い込まれた．遺伝子操作を中心とするバイオテクノロジーが注目される所以である．この状況は「生産された製品実体には価値を置かず，商品が生み出す使用価値に重点を置く」情報産業社会の状況とよく符合し，「人間は生物として存在するだけでは無価値で，自己責任で自己実現する機能性においてのみ評価される」という信仰を成立させる土壌を生む．そして，正にこの点で，課題は，本文の前半で取り上げた障害者の問題が先取りする地平にいたる．

　産業構造（生業）という観点からみれば，農業社会以前には身体障害が，工業社会には知的障害が，情報産業社会には発達障害が，必然的に析出してくる．発達障害とは，キーワードから明らかなように，言語的情報操作に代表される高次の脳機能とそれを駆使したコミュニケーションによる社会機能の特異的差異を意味する．差異化という観点から上述の歴史的節目を見直すなら，それは人間（自然）を生物（野生）から・社会的生を自然的生（生老病死）から・個別価値を関係（社会）的価値から・商品的付加価値を存在価値から，おのおの差異化する過程とも形容できる．発達障害者支援法の制定は，商品的付加価値による差異化が，日本の医療化のポリティクスの最重要課題になったことを宣言するものだ．それは，同時期に成立した医療関連法を参照するならより明確となろう．たとえば，健康増進法がナチスドイツの「人間浄化法」に瓜二つであること，「心身障害者の処遇法」が保安処分制度の性格を帯びていること等は，存在価値の軽視という文脈を共有する．

　情報産業社会は，誰もが主体として生きられる社会ではない．発達障害は今のところ6％と計上されたが，アメリカやドイツではすでに10-20％を超える．中産階級が大多数を占める生産社会が終わり，言語情報を操作できる一部だけが大衆を支配する時代に備えて，医療化のポリティクスの新しい装いが確定したのだ．ごく少数の資源を自由に活用できるエリートと，障害者としてレッテル化されるデビアントの間で，存在の価値を消失して付加価値のみを競わされる中産階級の下層化に備えて，新体制は完了しつつある．現在唯一の争点は，この体制の賞味期限が後何十年存続するのかという危惧による不安の増大であ

る.

(石川　憲彦)

【文　献】
石川憲彦，1988，『治療という幻想』現代書館
———，2003，『子どもと出会い分かれるまで』ジャパンマシニスト
———，2005，『こども，こころ学』ジャパンマシニスト
日本臨床心理学会，1980，『戦後特殊教育　その構造と論理の批判』社会評論社
篠原睦治，2001，『脳死・臓器移植，何が問題か』現代書館
高岡健・石川憲彦，2006，『心の病はこうしてつくられる』批評社
富田三樹生，1992，『精神病院の底流』青弓社
山田真，1989，『健康神話に挑む』筑摩書房

第4章　薬物政策における医療的処遇
──「逸脱の経済化」の一局面としての「医療化」

要　約

　本章は医療化が記述概念としていまだ十分な有効性をもちうるのかどうかということを論じている．特にここではイギリスの薬物政策における医療的処遇を題材とし，当該政策において生じている変化が，医療化／脱医療化あるいは部分的な医療化という視点からよりもむしろ，「経済化」という視点から記述可能ではないかということ，さらにそのような「経済化」の資源として医療的因果論が利用されているのではないかという，新たな論点を提起している．
　キーワード：薬物政策，医療的処遇，ブリティッシュ・システム，逸脱の経済化

1　薬物政策における医療的処遇

1）はじめに

　医療化という言葉は，われわれがつい「これって医療化だよな」と呟いてしまうような不思議な力をもった言葉であり，それでなにかを言った気にさせてくれる便利な言葉でもある．

　とはいうものの，具体的な現象に分け入ってみると，この言葉を使うことにある種の居心地の悪さを感じることも確かである．それはもしかしたら，社会学的な思考や解釈がそもそも宿命的にもつ居心地の悪さなのかもしれないし，もしそうであるならば話は簡単であり，それを甘受するしかないだろう．しかしながらそれを見極めたうえで，医療化という言葉に固有の居心地の悪さを考えるのであれば，それはひとつには医療化と対にされる，たとえば犯罪化という言葉との関係にある．言い換えれば，医療化とはそれ自体として独り立ちできる言葉ではなく，それを支えるつっかえ棒のようななにかを必要としている

ということである.
　そのようなつっかえ棒は，対象とする現象がそもそもどのような領域に属していたものかという想定であり，あるいはそれを記述する概念である．たとえば，司法，教育，生活などさまざまな領域があるとされ，あるいは犯罪化はその概念である．これらがあってはじめて医療化という概念が，少なくともわれわれが知るような形で意味をなすことになる．しかしそうであるからには，医療化という概念そのものには，いまだ独り立ちできない落ちつきの悪さがつきまとっていることになる．あるいはそれを用いようとするわれわれに居心地の悪さを感じさせることになる．
　したがって，その落ちつきの悪さや居心地の悪さを解消しよう，あるいは少なくとも，また別の居心地の悪さに置換しようという思考の努力は，医療化という言葉の力を考えてみても，価値のある目論見だといえるだろう．そしてそのような思考は，結果的に，医療化論自体のもつポリティクス，すなわち医療化論が医療化として問題とする領域選択それ自体がポリティカルであること（佐藤，1999）を別の水準に押し上げることになるだろう．本章は，そのような思考を薬物政策における医療的処遇を題材として行う試みである．

2）薬物政策と医療化

　薬物政策（drug policy）という医療化よりもはるかに耳慣れないこの言葉は，しかしながら薬物の定義とそれへの対処といった政策を意味するものとして，薬物研究においては比較的馴染みのあるものである．
　『逸脱と医療化』においてコンラッドとシュナイダーは，「逸脱の認定に関わる戦いと逸脱の定義の変転にともなう政治的な対立を理解する上で，アヘン嗜癖と医療との関わりの歴史はその典型例の一つである」（コンラッドとシュナイダー，1992＝2003：211）として，主としてアメリカ合衆国（以下，合衆国）の薬物政策におけるアヘン嗜癖（opiate addiction）の意味づけの変遷を取り上げている．そしてそこでは嗜癖が医療的問題から犯罪へ，さらに再び部分的には医療的問題へと定義しなおされる様子が概括的に描き出されている．

第4章 薬物政策における医療的処遇

その部分でもっとも興味深く，そしておそらく彼らをもっとも魅了した現象は，彼らがその歴史的記述の最後に配置しているドールとナイスワンダーらによるメタドン置換療法（methadone maintenance）であろう．これは，ヘロイン嗜癖をメタドン嗜癖に置き換えることで，メタドンとよばれるアヘン系薬物（opiate）を糖尿病患者に対するインシュリンのように位置づけて処方する療法（ただし通常は経口摂取）であり，いってみれば，かつてのモルヒネ嗜癖をヘロインで治療したという幕間劇の再演であり反復である．しかしそこで興味深いのは，これが単なる置き換えではなく，ヘロイン嗜癖に基づく犯罪や逸脱行動を抑制する療法としても考案され，それがある時期までは確認されたと喧伝されていたことである．すなわち，ヘロイン嗜癖をもつ人びとの犯罪や逸脱行動の原因はヘロインにあるとされ，それを置換することでそれらの行動が抑止されるという仮説である（Dole and Nyswander, 1965：Dole et al., 1968）．十年に及ぶ調査の結果，その仮説は棄却されたはずだが（Dole and Nyswander, 1976），コンラッドとシュナイダーは，ここに犯罪や逸脱行動について，その原因を医学的仮説が定義し，医療的に処遇することで対処しようとする視角，すなわち逸脱の医療化の典型的な姿をみていると考えられる．

しかしこのような彼らの論述を前に今日のわれわれが考え込むのは，むしろこの医療化の部分的なありようである．というのは，メタドン置換療法は犯罪化政策が主流を占めるニクソン政権下において公的な試みとして予算化されたものの，結果的には犯罪化政策を置換することができなかったからである．つまり，彼らの思考を今日のわれわれが問題にするその問題の仕方は，これは医療化でこれは医療化ではないといった腑分けではなく，あるいは医療化と脱医療化には循環性があるという言明でもなく，これらがそのようにしてあることをどのように説明したらいいのかということである．言い換えれば，医療化という現象は，部分的なものとしてしかありえず，だとしたら，その部分的であることそれ自体はどのように説明することでより大きな傾向性を間接的にであれ指示することができるのかということ，あるいは，医療化の流れの中で脱医療化が起こりうるのではなく，医療化と脱医療化が対になっているとしたら，

それはどこにある対なのかを説明する必要があるということである.

これを論じるにあたっては，おそらく彼らが論じた合衆国以外の薬物政策に目を向けたほうがいいだろう．というのは，薬物政策における医療的処遇を考えた場合，合衆国の施策はむしろ例外的でさえあるからである．そこで以下では，イギリス（イングランドとウェールズ）の薬物政策におけるその処遇を概括的にみることで，医療化とよびうる現象が実はそこに別の要素を併せもっており，むしろその要素の展開が薬物政策という劇場で上演されていること，そしてそれが同時に医療化としても観察可能であるということを明らかにしたい．

2　イギリスにおける薬物政策

1）「ブリティッシュ・システム」とGPによる処方

イギリスの薬物政策における医療的処遇を述べるにあたっては，まず最初にその文脈として，いわゆる「ブリティッシュ・システム」について述べる必要があるだろう．「ブリティッシュ・システム」とは，端的にいえば，医療的処遇によって嗜癖者（addict）に対処する薬物政策のことをいう．たとえば合衆国の社会学者であるエドウィン・シャー（Edwin Schur）やアルフレッド・リンドスミス（Alfred Lindesmith）は1960年代に合衆国の薬物政策を批判し，イギリスのように嗜癖者を犯罪者ではなく患者として扱うべきであると主張したが，その根拠となったのが「ブリティッシュ・システム」の合理性であり有効性である（Schur, 1962；Lindesmith, 1965）．とくにシャーは，二年間にわたってイギリスで薬物政策を調査研究し，それを踏まえて合衆国の政策を批判的に検討したことで，これが合衆国において一時的にではあれ注目された．彼が後に合衆国議会の公聴会でこれについて意見陳述をしたことも知られている．

もちろん現在のイギリスの薬物政策は，すでにその「ブリティッシュ・システム」とは異なっている．しかしながら，1967年の改正危険薬物法（Dangerous Drug Act 1967）や1968年薬品法（Medicine Act 1968），そして1971年の薬物乱用法（Misuse of Drug Act 1971）ができるまで，イギリスではアヘン嗜癖は一

第4章 薬物政策における医療的処遇

種の病気としてジェネラル・パラクティショナー（general practioner 以下，GP）とよばれる総合医が対処していた．GPはいわゆる町医者として日常的な医療行為を行う医師であり，人びとは現在でもそうだが，特定のGPに患者登録を行い，病気と思われる際には通常はそこを訪れて治療を受けている．

GPは19世紀後半から嗜癖者に対してアヘン系薬物を処方してきたといわれている．これについて特にコンセンサスや制度的規定はなかったが，個々の医師が必要に応じて行う医療行為だとして広く受け入れられていたと考えられる（Glanz, 1994）．ただし，これをもってそもそもアヘン嗜癖が身体に関わる病気とだけとらえられていたと考えるのは早計であろう．というのは，その一方で悪徳との考え方も医師のなかにみられ，またこれらは主として中産階級を対象としたものであったとされているからである．一方，労働者階級による使用は，トマス・ド・クインシーの『アヘン中毒者の告白』にあるように，アヘンチンキなどがその例にあたるが，これは商品流通制限の問題であって医療問題としては考えられておらず，1868年に薬局法（Pharmacy Act 1868）によって統制されるようになった（Berridge, 1999）．

ところが20世紀にはいると，まず第1に合衆国がリーダーシップをとって生まれた国際的な薬物統制秩序に合致した国内法の整備が必要であること（佐藤，2004），さらには当時有名であった芸能人の薬物過剰摂取死が新聞などをにぎわしたことなどから，1920年に危険薬物法（Dangerous Drug Act 1920）が制定され，アヘン系薬物の流通が統制されることになった．もっとも，この法律の制定過程においては特に反対が生まれなかった．というのは，これに先立って戦争のための国家防衛法（Defence of Realm Act）が定められており，これにすでにアヘン系薬物の統制が盛り込まれていたからである．しかしながら，これが実際に内務省（Home Office）によって運用され始めると，全国の医師から批判や反論が相次ぐことになる．というのは，この法律は合衆国のハリソン法（The Harrison Act）と同じように薬物の国内流通を統制する法律であったものの，やはり合衆国と同じように（Lindesmith op. cit.），医師が患者に対して自主的な判断に基づいた処方ができなくなる状態を生んだからである．

このような状態をあらため，イギリス薬物政策の方針の基礎となったのが，医師のハンフリー・ロールストン卿が座長を務めたロールストン委員会のロールストン・レポート（Rolleston Report 1926）である．そのレポートで嗜癖は病気とされ，医師が薬物を患者に処方する権限を有することが保証された．これに対し内務省は，嗜癖者を医師経由で内務省に届け出ること，つまり嗜癖者を集中管理する方法を義務づけようとしたが，これを英国医師協会（British Medical Association）が「医師の保秘義務」をその根拠として阻止することとなった．そしてその委員会答申は，内務省のヒアリングを受けて，イギリスの薬物政策に正式に採用されることになる．つまり，それ以前と同じように，GPによる医療的処遇が可能となったのである．

　このような嗜癖の疾病視，嗜癖者の患者処遇が「ブリティッシュ・システム」，あるいは「ロールストン・システム」とよばれるものである．そしてこれは，認知される嗜癖者の増加があるまでほぼ40年間続けられることになったのである．

2）薬物治療センターの登場

　ところで今，「嗜癖者の増加」と書いたが，内務省は医師を通じた嗜癖者の把握は諦めたものの，実は流通を規制する法制を利用して1930年代には薬局を通じて嗜癖者と嗜癖者数を集中的に把握していた．それゆえに嗜癖者の増加という事態を認知することができたのである．シャーやリンドスミスはその研究の中で，イギリスでは嗜癖者数が合衆国と比べて少ないという議論をしているが，その議論はこのような手続きによって集計された内務省インデックス（Home Office Index）から把握される人数である．そしてこの人数の増加が起こるのが1960年代である．

　この間の経緯をみてみると次のようになっている．省庁間の縦割りを越えた薬物対策委員会であるブレイン委員会（Brain Committiee）が1961年に提出した第一次ブレイン・レポートでは，ロールストン・システムの継続が答申された．しかしながら，1954年に57人，1959年に68人だった認知嗜癖者の数が，

第4章　薬物政策における医療的処遇

1964年に342人になると，第二次ブレイン委員会はその原因を「過剰処方している少数の医師の問題」として，薬物の処方をGPに一任する政策を転換することにした．その第二次ブレイン・レポート（Brain Report 1965）を受けて法案として提出されたのが改正危険薬物法（Dangerous Drug Act 1967）である．この法律が成立することで，これまで嗜癖者に薬物を処方可能であったGPからその権限は失われ，内務省から免許を受けた医師のみにそれが許されることになった．免許の対象は，主として各地に新設された薬物治療センターに属する精神科医であった．

ここでひとつ興味深いのは，第二次ブレイン・レポートで，この間の嗜癖者の増加を「社会的感染性」と述べているところである．アヘン嗜癖は「個人の疾病」から一歩踏み出して，「個人と個人とのあいだの伝染病」という比喩を獲得したことになる．

このようにそれまで個々のGPが一対一で処方していた薬物は，センターが文字通り中心として集中的に管理し，センターにいる医師のみが処方できるようになったのである．もちろんこの場合も，処遇が医師による医療的なものであることからもわかるように，アヘン嗜癖の医療モデルそのものは健在である．しかしながらその医療モデルの活用は，内務省が許可した比較的少数の医師にのみ与えられるものであり，以前のGP処方のように各地の医師が個別的に患者と向き合うといった形のものではない．いわば，集中管理された医療的処遇とでもいえるものである．それはヘロインあるいは他のアヘン系薬物の処方の問題だけではなく，薬物検査としてその後標準化されていくことになる尿検査（urine test）などの「テクノロジーの集約」という観点からも明らかであろう．そこでは，医師がヘロインを処方すると同時に，処方された薬物以外の特に違法な薬物の摂取が行われていないかどうかを尿検査などでチェックすることによって「患者としての資格」を確認し，さらにカウンセリングなどを経て，そのような資格を得た患者が，通常の社会生活を送ることができるように集中管理された医療的処遇なのである．これはいわばメサドン置換療法ならぬヘロイン維持療法（heroin maintenance）ともよぶことができるような処遇なのであ

る．

3）コミュニティ・ケアの台頭

しかしながら，以上のような医療的処遇もまた変化をこうむることになる．先にも述べたように，GPという総合医は1960年代に薬物治療の領域から排除された．しかしながら，1980年代になると再びこの領域に登場し，現在はこの方向に進んでいるとさえいわれている．

なぜか．それは端的にいえば，アヘン嗜癖者の数が急増したからである．そもそも薬物治療センターは，全国をいくつかのエリアに区切り，そのエリアごとに集中的に治療を行うように設計された制度である．したがって，実はセンターが対処できる人数はそれほど多くはない．この制度が1960年代の嗜癖者の数を勘案して作られた政策だからである．しかしながら公式統計にしたがえば，たとえば，1979年に2,385人だった嗜癖者の数は，1985年になると8,819人に増加している．このような状態は当初の政策が下敷きにしていたアヘン嗜癖者数を大幅に上回っており，センターの処理能力を超えてしまったと考えられる．

一方，嗜癖者の側からすれば，もし治療のためセンターに通おうと思っても遠く，あるいはいつまでも待たされたりするなどして，満足のいくような治療を受けることはできず，したがって町医者であるGPに頼ることになる．GPはヘロインやコカインを処方する免許はもたないが，しかしながら他の，たとえば代用モルヒネなどのアヘン系薬物であれば処方でき，それを用いて離脱症状すなわちいわゆる禁断症状を抑制することができる．

1980年代には，このような使用者の増加とGPによる対処を受けて，薬物政策はそれまでと位置づけを変えたと考えられる．それまでは精神科医を中心においた薬物治療センターという形に象徴的に表れているように，薬物政策は病気としての嗜癖，つまりは薬物に焦点を当てたものであった．しかしながら，1980年代になると，専門委員会として作られた薬物乱用勧告協議会（Advisory Council on the Misuse of Drugs）が1982年に提唱したように，「問題ある薬物使用（problem drug taking）」という考え方が中心におかれるようになる．この

第4章　薬物政策における医療的処遇

考え方が指し示す問題は，薬物使用と結びついている個人的・社会的・医療的問題である．もちろんこれはノーマライゼーションという考え方につながっている．言い換えれば，それまでの「一部の異常者あるいは逸脱者が使う薬物」という考え方から，「非常に多くの普通の人間が使う薬物」という考え方に移行してきたのである．

そしてそのために，ここでは嗜癖者のライフスタイルが問題とされる．問題となるのは薬物そのものというよりもむしろ，それに振り回されてしまう使用者の態度の方だからであり，薬物に焦点を当てた対処からライフスタイルに焦点を当てた対処へと移行しているのである．したがって，これに対処するために，ソーシャルワーカーらを中心としたコミュニティ・ドラッグ・チーム（community drug team 以下，CDT）が組織化され，その中で，GPが果たす役割が再び浮かび上がってくることになった．もちろんここでもすでに使用されている尿検査やカウンセリングなどの技術も活用されることになる．そしてこのような考え方は，2001年11月に改められた政府の薬物対策の戦略でも強調され（Updated Drug Strategy 2002），その中ではGPの役割もまた強調されているのである．

4）医療的処遇の三段階

以上の経緯から，同じ医療的処遇とはいいつつも，イギリスではそれを次のような3つの段階に分けて考えることができる．そして現在は二段階目と三段階目が共存していると考えられる．

① 各GPが各GPの判断で薬物に焦点を当てて対処する段階
② 薬物治療センターの精神科医が薬物に焦点を当てて対処する段階
③ CDTがライフスタイルに焦点を当てて対処する段階

ここで念頭においておくべきことは，1971年の薬物乱用法の成立をもって，イギリスも犯罪化を政策の中心においたことであろう．すなわち，医療化は二

段階目においてすでに犯罪化に道を譲っており，その意味では医療的処遇は合衆国と同様，部分的なものとして位置づけられるのである．しかしそれにもかかわらず，薬物問題の医療モデルは嗜癖を意味づけ，医療が対処する活動として続けられてきた．

さらにこのような医療的処遇の段階的変化の中で特に興味深いのは，このそれぞれ段階に対応する「薬物問題の問題性」の発想とその対処というものがあるということである．たとえば先に述べたように，第二次ブレイン・レポートは「社会的伝染性」という言葉でそれを表現していた．これは薬物の問題がどのような問題であるのかを端的にあらわしている．これらを併せて考えてみると，問題の所在に関する発想とその対象，ならびにその様態と技術的集約の分類は以下のようなものになる．

① 薬物の問題／個人の中の病気→対象＝身体：中心なし・集約なし
② 薬物の問題／社会の中の病気→対象＝身体：中心化・集約化
③ 生活の問題／社会の中の病気→対象＝ライフスタイル：脱中心化・集約化

これらの段階的変化が示しているのは，薬物問題が同じように医療的に定義され処遇されるものでありつつも，その医療的処遇そのもののありようが変化しているということである．でははたして，このような段階的変化を医療化あるいは部分的な医療化とよぶことができるのだろうか．

3　逸脱の経済化

1）資源としての医療

ここでもう一度本章第一節第二項で提起した問題に戻って考えてみたい．すなわち，医療化が部分的なものでしかありえないとしたら，その部分的であること自体はどのように説明可能なのかという問題である．

これまでの概括的な記述とそれにより明らかになった段階的変化が示してい

るのは，医療的な知識が薬物問題に対処するにあたって，そこにある因果関係を組み立て，それを統制するのに利用可能な知識であり，その意味で有効な資源であった（ある）ということである．逸脱に関する医療化論は，したがって，そのような資源の利用傾向性に着目することで成立した議論と考えることができる．そして，場合によってはそこに利用可能性の高さを正当化するクレイム申し立て活動が伴い，それを記述することで医療化論それ自体の議論の焦点を定めることができた．言い換えれば，医療化とは視線が形づくるモラル的な客体（object）を医学的な因果関係によって対象（object）に読み込む作業であり，それは結果的に，対象を合理的に統制する（と想定される）作業を可能にするということである．

それに対し，医療化が部分的なものでしかないというそのこと自体は，むしろそのような資源の利用可能性がなんらかの基準に照らして限定されたものであるということを意味している．したがって，医療化の中で脱医療化や犯罪化が起こるのではなく，医療的処遇が他の処遇とともに用いられるとするのであれば，それらが選択される際に用いられる基準が特定の傾向をもっていることそれ自体の方が，医療化よりも上位に位置する記述可能な傾向性だと考えられる．言い換えれば，1980年代以降のイギリスの薬物政策が示しているように，医療化と脱医療化あるいは犯罪化が並存するということは，医療が薬物問題への対処においてその全体を貫徹するパラダイムとしてあるのではなく，部分的に利用可能な資源にしかすぎないということを意味しているということである．

このような全体的な傾向性は，イギリスにだけではなく，コンラッドとシュナイダーが論じた合衆国の薬物政策においてもみられるものである．1970年の包括的薬物乱用防止統制法（Comprehensive Drug Abuse Prevention and Control Act 1970）の成立もあり，合衆国では犯罪化政策が薬物政策の主流を占めるのはそれ以前と変わりない．しかしながら近年，薬物法廷（drug court）という新しい薬物事犯専門の裁判システムが開発され全国的に普及しだしている．このシステムは1989年にフロリダで始められ，1994年に全国組織化が行われたもので，薬物犯罪者を一般の刑事司法手続きではなくて，嗜癖から回復させるた

めの特別な治療的手続きにのせるためのものである．システム全体の流れを監督するのは裁判官（drug court judge）だが，被告の修了までには１，２年かかり，その間，専門家チームでその治療過程に携わるものである．

したがって，ここでも目指されているのは，イギリスにおける CDT と同じようにチームによる治療（treatment）である．そしてやはり治療といっても，医師あるいは医療の果たす役割は小さい．そこでは，たとえば標準化された臨床的評価（Clinical Assessment）であっても，カウンセラー，心理学者，精神科医，ソーシャル・ワーカー，看護婦といった各種専門家たちがかかわっているために相対的に医療の役割は小さく，しかしながら興味深いことにそれが今日では臨床とよばれる領域（あるいは臨床という言葉そのもの）を形成しているのである（Peters and Peyton, 1998）．つまりこのシステムは，治療というある種医療的な言葉を用いているが医療の枠内にあるのではなく，むしろ司法の枠内の中で医療が資源として使われていることを示しているのである．

２）逸脱の経済化

薬物法廷の例を考えてみてもわかるように，今日の薬物政策における処遇では，むしろライフスタイル矯正という発想が中心におかれている．この発想と対処は，おそらくは「医療」というよりも「公衆衛生」のモデルに近いとも考えられるだろう．

このような展開に「逸脱の医療化」という考え方が有効だろうか．むしろ，医療は薬物政策全体の中のひとつの資源でしかない．それは因果関係を組み立てるために利用可能な知識のひとつであり，それによってモラル的な客体を合理的に統制する技術としての資源である．

この場合，合理的というのは，言葉を換えれば，効率的ということでもある．たとえばイギリスの場合，2000年に出版された薬物乱用法（Misuse of Drug Act 1971）のレビューでは，刑罰に比重が置かれている現状を改めて治療やリハビリテーションに比重を移すべきだとされている（Independent Inquiry, 2000）．その場合，批判の根拠のひとつは対費用効果すなわちコスト・パ

フォーマンスである．刑務所に入れて世話をして再犯率（再使用率）が高いままよりも治療に入れて再犯率が低いほうがコスト的に優れている，というわけである．そしてその治療の効率を上げるため，さらには再使用率を下げるためには，ライフスタイルを矯正するのがもっとも効率的だと考えられているのである．同じことは，アメリカの薬物法廷拡大の重要な一要素をなしている．

　このようなコスト・パフォーマンスという考え方は，要するに合理化・効率化であり，逸脱を経済化するものである．そのような効率化は，前節でみたように，すでにセンターの登場による医療的処遇の中心化とテクノロジーの集約化に現れていた．したがって今日の変化は，すでに一定程度確立された技術を用いて，増加した嗜癖者の生活に対してより効率的な統制を行うものとして位置づけられるだろう．

　すなわち，医療を資源として用いるなんらかの基準とは効率性に代表される経済的基準であり，その意味で医療化は合理化・効率化の一局面としてあらわれているものと考えられるのである．

　このように，現在，イギリスの薬物政策において（そして合衆国の薬物政策においてもまた）認められるのは，医療化と脱医療化あるいは犯罪化という文脈ではなく，合理化や効率化という指標に照らした「逸脱の経済化」という傾向性である．医療化や犯罪化はこのような，より大きな傾向性が演じられる舞台の一局面にスポットライトを当てたときに浮かび上がる絵柄として理解可能であり，おそらく「心理学化」や「遺伝子化」とよばれる記述概念もまた，このようなより大きな傾向性を，それぞれの資源に着目して記述することであらわれてくる絵柄だと考えられるだろう．

4　おわりに

　とはいえ，この「逸脱の経済化」という考え方は，薬物政策における医療的処遇というコンラッドとシュナイダーが典型として考えた事例において，今日のわれわれがさらなる思考を進めた場合にみえてくるものであり，ある意味で

極端な事例に基づいた仮説である．この場合「極端な事例」とは，薬物事犯がそもそも「被害者なき犯罪」(Schur, 1965＝1981) であるということによる．

ただしベックのいうように，「代表性を重視する論述は過去の忠実な延長でしかない」(Beck, 1986＝1998：8)．その意味で今日すでにその輪郭をみせている「経済化」という記述的傾向性は，歴史的な先端部分にこそあらわれるものであり，予測的な仮説ともいえるものである．そしてこのような観点から逆に刑事政策（criminal justice）を眺めるのであれば，たとえば正義（justice）とは，むしろ刑事政策を経済化から防衛するもうひとつの傾向性であるとも考えられるかもしれない．がしかし，これに関する議論は本章の課題を越えることになる．

（佐藤　哲彦）

【文　献】

Beck, U., 1986, *Risikogesellschaft Auf dem Weg in eine andere Moderne*, Suhrkamp.（東廉・伊藤美登里訳，1998,『危険社会』法政大学出版局）

Berridge, V., 1999, *Opium and the People*, Free Association Books.

Conrad, P. and Schneider, J. W., 1992, *Deviance and medicalization*, Temple University Press.（進藤雄三監訳，2003,『逸脱と医療化：悪から病へ』ミネルヴァ書房）

Dole, V. P. and Nyswander, M. E., 1965, A Medical Treatment for Diacetylmolphine (Heroin) Addiction, *JAMA*, 193(8)：646-650.

Dole, V. P. and Nyswander, M. E., 1976, Methadone Maintenance Treatment：A Ten-Year Perspective, *JAMA*, 235(19)：2117-2119.

Dole, V. P., Nyswander, M. E. and Warner A., 1968, Successful Treatment of 750 Criminal Addicts, *JAMA*, 206(12)：2708-2711.

Glanz, A., 1994, The fall and rise of the general practitioner, in Strang and Gossop eds.：151-166.

Independent Inquiry, 2000, *Drugs and the Law：Report of the Independent Inquiry into the Misuse of Drugs Act 1971*, The Police Foundation UK.

Lindesmith, A. R., 1965, *The Addict and the Law*, Indiana University Press.

Peters, R. H., and Peyton, E., 1998, *Guideline for Drug Courts on Screening and Assessment*, U. S. Department of Justice.

佐藤哲彦，1999,「医療化と医療化論」黒田浩一郎・進藤雄三編『医療社会学を学

ぶ人のために』世界思想社
佐藤哲彦，2004，「ドラッグ使用をめぐる寛容性の社会的組織化——オランダのドラッグ政策をめぐって」，『人文知の新たな総合に向けて　第二回報告書Ⅲ（哲学篇2）』京都大学大学院文学研究科
Schur, E. M., 1962, *Narcotic Addiction in Britain and America : The impact of public policy*, Indiana University Press.
Schur, E. M., 1965, *Crimes without victims*. (畠中宗一・畠中郁子訳，1981，『被害者なき犯罪：堕胎・同性愛・麻薬の社会学』新泉社)
Strang, J. and Clement, S., 1994, The introduction of Community Drug Teams across the UK, in Strang and Gossop eds. : 207-221.
Strang, J., and Gossop, M., 1994, *Heroin Addiction and Drug Policy : The British System*, Oxford University Press.

第5章　制裁としての医療
―― 「心神喪失者等医療観察法」と保安処分

> **要　約**
>
> この章のテーマは「犯罪者処遇の医療化」であり，具体的には「保安処分」の問題について考えていくことにしたい．保安処分とは，通常「刑罰以外においてこれを補充または代替するものとして，裁判により言渡される自由の剝奪または制限を伴う治療，改善，隔離などに関する刑法上の措置である」と定義される（小川太郎，1952：5）．行為者が将来犯罪を反復する「危険性」を理由とし，社会防衛，治安の維持を最大の目的として行われ，施設収容が主なかたちとなる．保安処分は，刑罰とは区別される．刑罰とは過去の犯罪行為の責任に対する非難であり，応報として加えられる．一方，保安処分は，行為者の過去の行為に対する責任非難とは直接関係なく，将来に予測される「危険性」を根拠として，その除去のために行われる．
>
> **キーワード**：保安処分，大いなる閉じ込め，責任能力，心神喪失者等医療観察法，精神医療と刑事司法との相互領域移行

1　「燥暴なる者」の閉じ込め

1）「逸脱の医療化」論との違い――タテマエとしての医療

保安処分に含まれるものの中には，

① 精神障害者に対する治療処分
② アルコール・薬物中毒者に対する禁絶処分
③ 精神病質者に対する社会治療処分
④ 常習的犯罪者に対する予防処分・保安拘禁
⑤ 労働嫌忌者，売春女性等に対する労作処分

等の諸類型があるが，従来，日本の現行法中に設けられていたのは，売春女性

に対する補導処分（売春防止法第17条）だけであった．これは，売春防止法に違反した女性に対して懲役または禁錮の刑の執行を猶予する時，この女性を婦人補導院に収容して生活指導，職業指導等更生に必要な補導を行う処分である．

　この章では，保安処分のうちでも特に精神障害者に対する治療処分を取り上げる．日本において刑法に保安処分を導入しようという動きは戦前・戦後を通じてあり，そのたびに大きな論争を巻き起こし頓挫してきた．しかし2003年7月10日に成立し，同月16日に公布された「心神喪失等の状態で重大な他害行為を行った者の医療及び観察等に関する法律」（「心神喪失者等医療観察法」）は，法文上では「医療」を全面に押し出しているが過去に何度か試みられた刑法改正を回避するかたちで，実質的に精神障害者への保安処分を可能にしたものといえる．

　「心神喪失者等医療観察法」も含め，「犯罪者処遇の医療化」について語る時，それは本当に医療化であるのかと疑いの眼差しを向けることが重要である．「かつて悪しきもの（すなわち罪あるいは犯罪）であったものの多くは，今は病なのである．……逸脱に対する現代の社会の反応は，懲罰的というよりはむしろ『治療的』である．多くの人はこれを『人道的で科学的な』進歩であるとみている」（コンラッド，2003：65）．このように語られる時，たとえ論者の意図が「逸脱の医療化」がもつ医学的・生物工学的決定論という性格に注意を喚起しようとするものであったとしても，まだ楽観的であるといわざるをえない．精神障害者に対するものを含め，保安処分はたとえ医療の言葉で自らを語ろうとも，目指すところは逸脱者の隔離とそれによる社会防衛だからであり，「医療」はむしろタテマエとして用いられてきた．コンラッド（Conrad, P.）とシュナイダー（Schneider, J. W.）は「逸脱の医療化」の逆ユートピアの例として，バージェス（Burgess, A.）の未来小説『時計じかけのオレンジ』を紹介している（バージェス，1977）．この小説では，強姦と殺人により終身刑の判決を受けたアレックスが刑務所からの釈放と引き換えに，「矯正処置」＝「ルドヴィコ治療」を受けることに同意する．この治療を受けた者は，悪をなそうとすると必ず気分が悪くなり，生物学的・医学的に善へと決定づけられてしまうので

第5章　制裁としての医療

ある．教誨師として彼に接した牧師は，この治療の問題点はそれを受けた者が「倫理的な選択をする能力を奪われる」ことにあると指摘し，「神は，善を望んでおられるのか？　それとも善を選択することを望んでおられるのか」と問うている．医療により生物学的に善に決定づけられるというのは，恐怖すべきひとつの事態である．しかし現実の「犯罪者処遇の医療化」の問題点はまだその手前にあり，精神障害の治療よりも閉じ込め・隔離と「無害化」に重点がおかれてきた．

2）重なり合う精神障害者処遇と犯罪者処遇――「燥暴なる者」の閉じ込め

精神障害者に対する処遇は，当初，医療ではなく治安対策の一環であった．このことは，M. フーコーのいわゆる「大いなる閉じ込め」の時期のヨーロッパにおいて顕著であった．フランスでは1656年4月27日の勅令で一般施療院（hôpital général）が創設され，イギリスでは1575年の法令で感化院（house of correction）が開設され，ドイツでは1620年頃にハンブルクに最初の矯正院（Zuchthaus）が開かれた．これらの施設はその名称にかかわらず監禁のためのものであった．「病人か犯罪者であるかを明確にする必要もなく『燥暴なる者（furieux）』であるからと言渡して，誰かを監禁すること――これこそ，古典主義時代の理性が，非理性を経験するにあたって，自らに付与した力の一つである．……根本的な点は，狂気が病気として認識されていなかったということではなく，狂気が別種の領域のものとして知覚されていたということである」（フーコー，1975：134）．

日本においては，1874（明治7）年警視庁が「狂病を発する者はその家族において厳重監護せしむ」という命令を出した（芹沢，2005：45）．明治維新後，政府は文明社会の外観・見かけ上の秩序を整えることを急務としており，この命令はその一環であった．精神障害者への対応は，治安対策の一部だったのである．「閉じ込め」の責任は家族に委ねられたのであるが，これは当時日本に精神病院がなかったこともその一因だった（日本の精神医療はその後も家族に重い責任を課し続けてきた）．1875（明治8）年には，南禅寺の一角に日本最

初の公立精神病院である京都癲狂院が設立された．またその4年後の1879年には，東京の上野に同じく公立精神病院の東京府癲狂院が設立された．京都癲狂院は7年後に民間に譲渡されたが，東京府癲狂院はその後東京府巣鴨病院，都立松沢病院と改称しつつ戦前におけるほとんど唯一の公立精神病院であり続けた（小俣，2000：21-30）．

2 保安処分思想の流れ

「犯罪者処遇の医療化」としての保安処分は，第1節で述べたように犯罪者を「治療」して善に向かわせるという「人道主義的」見地からではなく，社会防衛論的見地から「刑罰」の有効性への疑問を出発点として考案されたものであった．ここではそのような保安処分思想の流れを追うことにしたい．

1）E. F. クライン（Klein, E. F.）

犯罪者を社会防衛のため追放・隔離する制度は古くからあったが，近代に入り犯罪と刑罰との均衡が主張されるようになると，犯罪行為につりあわない不当に長期の不定期刑は，批判されるようになった．しかし一方，国家にとって社会秩序の維持は重要な目的であり，そのために「危険な犯罪者」の保安拘禁を可能とする制度が必要であった．それに応えて，18世紀ドイツのクラインは，刑罰とは区別される保安処分を主張し，それによって行為が現実にもたらした害悪ではなく，将来もたらすであろう危険性を規準とし不定期の拘禁も可能であるとした．「危険な犯罪者」を継続的に隔離し「無害化」することで，社会秩序を守るという趣旨であった．このクラインの主張により，1794年プロイセン一般ラント法に刑罰と保安処分の並存が取り入れられたが，5年後に廃止された．このようなクラインの思想は警察国家的であるとして，罪刑法定主義（何が犯罪であり，それに対する刑罰は何であるかはあらかじめ法律に明文化されていなければならないとする考えで，刑罰権の恣意的行使から，市民の人権を保障するもの）の立場をとる自由主義的・個人主義的刑法学者フォイエルバッハ

(Feuerbach, P. J. A) らの批判を受け，葬り去られた．これに先だって，イタリアのベッカーリア（Beccaria, C. B.）は，1764年『犯罪と刑罰』を著し，市民の権利・自由の擁護という観点から，罪刑法定主義，罪刑均衡主義（犯罪と刑罰との間には均衡が必要であり，その犯罪が社会に与える損害の大小が尺度となるという考え），刑罰を課すにあたっての身分的不平等の打破，死刑の廃止等を主張し，近代刑法の基礎を築いた．クラインの主張する保安処分は，ベッカーリアやフォイエルバッハ等の主張と正面から対立するものであった．

2）F. v. リスト（Liszt, F. v.）

19世紀後半から20世紀にかけて活動したドイツの新派刑法学者リストは，応報刑主義（刑罰の本質を犯罪により生じた害悪に対する応報と考える立場）を批判し目的刑主義（刑罰を犯罪に対する社会防衛の一手段としてみる立場）を主張した．彼は，資本主義の発達に伴う犯罪・非行の激増の原因を自由主義的刑事政策の破綻に求め，クラインの保安処分論を蘇らせた．リストは目的刑主義の立場から，刑罰も保安処分も同様に社会防衛のための手段であるとして一元主義を採用したが，両者は並列的ではなく「刑罰が――改善と保安という意味で――行為者に十分な効果をもたらさない場合にのみ，保安と改善の処置によって刑罰を補充すべきである」（Liszt, F. v., 1905：169）とした．

3）C. シュトース（Stooss, C.）

1893年，シュトース（C. Stooss）によって作成されたスイス刑法予備草案は，責任能力者に対する刑罰と責任無能力者に対する保安処分との二元主義を採用したものであり，刑法立法史上最初に，「保安処分」という考えを立法上の提案にまとめたとされる．シュトースによれば，応報刑は法律上の構成要件に拘束されるが，保安処分はこれに拘束されず，「むしろ人間がその状態に従って取り扱われる」とされる．すなわち「社会的に危険な精神病者は病舎で治療・養護され，放蕩者は労働施設に収容され，酒癖者は酒癖矯正所で矯正され，慣習犯人は無害化される」（Stooss, C., 1905：3）のである．シュトースの草案は目

的刑主義，応報刑主義の両陣営から「妥協の産物」として攻撃を受け，1937年に至って採択され，1942年に施行された．

4）E. フェリ（Ferri, E.）

ロンブローゾ（Lombroso, C.），ガロファロ（Garofalo, R.）等とともに，犯罪の原因を環境ではなく個人の素質にもとめるイタリア人類学派を形成したフェリは1921年のイタリア刑法草案を作成したが，そこにおいては刑罰も保安処分も共に「制裁」という刑事処分として統合されていた．制裁とは「危険性」を根拠として科せられるものであり，刑罰が「道義的責任」に対して科せられるのとは異なっている．保安処分はもともと「危険性」を根拠としており，その意味ではこの一元化は，刑罰の保安処分化といえる．このフェリ草案は実定化されなかったが，1926年のソヴィエト刑法，1965年のスウェーデン刑法は保安処分一元主義を採用した．しかしソヴィエト刑法は，1934年に「刑罰」という語を復活させたし，スウェーデン刑法でも「刑罰」という語を残しているので，純粋な意味での保安処分一元主義の例は，現在のところ存在しない．

5）刑事司法における精神医学の影響力の増大

このように各種の保安処分立法の試みがなされたことは，19世紀後半から20世紀前半におけるヨーロッパ各国の刑事政策がもつ特徴のひとつであった．その社会的背景としては，発展途上の資本主義社会を襲う恐慌により大量の失業者が発生し，財産犯の累犯化，少年非行の増加等の事態に対し，国家は取り組みを迫られたこと，その中で犯罪対策としての刑罰の有効性に疑問が生じたこと等があげられる．これに付加される要因として，犯罪に対する生物学的・医学的パースペクティヴの影響力が強まったことがある．先に述べたようにイタリア人類学派を形成した精神医学者ロンブローゾは「生来犯罪人説」を主張し，犯罪の原因を遺伝的素質に求めた．

フランスの1810年の刑法（ナポレオン刑法）では，第64条において「被告が行為の際精神異常の状態にあったか，または抵抗できない力によって強制され

たときには，重罪も軽罪も存在しない」と定められ，犯行時「精神異常」であった者は責任能力が無いので罪に問われないとされた．しかし「精神異常」かどうかの判定は，被告人の隣人や仲間の証言で十分とされ，精神科医が意見を述べる場は特に設けられなかった（ハリス，1997：7-12）．しかし1820年代から30年代にかけての「モノマニー論争」は，精神科臨床医に刑事司法の世界で役割を与えた．フランス精神医学の開祖であるピネル（Pinel, P.）は，「錯乱を欠く精神病（manie sans délire）」の存在を指摘し，「患者は特定の限られたことがらを除けば理路整然と思考できるように見え，その特定のことがらに関する質問をされると，支離滅裂さや極度の興奮を示す」（ハリス，1997：9）とした．ピネルが提出した「モノマニー」概念は，エスキロール（Esquirol, J.-E.-D.）やジョルジェ（Georget, É）らによって継承・発展され賛否両論を巻き起こしたが，精神科医による専門的判定の重要性を認識させるのに役立った．

近代刑法は，「自由意思を持ち理性的な個人」という基本的人間観を前提として，「正気（理性）」と「狂気」との二分法を用いている．「狂気」で犯罪を行った人に対しては，「理性」が存在しないすなわち責任能力が無いので，刑事責任を負わせることは無益であり，道義的に許されないという原則に立っている．この責任能力の有無を決定するのに用いられるのが「責任能力基準」であり，イギリスにおいては1843年「マックノートン・ルール（McNaughten Rules）」が確立された．マックノートン・ルールは1882年アメリカでも採用されたが，1929年「抵抗不能の衝動（irresistible impulse）テスト」を含むように拡大された．このような「責任能力基準」を用いて精神鑑定を行う精神科医は，刑事司法の領域で一定の地位と影響力を獲得することになった．

第二次世界大戦後，戦前における保安処分とりわけ「常習的犯罪者」に対する予防拘禁処分の濫用（代表的なものとしては，1933年，ナチス政権下で成立した「危険な慣習犯罪人と保安・改善処分に関する法律」）に対する批判が高まり，罪刑法定主義原則が復活した．また人権の観点からの刑罰および保安処分の見直しも主張された．

3　日本における「保安処分」問題の流れ

1）「改正刑法仮案」

1926（大正15）年，政府の諮問によって作業に取り組んでいた臨時法制審議会は，40項目にわたる「刑法改正の綱領」を答申した．諮問の内容は，①わが国固有の道徳および美習良風からみた改正の必要性，②人身および名誉の保護を完全にするための改正の必要性，③犯罪防止の効果を確実にするために刑事制裁の種類および執行方法を改める必要性，に基づき刑法改正を要請しており，③に応えるものとして保安処分制度が提案されている．この答申に基づきただちに刑法改正の作業に入り，1940（昭和15）年，「改正刑法仮案」がまとめられた．この仮案では，「監護」，「矯正」，「労作」，「予防」の4種類の保安処分の制度を設けることになっていた．しかし太平洋戦争が勃発・激化し，この仮案はそのまま日の目を見ることなく終わった．しかし予防処分は，1941年に全面改正された治安維持法のモデルとなった．

2）「改正刑法準備草案」，「改正刑法草案」，「保安処分制度の骨子（刑事局案）」

戦後，1956（昭和31）年に刑法改正準備会が法務省内に設置され，1961（昭和36）年には「改正刑法準備草案」が発表された．この準備草案では，予防処分，労作処分を排除して，禁固以上の刑にあたる行為をした精神障害者に対する「治療処分」と，過度の飲酒，麻酔剤もしくは覚せい剤中毒者がそのため禁固以上の刑にあたる行為をした場合に付せられる「禁断処分」のみとされた．この準備草案をもとに1974（昭和49）年，法制審議会は「改正刑法草案」を答申した．しかしこの草案については，処分の要件，収容施設，収容期間等に関し「人権保障がとぼしく，治安的色彩が濃い」という批判が強く，各方面での論争をまきおこした．具体的な問題点として，

① 「将来の危険性」の確実な予測は不可能である．
② 草案で提案されているのは，精神障害者に対する「治療処分」とアル

コールや薬物依存者に対する「禁絶処分」のみであり,「犯罪を繰り返す危険な精神障害者」という先入観がある.
③　草案では「精神病質者」を限定責任能力者として保安処分の対象に含めたが,精神病質が性格の偏りであり,生来的な素質であるなら治療は不可能であり,不定期の保安拘禁の対象となる怖れがある.
④　治療処分,禁絶処分はいずれも医療的な処分であるが,保安施設は法務省の管轄である.このことからも推察されるように当該施設は保安優先のもので閉鎖的雰囲気を伴い,一般病院と比べてむしろ治療効果は阻害される可能性が高い.保安処分を正当化するものとして,社会の秩序維持のみならず本人の「福祉」のためでもあるという医療パターナリズム,パレンス・パトリエの思想が謳われるが,保安施設における治療効果が疑われるならば,保安処分はその正当性根拠を失うことになる,等が論じられた.

　その後,1981年12月,法務省は「保安処分制度の骨子（刑事局案）」を提示した.その内容は,①　草案の治療処分と禁絶処分を一本化して「治療処分」とする,②　罪種を,放火,殺人,傷害,強姦,強制わいせつ,強盗に限定する,③　処分解除の要件を「再犯のおそれがなくなったとき」とする,等であった.この刑事局案も「治療処分」といいつつ保安優先であり,また内容が抽象的で手続きの詳細に関する記述が無かったことから,「技術的検討の対象にするにはあまりにも不十分」と評価された.

　1982（昭和57）年2月,日本弁護士連合会は「精神医療の改善方策について」意見書を提出し,精神障害と犯罪をめぐる問題に関し,これを保安処分の新設による対応の問題ととらえることに反対し,精神医療の改善が先決問題であるという立場を明らかにした.

4　刑法の枠をはずした保安処分としての「心神喪失者等医療観察法」

　2001（平成13）年6月に発生した大阪教育大学附属池田小学校事件をきっかけとして,政府は犯罪にあたる行為をなした精神障害者に対する特別立法を行

図5-1　心神喪失等の状態で重大な他害行為を行った者の医療及び観察等に関する法律の概要

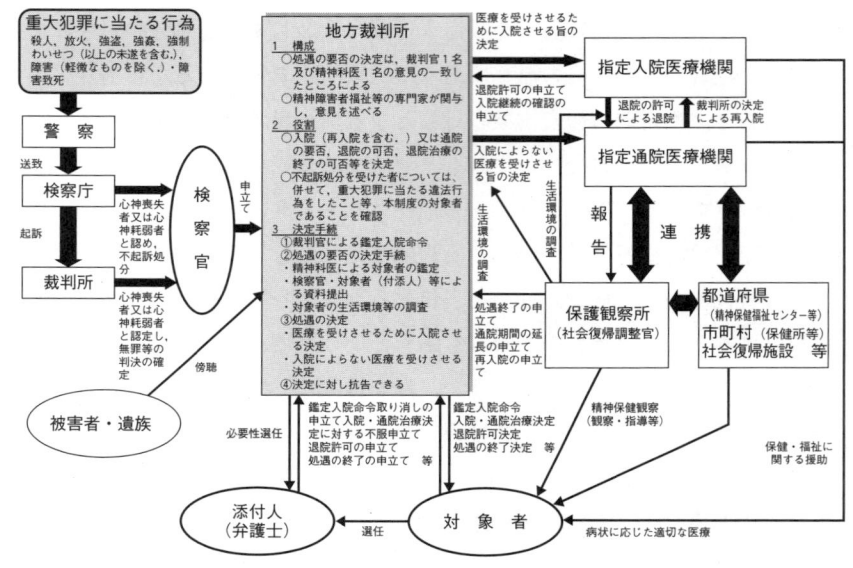

出所）『法律のひろば』2003年10月号

う方針を打ち出した．2002（平成14）年3月「心神喪失等の状態で重大な他害行為を行った者の医療及び観察等に関する法律」案が国会に上程されたが，これに対して精神障害者とその家族，精神科医療従事者，法律家等多方面から反対の声があがり，修正案が提示された．この修正案は，2002年秋，衆議院で強行採決され，参議院で継続審議となり再び強行採決を経て，2003（平成15）年7月に成立した．確かに，大阪教育大学附属池田小学校事件をきっかけとする世論の感情的高まりが背景にあったことは事実であるが，戦前戦後を通じて懸案であった保安処分を，この法律は刑法の枠をはずして実現したものといえる．それゆえ，「心神喪失者等医療観察法」は保安処分問題における論争点をそのまま引き継いでおり，以下でそれらを概観したい．

第5章　制裁としての医療

1）「再犯予測可能性」の問題

　修正案では処遇要件を，「医療を行わなければ心神喪失又は心神耗弱の状態の原因となった精神障害のために再び対象行為を行うおそれがあると認める場合」から「対象行為を行った際の精神障害を改善し，これに伴って同様の行為を行うことなく，社会に復帰することを促進するため，（入院をさせて）この法律による医療を受けさせる必要があると認める時」と変更し，「再犯のおそれ」を削除して保安性を薄め，医療に重点をおいたと説明されている．しかし「同様の行為を行うことなく」とはまさしく「再犯のおそれ」を問題としているのであり，実質は変わっていない．一方，精神障害者＝「犯罪を繰り返す危険な存在」を自明の前提としているが，交通事故関係を除く刑法犯全体のうち精神障害者ないしその疑いのある者は0.6％（『犯罪白書　平成14年版』）で，全人口に精神障害者が占める割合1.6％の半分以下で，発生率からみて精神障害者が「危険な存在」とはいえない．また再犯率については，殺人や放火等の重大な犯罪を行った精神障害者で重大な犯罪行為の前歴をもつ者は6％にすぎない（「心神喪失者等の触法及び精神医療に関する施策の改革について」心神喪失者等の触法及び精神医療に関するプロジェクト・チーム報告，2001）．

　日本精神神経学会は2002（平成14）年5月に抗議声明を出しその中で「精神医学の原則に照らせば病状の予測についての専門的な判断は可能であるが，高い蓋然性をもって再犯を予測することは不可能である」と述べ，精神科医療に対し治安上の観点がさらに強く要請されることを懸念している．

2）「治療」というタテマエの背後に存在するもの

　この法律では入院が決定した場合，厚生労働省が所管する専門施設に入院する．従来の保安処分案では，施設の所管は法務省が行うことになっていて，批判を受けたことへの対応が厚生労働省所管となったと思われる．しかしいずれにせよ，犯罪にあたる行為をなした精神障害者のための特別の治療は存在せず，専門施設設置の医療上の意味は存在しない．入院期間の上限はなく無期限の隔離も可能である．

通院医療の場合，これを統括するのは保護観察所であり，その職員である「社会復帰調整官」が，不断に対象者の「再犯のおそれ」を判断し報告することになっている．このようにしてみていくと，「治療」というタテマエの背後に，社会防衛と保安の要請が伺える．

3）事実認定の問題

心神喪失もしくは心神耗弱と認められ不起訴処分になった場合，事実の審理が行われず，やっていない行為をやったと前提され，予測不可能なはずの「再犯のおそれ」を理由に長期にわたって拘禁されるということもありえる．付添い人＝弁護士をつけることはできるが，記録を謄写する権利，証人を申請したり反対尋問する権利も無く，事実関係を争うことは困難である．

5 精神医療と刑事司法との相互領域移行

1）刑法第39条は削除すべきか

2002（平成14）年3月，全国精神障害者家族会連合会は「心神喪失者等医療観察法」案への見解と要望を表明した．そこにおいてはまず，精神障害者を責任能力のない存在とみなすことへの異議申し立てがなされ，「責任能力の判定は厳正に行うことが必要である」と述べられている．さらに「法律の目的に再犯防止が入っていることは，もっとも危惧するところである」として，再犯防止は精神科医療の改革と地域サポートシステムの整備によってのみ可能であると主張されている（財団法人全国精神障害者家族連合会「心神喪失者等に対する新たな処遇制度の創設と精神科医療の充実について」，2002）．

心神喪失者に対して刑事責任を問わない等は刑法第39条に規定されている（「①心神喪失者ノ行為ハ之ヲ罰セス　②心神耗弱者ノ行為ハ其刑ヲ減軽ス」）．この規定に対して，精神障害者家族連合会は異議申し立てを行っているのであるが，刑事法学の領域でも「刑法39条削除論」を主張する研究者がいる．その中のひとりである佐藤直樹は，精神障害者の行為が「意味不明」というのは虚偽であ

り，刑法第39条を削除することで精神障害者の「裁判を受ける権利」は保障されると述べている（佐藤直樹，2004A：28-29，2004B：43-45）．保安処分が治療の名のもとに不定期の拘禁も行い得るものであるからこそ，刑法39条削除論の主張もなされるのであろう．しかし一方で，精神障害者も含めて行為主体がみずからの行為の性質を知り，善悪も弁別し，犯罪行為への最終的な踏み出しも自由意思で行ったと考えていたとしても，実はそうせざるをえなかった「構造的圧力」が存在したことに注意する必要がある．構造的圧力によってさまざまな行為可能性が閉じられていき，最終的に犯罪行為を「自由意思」によって選択するのである．刑法の論理構成が個人主義的であり，構造的要因を扱うのが困難であることは承知しているが，あえて構造的圧力について考えていきたい．

2）日本の精神医療システムの問題点──精神医療から刑事司法への「領域移行」

野田正彰は，1982（昭和57）年，日本弁護士連合会・刑法「改正」阻止実行委員会の依頼による調査研究の報告において，患者はさまざまな機会をとらえて危機を訴えるサイン（crisis call）を送っていたが，医療システムの側がそれをキャッチして的確に危機介入することに失敗したことにより，精神障害者の「犯罪」が発生した多くのケースを紹介した（野田，2002）．医療システム側の問題が構造的圧力となり，精神障害者の行為可能性が次第に閉じられて「犯罪」にいたるプロセスが野田により描かれている．日本の精神医療システムにおける問題点の概略は以下のとおりである．

① 医療専門職員の不足

1958（昭和33）年の厚生事務次官通知（いわゆる「精神科特例」）により，精神科における医師の数は一般科（身体科）の3分の1，看護師数は3分の2でよいとされた．現状においては，基準をさらに下回って一般科の医師数は100病床あたり11.3名であるのに対し精神科は2.7名，看護師数（准看護師も含む）は一般科が46.9名であるのに対し精神科は29名である（高橋清久，2003：39）．

② 病床数の多さ

　欧米では人口1万人に対して10床台あるいはそれ以下であるのに対して，日本では約28床である（OECD Health Data, 2001）．この背景には，1964（昭和39）年当時のアメリカ大使ライシャワー氏が精神障害者に刺されるという事件が発生し，これをきっかけとして起こった精神病院新築ラッシュがある．オーナーは医者でなくてもよいという国の方針と営利主義が結びつき，多くの民間精神病院が開設され精神障害者が「収容」された．今日においても民間精神病院の占める割合は，全体の85％以上である．

③ 入院日数

　入院患者数は約33万人（精神保健福祉研究会監修『精神保健福祉ハンドブック平成14年度版』，2002）で，平均入院期間は330.7日であり，アメリカの8.5日，イタリアの14.1日，カナダの29.2日と比べてもいちじるしく長期である．

　このような日本の精神医療システムの現状に対し，2002（平成14）年3月WHOは「病院収容から地域医療への転換を緊急に進める」ことを勧告している．

3）刑事司法から精神医療への「領域移行」

　日本の精神医療システムにおける問題点が，構造的圧力となって精神障害者を「犯罪」へと追いやり，問題解決を刑事司法の領域で行うという「精神医療から刑事司法の領域移行」を前項で概観した．その一方で，刑事司法から精神医療への「領域移行」という問題も存在する．

　日本の精神医療が社会防衛から出発したことは，第1節で述べたとおりである．また日本の精神医療の特徴として「強制入院」があり，自傷他害のおそれがある場合に精神保健指定医2名の一致した診断による「措置入院」と，保護者の同意を得て行われる「医療保護入院」とに分類される．「措置入院」は医療上の必要からではなく，公安上の必要から設けられた制度であり，1950（昭和25）年厚生事務次官通達によりそれは明らかである．現在，起訴便宜主義の

第 5 章　制裁としての医療

もと，精神障害者の「犯罪」の約89％が検察段階で処理され，不起訴処分や起訴猶予処分になっている．その際参考にされるのが起訴前鑑定で，簡易鑑定が行われる．不起訴処分が決定されると精神保健福祉法第25条によって検察官が措置通報し，措置診察の結果必要性が認められると措置入院になる．刑事司法の側では措置入院になることを期待して不起訴処分にすることが多く，精神医療の側では刑事司法の下位に従属させられることへの危機感が強い（富田三樹生，2003：17）

　このように精神障害者の「犯罪」をめぐって，日本においては「精神医療と刑事司法との相互領域移行」ともいうべき「構造」が存在することをこの章で示してきた．それはP. コンラッドとJ. W. シュナイダーがいう「逸脱の医療化」よりさらに錯綜した事態である．この章の冒頭で引用したいわゆる「大いなる閉じ込め」についてのM. フーコーのことば，「根本的な点は……狂気が別種の領域のものとして知覚されていたということである」という事態は，今も変わっていないのである．

(井上　眞理子)

〔本章では紙数の都合で十分説明できなかった「領域移行」の概念については，同じテーマについてリスク社会論的アプローチを行った拙稿を参照されたい（井上眞理子，2005：263-280）〕

【文　　献】
バージェス，A.（乾信一郎訳，1977，『時計じかけのオレンジ』早川書房）
コンラッド，P.・シュナイダー，J. W.（進藤雄三・杉田聰・近藤正英訳，2003，『逸脱と医療化——悪から病へ』ミネルヴァ書房）
フーコー，M.（田村俶訳，1975，『狂気の歴史——古典主義時代における』新潮社）
ハリス，R.（中谷陽二訳，1997，『殺人と狂気——世紀末の医学・法・社会』みすず書房）
井上眞理子，2005，「社会的コントロールとしての保安処分」宝月誠・進藤雄三編『社会的コントロールの現在——新たな社会的世界の構築をめざして』世界思想社

加藤久雄，1982，「刑罰と保安処分との関係——とくに治療処分との関係を中心にして」『ジュリスト』第772号
墨谷葵，1980，『責任能力基準の研究』慶應通信
村井敏邦，1993，「保安処分」澤登俊雄・所一彦・星野周弘・前野育三編『新・刑事政策』日本評論社
森本益之，1993，「刑事政策と刑事政策観の歴史的変遷」澤登俊雄他編，前掲書
中山研一，1986，『刑法改正と保安処分』成文堂
——，2002，「触法精神障害者に対する新たな処遇案をめぐる論争」『判例時報』第1786号
日本精神神経学会，1972，「第68回日本精神神経学会シンポジウム特集」『精神神経学雑誌』第74巻第3号
野田正彰，2002，『犯罪と精神医療——クライシス・コールに応えたか』岩波書店
小川太郎，1952，「保安処分」末川博編『法律学体系・第2部法学理論篇』日本評論新社
小俣和一郎，2000，『精神病院の起源　近代編』大田出版
佐藤直樹，2004a，「途方にくれる刑法——39条は削除されるべきだ」『草思』5月号
——，2004b，「39条はきれいさっぱり削除されるべきだ」呉智英・佐藤幹夫編『刑法39条は削除せよ！　是か非か』洋泉社
芹沢一也，2005，『狂気と犯罪——なぜ日本は世界一の精神病国家になったのか』講談社
Stooss, C., 1905, "Strafe und sichernde Massnahme", *Schweizerischen Zeitschrift für Strafrecht* 18.
高橋清久，2003，「わが国の精神医療・福祉の現状と問題点」『法律のひろば』2003年10月号
富田三樹生，2003，「『措置入院・刑事処分・保安処分』問題以前」『社会臨床雑誌』第10巻第3号
von Liszt., F., 1905, "Der Zweckgedanke im Strafrecht", in *Strafrechtliche Aufsätze und Vorträge*, Bd. I.
このほかに
「特集・保安処分の総合的検討」，1982，『ジュリスト』第772号
「特集・触法精神障害者問題の法的枠組み」，2002，『法律時報』第74巻第2号
「特集・どうする触法精神障害者と社会」，2001，『法学セミナー』第563号
「特集・精神医療と刑事司法」，2003，『法律のひろば』2003年10月号

第Ⅱ部

医療化の諸相

第6章　アルコール依存症と医療化

要　約

　わが国でのアルコール依存症の疾病概念は，欧米，主としてアメリカでの研究をとりいれるかたちで定着したといえる．アメリカでは，医学的な発見だけでなく，禁酒運動や禁酒法といった社会の中のさまざまな要因に影響を受けながらアルコール依存症は医療化されてきた．そういった社会全体をゆるがすような流れを欠いて疾病概念を輸入した日本では，医療化をめぐってどのような流れが生じたのだろうか．

　本章のねらいは，ある種の飲酒行動が疾患であり，治療すべきものであるという見方が，わが国にどのような流れをもたらしたのかを考察することである．その中で注目したいのは，どのようなエージェントがどのような役割を担い，流れに影響を与えたか，あるいは与えうるかということである．

　なお，欧米にみられるアルコール依存症の疾病概念と医療化についての議論は，コンラッドとシュナイダー（Conrad, P. & Schneider, J. W.）の著作や，野口裕二の著作にくわしいので，そちらを参照されたい（Conrad & Schneider 1992＝2003；野口 1996）．

　キーワード：アルコール依存症，慢性アルコール中毒，専門化，軽症化，セルフヘルプ・グループ

1　法による取り締まり

　日本では古くから酒が造られており，神話にも酒が登場する．646年には「農作の月は，田作りに励め，魚酒を禁ぜよ」という魚酒禁止令が農民に対して下されており，これが禁酒令の初見とされている（加藤百一，1987：77）．以後，江戸時代に至るまで，禁酒令や酒造統制令は散発的に発せられてきたが，日本史上の禁酒令の目的は，質素禁欲の強制というイデオロギー的側面と，飢

饉対策や飯米確保等という実利的側面を併せもったものが主であった（清水克行，1999）．

しかし，その中でも，続日本記に758年の「酔乱」禁止の詔勅が記録され，徒然草には「百薬の長とはいえど，万の病は酒よりこそ起れ」の記載があるなど，飲酒が逸脱行為や病気をひきおこすという認識はあったようだ．また，戦国大名の結城政朝が，1556年に発した新法度に「酔狂人に対し，銭三貫，重度のものは斬首，成敗」と定めるなど，16世紀以降には，酒に酔っての暴行などが処罰の対象とされることが多くなったという（加藤伸勝，1993）．日本では，近世までに，一部の酩酊行為に対し「刑罰」というかたちをとった取り締まりがいくつか行われていたようだ．

明治時代に入ると，各地に，キリスト教徒を中心として，禁酒運動組織が形成されていった．この禁酒思想には，①アルコール飲料がもたらす陶酔に対する禁欲主義，②過度のアルコール摂取によって生じる害を回避するための不可飲主義という2つの側面があり（浅井，1997），アメリカでの禁酒運動に強く影響を受けていた．そして，この禁酒運動家らの働きかけによって立法されたのが，現行の「未成年者飲酒禁止法」（1922（大正11）年成立）と「酒によって公衆に迷惑をかける行為の防止等に関する法律（以下，酒防法）」（1961（昭和36）年成立）である．この酒防法は，公共の場で酒に酔って粗暴あるいは乱暴な言動をとる者を保護することや，家庭内での暴行や財産に危害を加えようとしている者への介入について定め，さらに，保護した者のうち「アルコールの慢性中毒者」あるいはその疑いのある者については保健所長に通報することを義務づけた．また，保健所長は必要に応じて「治療又は保健指導に適当な医務施設を紹介することができる」（第8条）とされた．酒に酔っての反社会的行為の中には「慢性中毒」により生じているものがあり，それは医療によって対処されるべきものである，という見方を，この法が明示した．

そうして，この酒防法の付帯決議の趣旨にしたがい，1963年にわが国初の国立のアルコール専門の治療施設が誕生することになった．酒防法は，アメリカの禁酒法のように国民に禁酒を強制するのではなく，節度ある飲酒をするよう

定めるにとどまったが（第2条），わが国では，断酒継続を目標とする治療が主流となって展開されていくこととなった．続く3つの節では，1963年よりすこしさかのぼって，ある種の飲酒行動が疾患であるという見方がどのように起こったのか，医療による対処がどのように起こり，展開されたかをみていきたい．

2 疾病概念の輸入

　加藤伸勝によれば，明治以降に外国人教師の来訪や外国医学書の輸入によって，飲酒に基づく病いとして医学的な病名記載が行われるようになり，治療的処遇がされはじめたという．わが国に精神病院が設立されるようになって間もない，1883（明治16）年には，すでに「嗜酒狂」という病名での入院患者がいた（加藤伸勝，1978）．20世紀前半に出版されたわが国の医学の教科書では，「慢性アルコール症」や「慢性アルコール中毒」などとよばれるようになっていたが，その定義は統一されていなかった．あるものは，頻回にわたって飲酒を反復することにより飲酒時以外にも生じる精神異常を指し，またあるものは，臓器疾患の症候を含めて慢性アルコール中毒とよんだ．また，1961年に出版された小沼十寸穂著『アルコール中毒』（金原出版）では，「アルコール嗜癖があって，過量に常用し，生活の破綻を生じ，家庭から見離され，ついに社会から落伍し，栄養失調，神経衰弱症はもとより内科的疾患を合併するにいたったもの」で，「単なる体質ではなく，personality の出来上がりの変常にある」（小片重男の文献からの引用（1975：184））と述べ，人格形成の問題をも示唆し，社会からの「落伍」をその概念に含めていた（小片，1975）．

　この「慢性アルコール症」や「慢性アルコール中毒」は，1975年の WHO の提案を受けて，「アルコール依存症」へとかわっていくこととなる．1970年代後半以後の文献では，アルコール依存症の診断については，主にジェリネック（Jellinek, E. M.）の提唱した疾病概念や NCA（全国アルコール症協議会）の作成した診断基準をはじめとして，WHO の作成した ICD（疾病及び関連保健問

題の国際統計分類)，アメリカ精神医学会の作成したDSM (精神疾患の診断・統計マニュアル)などが参照されるようになっていった．日本での，飲酒によって生じる疾病についての見方は，これによりほぼ統一されたといえよう．

このようにして，アメリカの研究やWHOの提案をとりいれ，耐性の増大，身体依存，精神依存の発現を主たる症状とする疾患として，アルコール依存症をとらえるようになった．疾病概念について，諸外国でのさまざまな説や論争が紹介されはしても，国内では大きな論争が起こるということはなかったようだ．これまでにいくつか出されたアルコール依存症の疾病概念についてのレビューは，いずれも欧米での議論を整理するにとどまっている．斎藤学は，疾病概念とそれをめぐる批判とを体系的にまとめたが，どの批判にも共通するのは，何をもって疾患とするかについての問題を扱っていることであると指摘し，最終的に，「その過程にある様々な『行動表現』のどれが病気で，どれが病気でないと考えられるかは全く，その社会の，その時の判断基準による」というWHOの案を紹介している（斎藤，1978).

また，薬理学的な嗜癖に限定する概念を取り入れることにより対象からはずれてしまうような，「依存」以外の身体的・精神的な問題（肝障害や糖尿病，大脳萎縮など）については「アルコール関連障害」とされた．それは，ジェリネックの主張を受けて，アルコール依存へと進行する過程の「合併症」ととらえられた．これにより，精神科医だけでなく，内科医・外科医など（特に内科医）もまたアルコール依存症の治療に重要な役割を担っているものとみなされることとなる．「適切」に対処しなければ，彼らは身体的症状のみの治療をして単に「飲める体」にして退院させている，ということになるのだ（榎本，2000).しかし，現在も内科，外科等の医師に適切な対処を呼びかけ続けているところからみると，このような見方については，依然，全体のコンセンサスを得ることができてはいないと思われる．一般診療科で，何度も受療を繰り返すアルコール依存症者は，その病院・クリニックにとっては「いいお客様」であるために医師が抱え込んでいるのだ，という声も一部の医師から聴かれる（榎本，2000).医師のあいだでの，アルコール関連障害の受容は，疾病として

第 6 章　アルコール依存症と医療化

の境界線を決める「その社会の，その時の判断基準」を伺い知ることのできる事例となるかもしれない．だが，これまでの議論の焦点はむしろ，現行のアルコール依存症治療の考え方を伝えることがいかに重要であるか，または，いかに伝えるかにあったように思われる．

3　治療の専門化——閉鎖病棟からアルコール専門病棟へ——

　1961年の酒防法の成立をもとに，神奈川県の国立療養所久里浜病院に，日本初の国立のアルコール専門病棟が1963年に建設された．のちに「アルコール症」の治療プログラムとして日本全国に広がり，一般的な治療法となったのが，この久里浜病院で作り上げられた，いわゆる「久里浜方式」である．久里浜方式では，開放病棟での3ヵ月入院を原則として，教育プログラムが提供される．そして，教育プログラムでは，専門外来通院，抗酒剤服用，セルフヘルプ・グループ参加が，治療の重要な柱として強調される．また，そこでは「行軍」（集団での長距離の歩行運動）や患者による自治会運営がされた．

　その最初の専門病棟と治療プログラムを作り上げたのが，河野裕明と，堀内秀（＝なだいなだ）である．両医師は，のちに，治療方針がなんらかの「構想」をもとに作られたわけではなかったと語っている（河野・なだ他，1988）．

　それ以前には，精神科医の下司孝麿が，アルコール症の治療に着手していた．彼はアルコール症治療の先駆者として知られる人物で，催吐剤のエメチンを用いた治療が，唯一，彼の手によって1950年から始められていた．これは，酒を飲むと吐き気を催す状況をつくりだし，条件反射を利用して，患者が酒を見るのも嫌になるようにしようという治療の試みであった．そのすぐあとには，日本に紹介されたばかりのアンタビュース（抗酒剤：体内でのアルコール代謝を阻害するため，服用中に少量でも飲酒すれば激烈な症状が出現する）や集団精神療法をとりいれた（下司，2004）．さらに下司は，アメリカのAA（Alcoholics Anonymous：無名のアルコール依存症者たち）の活動を知り，患者の松村春繁にセルフヘルプ・グループを作ることを提案し，日本の断酒会設立の火付け役ともなっ

た．そして，断酒会を広めるべく，松村が久里浜病院を訪れたことをひとつのきっかけに，患者のセルフヘルプ・グループへの参加が久里浜方式の重要な柱のひとつとして組み込まれることになっていく（なだ，1992）．

　アルコール医療の成立したころ治療に携わっていた医師たちは，当時，わが国でアルコール症に特別の治療はなかったと口をそろえる（なだ，1992；河野・なだ他，1978；下司，2004）．下司がエメチン療法をはじめたころには，「特別な治療法はなく，遺伝的な性格異常であるから断種して子孫を残してはならない」と主張する教授すらいたという（下司，2004）．また，久里浜病院での治療が始まった1960年代当時の治療の「常識」は，ほかの精神科患者とともに閉鎖病棟にとじこめてしまうことだった（なだ，1992）．だが，久里浜方式が全国的に広まり，アルコール医療が精神科の一分野として成立したことにより，アルコール依存症患者らは，一般精神科ではなくアルコール専門病棟（または精神科病棟の中に設置された専門病床）で治療されるようになっていった．

　このアルコール医療は，はじめから断酒継続を目標に据えた治療をしていた．ジェリネックの主張と同様に，アルコール依存症は進行性に飲酒に対するコントロールを喪失する疾患であり，節酒はきわめて困難とする立場をとった．その後，海外の研究者らの中に，大規模な調査からコントロール喪失説に異議を唱える者が現れ，節酒プログラムも提供されるようになったが，わが国においては，現在も治療方針は変わっていない．わが国のアルコール依存症患者の長期予後調査をレビューした今道裕之は，いずれの調査でも，かなり長期にわたって「節酒」できている者がいるのを指摘している．だが，その「節酒」群の死亡率が「再飲酒」群や「問題飲酒」群と同じであることから，むしろ断酒の重要性を説いている（今道，1995）．

4　セルフヘルプ・グループとの連携

　ところで，アルコール依存症が疾病であるという見方に大きく影響を与えたのはアメリカのAAだった．AAは，アルコール依存症がアレルギーの一種

であり，それは発症すれば一生治らず，ひとたびアルコールを口にすると適量でやめることができなくなるため，アルコールを断ちつづけることが必要である，という見方をとった．「コントロール喪失」という見方は，ジェリネックの疾病概念の定式化に大きく影響を与え，その後の議論にも影響を与えた．「『非医学的』な発見と『医学的』な発見とは相互に影響しあいながら同時に進行した．アルコホリズムの医療化は医学サイドと非医学サイドの共同作業として進行したのである．」(野口，1996：36)

そして，そのような「医学的」発見を輸入し，適用したわが国で，アルコール依存症は疾病であり，専門の医療機関で治療されるべきものである，という考え方が広がっていくことに非常に重要な役割を果たしたのが，断酒会（全日本断酒連盟）の成立とその全国的展開である．断酒会は，アメリカのAAを手本としながら日本で独自の発展をみせたセルフヘルプ・グループである．1963年という設立時期も，久里浜病院でのアルコール病棟開設と同時期である．断酒会を広めるために来訪した松村に刺激され，久里浜病院の患者らは退院後に自分たちの地域に断酒会の支部を作った（なだ，1992)．各地に断酒会が設立されることは，セルフヘルプ・グループへの参加を治療の重要な柱とする「久里浜方式」が広がっていくのに必要なことであった．

また，アルコール専門の機関の多くで，スタッフにもセルフヘルプ・グループへの参加を勧められている点は注目すべきであろう．医療機関での治療は単なる通過点で，最終的に「非医療」であるセルフヘルプ・グループの参加が必要である，と治療を通して患者に示すあり方は，従来の医療モデルにはあてはまらず，新参医療者の中には困惑する者もいる．セルフヘルプ・グループとの連携には，医療者が治療像，患者像などを獲得するのにも重要な意味があるようだ（心光，2005)．

断酒会やAAでは，会員は断酒を目指している．海外では「コントロール喪失」という見方に懐疑的な研究者もいるが，わが国の専門家がそろって"節酒は非常に困難"という立場をとりつづけていることは，現在まで続く断酒会・AAとの連携とも関係しているだろう．

5　とりくみの多様化——機関・対象期間・対象者の拡大——

　アルコール依存症専門の治療機関と治療プログラムの設立は，問題解決の担い手をアルコール専門の医療者のみへと特化・独占していくのではなく，医療以外の問題解決の可能性をも内に秘めたかたちで生まれた．

　1970年代後半から各地で始まった，保健所や精神保健センターでの「酒害相談事業」でも，断酒会は，酒害相談員を養成し，保健行政，医療機関とのネットワーク作りに参加した．保健所や断酒会が相談事業として初期介入をし，医療機関へと患者をつなげるということも行われるようになった．80年代に入ると，久里浜方式を引き継ぎながらも，外来通院のみによるアルコール依存症治療が始められた．これにより，入院するほどではないが飲酒に問題があるとみなされる者も患者となった．またデイケア，作業所の設立など，アフターケアの面も重視するようになった．

　さらに産業保健の分野で80年代後半から取り入れられはじめた，アメリカ発祥のEAP（企業内従業員援助プログラム）は，もともと従業員のアルコール依存症・アディクションへの対策および管理を目的として作られたものである．このEAPの導入がすすめば，アルコール依存症者への早期介入に役立つであろうと期待されている．

　介入する期間の拡大だけでなく，介入する対象者も拡大していった．80年代後半から90年代ごろからは「共依存」「アダルトチルドレン」といった概念が日本にも紹介された．それにより，アルコール依存症者の家族もまた，対人関係に困難を抱えるものとして，家族療法だけでなく，診療やカウンセリングの対象になっていった．

　このように，治療形態は多様化し，産業保健の分野からも早期介入の試みがはじまり，さらには，対象者にアルコール依存症者本人だけでなく家族も含むようになるなど，医療による介入を推進する機関は多様化し，医療の関与する期間の拡大（より早い時期から，より遅い時期まで）と対象者の拡大がおこって

いった．

6 新たな局面——「横ばい」「軽症化」の中で

　そのようなさまざまな取り組みの中，1980年代まではアルコール消費量，大量飲酒者数，アルコール依存症患者は増え続けていた．だが，90年代に入って消費量の増加はゆるやかになり，90年代半ばには頭打ちとなって，約10年横ばいの状態が続いている．WHOの定義に基づく「大量飲酒者」（純アルコール量にして150ml（日本酒にして約5合半）以上を毎日飲む人）の数も，それと平行して横ばいとなり，現在は約240万人といわれている．アルコール依存症として加療中の患者数もまた，増加はとまり，横ばいの状態で推移している．2002年の『患者調査』による推計は約17,100人，アルコール精神病と合わせても約19,900人である．

　その中で近年，強調されるようになってきたのが，潜在的なアルコール依存症者の存在である．樋口進ら（2003）の質問紙調査によると，ICD-10の定義によるアルコール依存症に該当する回答者の割合から推計したわが国の「真のアルコール依存症者」数（樋口，2003：12）は82万人であったという．また，KAST（アルコール依存症早期発見のために開発されたテスト）によるアルコール依存症者数の推計は427万人にものぼる．以前は，大量飲酒者数と患者数との比較において多数の潜在的アルコール依存症者の存在が示唆されていたが，それはこの調査結果により補強され，潜在的問題の発見，啓発へのより一層の努力が説かれることとなった．

　これをうけて，軽症例の増加という意味での「軽症化」が生じた．清水新二によると，単に外来治療に軽症の人が集まっているだけでなく，1990年代以降，入院患者にも社会的な問題や精神神経症状をあまりもたない軽症のアルコール依存症患者が増え，重篤な症状をもつ患者が相対的に減っているという（清水新二，2003）．

　そして，もうひとつの動きとして，以前までは「アルコール依存症」という

診断名があまり適用されていなかった，より軽症の状態にもその診断名が適用されるようになる，という意味での「軽症化」があげられる．80年代後半の文献では，すでに，医師らが"患者が変わってきた"という印象をもっていたことが伺える（たとえば，河野・なだ他，1988）．つまり，それまでは精神科での治療に訪れなかったような人が治療を受けるようになったということだ．潜在的対象者発見のための主張は，この軽症化を進展させるだろう．さらに，まだアルコール依存症とはみなされない「プレアルコホリック」を対象とした治療も進められつつあり，どこからを医療の対象とみなすかについての議論が難しくなることが考えられる．

ところで，断酒会はというと，現在も各地で例会や研修会が活発に開かれているのだが，ここ10年あまりのあいだに「停滞」が起こっているという．それは，会員数の伸び悩みにあらわれているものとしての「停滞」である．以下は，断酒会の設立後間もないうちから活動してきた会員が，2004年に行われた全日本断酒連盟の全国大会で講演した要旨からの引用である．

> …（略）…酒害者ならいつでもきめの細かい治療を受けられるようになりました．断酒会は最初，これはよいことであり断酒会の発展につながると考えていましたが，結果は逆でした．
> アルコール依存症が病院依存症になり，「アルコール依存症は自己責任と自助努力で治す病気」，という一番大切なことを患者たちは忘れ，医療は医療で「断酒会に入らなくても，治療につながっていれば何とかなる」と嘯く医師が現れるようになったからです．また，アルコール専門のクリニックがデイケアを始めるようになると，患者たちは断酒例会より気楽なデイケアを選ぶようになったのです．停滞の原因の一つに，行政や医療の誤った対応があることは間違いありません．（全日本断酒連盟，2004：17）

ここには，会の活動を通じて回復した実体験から生まれた治療像があらわれている．つまり，アルコール依存症は疾病とみなしても，医療のみに頼った断酒には"正統性"をみないのである．会員にとって，"真の回復"に断酒会は必須の存在なのだ．医療が今後さまざまなサービスを提供するようになることにより，断酒会と役割を重複するものがあらわれれば，医療と断酒会との関係

が変化することが考えられる．清水新二が指摘するように，利用者・参加者をめぐっての競合的関係も一部でみられており，それぞれのもつ機能を見直す必要がある（清水新二，1998）．

このような動きからみえてくるのは，どこからを「アルコール依存症的な」飲酒行動として医療の対象とするかという問題だけでなく，いったん患者として医療の対象となった者のその後の経過においてどこまでを医療の管轄とするかという問題についても，治療に関与するもののあいだで合意がまだ形成されていない，ということだ．

7 おわりに

アルコール依存症の疾病概念は，アメリカにおけるセルフヘルプ・グループの経験的な発見あるいは「非医学的」な発見に影響を受けて「医学的な」発見へと発展していった．日本では，そのアメリカでの発見を取り入れながら，疾病概念が定着していった．そして，日本における治療プログラムの全国的な普及とその後の展開には，専門家のあいだの認識の変化だけでなく，セルフヘルプ・グループである断酒会の全国的な展開と関係していた．医療サービス多様化と対象者の拡大が起こったのちに，1990年代になって直面した，アルコール依存症患者数や大量飲酒者の「横ばい」推移と患者の「軽症化」は，より「きめのこまかい」対応や「潜在するアルコール依存症者」の獲得にたいする意識を高める方向へと，専門家を向かわせているようだ．その延長線上には，どこまでを疾病として医療の対象とするのか，という疾病概念が定式化されたころから存在する議論が姿をあらわす可能性がある．

わが国のアルコール関連問題をとりまく保健政策やアルコール専門医療が，潜在的対象者を獲得できるのかどうかは，まだわからない．ルームとマケラ（Room, R. & Mäkelä, K.）が示したように，飲酒と酔いの社会的な位置づけと，問題の定義には文化的差異があり，他の国では病的とされる飲酒行動が日本では容認されている面もある（Room & Mäkelä, 2000）．アメリカのように社会全

体を巻き込んでの飲酒のとらえ方をめぐる論争を経験していない日本の社会で，専門家の取り組みがどれほど受容されていくかを予測するのは難しい．医療化が一方的に人びとの飲酒に対する見方を変えてしまうとは考えにくい．

　今後，潜在的対象者をめぐる，さまざまなエージェントの力学が実際にどのように動いていくかを経験する中で，わが国でこれまでに見い出されなかったような飲酒と疾患にまつわる文化的社会的状況もまた，浮かび上がってくるのかもしれない．

（心光　世津子）

【文　献】

Conrad, P. & Schneider, J.W., *Deviance and Medicalization : From Badness to Sickness*, Expanded edition, Philadelphia : Temple University Press.（進藤雄三・杉田聡・近藤正英訳，2003，『逸脱と医療化——悪から病いへ』ミネルヴァ書房）

榎本稔，2000，「アルコール依存症の現在」『こころの科学』91：22-26

樋口進編，2003，『成人の飲酒実態と関連問題の予防に関する研究』平成15年度厚生労働科学研究費補助金研究報告書，国立療養所久里浜病院

Jellinek, E. M., 1960, *The Disease Concept of Alcoholism*, New Brunswick : Hillhouse Press.（羽賀道信・加藤寛訳，1973，『アルコホリズム——アルコール中毒の疾病概念』岩崎学術出版社）

加藤百一，1987，『日本の酒5000年』技報堂出版

加藤伸勝，1993，「アルコール症治療の過去と現在」『アルコール依存とアディクション』10(2)：120-124

河野裕明，1978，「諸外国のアルコール症対策の歴史とわが国における問題点」『公衆衛生』42(5)：318-323

河野裕明・なだいなだ・斎藤学・高木敏，1988，「座談　アルコール医療の今昔」『アルコール医療研究』5(3)：171-182

なだいなだ，1992，『アルコール中毒——物語風』五月書房

野口裕二，1996，『アルコホリズムの社会学——アディクションと近代』日本評論社

小片重男，1975，「アルコール中毒の研究の歴史と今後の問題」『内科』36(2)：184-191

Room, R. and Mäkelä, K., 2000, Typologies of the Cultural Position of Drinking, *Journal of Studies on Alcohol*, 61：475-483.

斎藤学，1978，「アルコール症の疾病概念をめぐって（そのⅠ）——現行の疾病概念

とその批判」『精神医学』20(1)：4-30
清水克行，1999，「足利義持の禁酒令について」『日本歴史』169：36-52
清水新二，1998，「アルコールネットワーク処遇における連帯と競争——医療・福祉サービスの展開にあたって」『日本アルコール・薬物医学会雑誌』33(3)：225-233
———，2003，『アルコール関連問題の社会病理学的研究——文化・臨床・政策』ミネルヴァ書房
下司孝麿，2004，「断酒会発祥からの足跡」(http://www.kochi-al.org/url/sokuseki.html 2005.5.1)
心光世津子，2005，「アルコール医療とセルフヘルプ・グループ」山中浩司編『臨床文化の社会学——職業・技術・標準化』昭和堂，269-295
全日本断酒連盟，2004，『躍進する全断連』全日本断酒連盟

第7章　ひきこもりと「医療化」

> **要　約**
>
> 「ひきこもり」は臨床単位ではなく，性急な医療化は望ましくない．しかし，すでに誤解と偏見にさらされている「ひきこもり」たちを，暴力的な「支援」活動の犠牲にしないためにも，一定水準の技術と責任を保証するような「専門性」は必要である．医療もそうした専門性のひとつだが，それはあくまでも過渡的な段階であり，将来は家族相談を含むケースワークを中心とした，より一般性の高い支援活動への移行が望ましい．
>
> **キーワード**：ひきこもり，ルーピング効果，病人役割，ユースワーカー，役割距離

1　ひきこもり支援の「現場」

　2006年5月，名古屋市内のでひきこもりの若者の「支援」施設で，ひとりの若者が「殺される」事件があった．施設名は「アイ・メンタルスクール」．亡くなったのは東京都世田谷区に住む26歳の男性で，彼は突然自宅を訪れた「支援者」らによって，文字どおり拉致され，施設に監禁されていた．愛知県警は施設の責任者とスタッフを，監禁致死容疑で逮捕した．

　報道によれば，男性は自宅にひきこもりがちで，時に家庭内暴力もあったらしい．「支援者」たちが自宅を訪れた際に，男性が彼らの「支援活動」に強く抵抗したため，複数のスタッフが力ずくで拘束して手錠をかけ，車に拉致した上でさらに暴行を加え，施設内に監禁した．その後も「暴れる」「うるさい」といった理由から男性の体を鎖で柱にくくりつけ，外傷性ショックと衰弱によって男性を死に至らしめたのである．大義名分はどうあれ，なされたことは明らかに，拉致監禁と殺人である．

はたしてこれは，特殊な事例なのだろうか．おそらく，そうではない．むしろ私の推測では，この事件は氷山の一角にすぎない．同様のタカ派的介入を「治療」や「支援」と称して行っている施設や団体はほかにも多数ある．「アイ・メンタルスクール」責任者の姉が運営する「長田塾」もそのひとつである．ここに共通するのは，問題を抱えた青少年を家族の依頼のもとに拉致し，ときには監禁まがいの手法を用いて「支援施設」での作業などに従事させ，そうした過酷な体験を経ることで青少年を「更生」させる，という手法である．それが非合法的活動であることはいうまでもない．
　長田塾の責任者も現在，元塾生から，暴力的な処遇とプライバシー侵害（「支援」の現場を無断でテレビ放映したこと）に関して損害賠償の訴えを起こされている．この種の「支援」では元祖ともいえる戸塚ヨットスクールの戸塚校長も，2006年4月に刑期を終えて出所し，意気軒昂に現場復帰を宣言したばかりだ．ところで，ここにあげた3施設は，いずれも愛知県にあるのだが，これは単なる偶然なのだろうか．
　この種の「支援者」たちがしばしば非難するのは，専門家の怠慢，ないし専門家の不在である．専門家が嫌がって（あるいは非力ゆえに）対応できない問題を，自ら手を汚してでも引き受けるのだという，いわばアウトロー的ヒロイズムが，彼らの心理的拠り所である．そう，「私がやらなければ誰がやる」というわけだ．
　テレビをはじめマスコミは，この姉妹の「支援」活動を，面白半分に何度も繰り返し紹介した．親に寄生する悪しき「ひきこもり」を成敗する，という勧善懲悪的なカタルシスがあり，不幸な家庭の内情を覗きたいという下世話な好奇心をも満足させてくれる．なるほど，テレビ的には好素材であるはずだ．
　やりきれないのは「世間」（≒マスコミ）の反応である．彼らは，この種の事件に対して，しばしば同情的だ．起きたことはまごうことなき犯罪なのだが，それでも世間は，どうしようもない困った「子ども」（被害者はもちろん成人である）を救うために，少々の犠牲は仕方がないといいたがる．私の知る限り，必ずしも同様の手法をとらない民間の支援団体も，彼らを一概には否定せず，

第7章 ひきこもりと「医療化」

やはり同情的である.

ひきこもりと医療化を巡る議論において,この事件はさまざまな意味で示唆に富む.その示唆するところについては後述するとして,まずはひきこもり支援の現場ではこうした問題が起きやすい空気がある,という事実を確認しておこう.

2 「ひきこもり」と医療化

こともあろうにこの私が「ひきこもり」の医療化に批判的なことをいおうものなら,すぐさま批判が飛んでくるだろう.そもそも精神科医として「ひきこもり」の啓蒙書を出すような行為こそは,典型的な医療化の手口ではなくて何だろうか? 「ひきこもりの命名者」「ひきこもりの第一人者」などという,どう考えても事実に反するレッテルを,積極的に否定して回ることもしない怠惰さは,医療化主義者の傲慢さとどう区別されうるというのか?

ひきこもりの医療化を推進してきた張本人が,あえて医療化批判書の共同執筆者を引き受けることは,二枚舌か二股膏薬か,はたまたいつわりの懺悔という自己欺瞞の身振りなのか.リベラルな論調に乗ることで保険をかけるのも結構だが,そういう行為を昔の人は「天に唾する」とはいわなかったか?

そう,そのような批判はいちいちごもっとも,だ.しかし,図々しくもいわせてもらえば,私の立場は常に誤解に対して開かれている.「ひきこもり」に対する私の態度の両義性は,かつて宮台真司氏によって看破されたように,まさに両義性ゆえに理解されにくいものになっているからだ.その証拠に,ひきこもり支援の現場では,私の立場は「右派」からも「左派」からも評判が良くない.評判が良くないのは仕方がないし,すべての批判に対して虚心に傾聴する用意はあるものの,こうした「両義性」に配慮を欠いた批判が私のこころに響かないのも事実ではある.

ここで医療化という問題意識を一般化する上での立役者のひとり,イヴァン・イリイチにまで遡るなら,その主張のほとんどが正当なものであることを

私は疑わない．『脱病院化社会』（晶文社）において，イリイチは3つの医原病について指摘する．医療は副作用や医療事故で健康を損なうなど，しばしば治療効果よりも大きな臨床的損害をもたらす．すなわち臨床的医原病である．社会はさまざまな局面で医療専門家への依存度を高めていき，環境を破壊し，予算を圧迫するなど「診断の帝国主義」において「社会的医原病」をもたらす．痛みを排除する医療は伝統的な治療文化を破壊し生命の自律性を損なう．これは「文化的医原病」である．繰り返すが，これらの指摘について，私はまったく正当なものと認める．

　イリイチに異論があるとすれば，この種の議論はおそらく，『脱学校社会』での議論と同様に，敷衍すれば文明そのものへの根源的異議申し立てに行きつくほかはなく，その限りにおいて現実には無効であるといわざるをえないからだ．彼の理想とする「コンヴィヴィアリティ」（さしあたり「共生」としておく）の思想は，たとえば痛みと不便さに耐える文化的意義を万人が理解しなければ実現できないだろうが，その時点でやはりユートピアの思想であるように思われる．不快さを排除し続けるという文明の志向性に対して，不快さも時には必要であるという文化的異議申し立てが全面的に勝利することはきわめて難しいからだ（もちろん「局地戦」での勝利ならいくらも前例があるが）．

　それゆえ「医療化」に対する私の態度もまた，両義的なものにならざるを得ない．本章の目的は，単に医療化を徹底批判することではない．実現の見込みが薄い理想を語ることではなく，批判的視点から，現実的に有効であるような議論を導くことであり，それはひきこもりに関する私の「戦略」を，医療化をひとつのキーワードとして詳しく述べることにほかならない．

3　「ひきこもり」黎明期

　私自身は，かつて思春期医療の現場で経験したさまざまな苦い思いを，せめて「二度目の茶番」にだけはするまいとして，慎重に軌道修正を続けてきたつもりだ．その経緯を知ってもらうためにも，少々昔話につきあっていただきた

第7章　ひきこもりと「医療化」

い．

　まず「ひきこもり」という言葉と私自身のかかわりをごく簡単に述べてみよう．筑波大学医学研究科の院生だった当時，私は故・稲村博氏のもとで臨床の指導を受けていた．この当時，付属病院の一般外来で出会った若い患者達のなかに，今でいう「ひきこもり」の患者も多数含まれていた．

　当時，彼らはいかなる「名前」ももたなかった．もちろん彼らは，あるいは彼らの親たちは，長年にわたる葛藤と苦悩とを抱えて外来を訪れていた．われわれもできる限り，彼らの苦しみに耳を傾け，医師として可能なかぎりの助言や治療を試みようと考えていた．しかし，精神医学の教科書はおろか，当時流布しはじめたばかりのアメリカの診断基準「DSM-ⅢR」にも，彼らの状態を的確に記述するような診断概念はみあたらなかった．

　とはいえ精神科の診断基準は，恣意的解釈によってかなり融通がきく程度の「柔軟性」をもっていて，彼らを「分裂病」であるとか，「回避性人格障害」，あるいは「社会恐怖」などにカテゴライズすることは，けっして不可能ではなかった．こうした「診断」は保険の請求や診断書の提出などにおいてはそれなりに役に立ったが，治療にはほとんど役に立たなかった．しかし私たちは，役に立たない診断基準に苛立ちつつも，全国から押し寄せる「ひきこもり」的な患者とその家族に治療者としてかかわる必要があった．

　さいわい，精神病の可能性さえ見落とさなければ，つまり器質性疾患と内因性疾患さえきちんと除外できてさえいれば，治療そのものは決して不可能ではなかった．少なくとも心因性の問題については，正確な診断よりも良好な治療関係のほうが，しばしば有効である．われわれはまだ名前をもたない「ひきこもり」の患者達を前にして，まったく途方に暮れていた，というわけではない．どうにかこうにか手探りで治療を続け，それなりの成果を上げつつも，診断の曖昧さに後ろめたさを感じていた，というあたりが正確なところか．

　あえて昔話をするのは，医療化を巡る議論が陥りがちなひとつの論調に対する反証としてである．たとえば，診断名が問題を作り出す，といった論点がある．「拒食症」が，「多重人格」が，あるいは「アダルト・チルドレン」などは，

その「名前」が存在するからこそ，当該疾患の事例数も増加した，というわけだ．科学哲学者のイアン・ハッキングは，この傾向を指して「ルーピング効果」と呼んだ．同様の議論として，ベッカーのラベリング理論（『アウトサイダーズ』）や，ゴッフマンのスティグマ論などが想起されるだろう．

なるほど，知的な議論としては面白い．いかにもありそうな逆説だし，実際にもそうした効果がない，とはいい切れない．しかし私の知る限り，「ひきこもり」に関しては，それはあまりにも事実から遠いように思われる．そもそも私たちは，少なくとも90年代初頭までは，彼らの名前を知らなかった．ただ場当たり的に「無気力症」「アパシー」などとよんでいたにすぎなかった．

「ひきこもり」という言葉が，一時あれほど浸透した事実の背景には，それを浸透させようという意図はほとんど関与していない．この言葉は，私の知る限り，1991年にまず政府によって使用された（厚生省（当時）による「ひきこもり・不登校児童福祉対策モデル事業」）．ついで1992年に富田冨士也氏の著書『ひきこもりからの旅立ち』が出版され，第1次ブームともいうべき最初の波が起こった．その後しばらくの潜伏期間を経て，2000年，新潟県柏崎市の少女監禁事件と佐賀のバスジャック事件という2つの衝撃的なニュースが報じられ，これとともに「ひきこもり」という言葉が，それまでにない規模で一般の人びとにも浸透した．

おそらくメディアを通じてのみ「ひきこもり」に接していた人びとは，こうした経緯に，まさに典型的な医療化の臭いを嗅ぎ取ったことだろう．にわかに降って湧いた「ひきこもり」ブームは，尻馬に乗って親に寄生しようという怠け者を増やしただけではなかったか．少なくとも，この言葉が知られはじめた当初，たんなる「贅沢病」だ，犯罪者予備軍だなどとメディア上で叩かれ続けたことは記憶に新しい．私はこの種の発言をしたもののリストを，いわゆる「識者」や「文化人」が陥りがちな軽率さの事例として，自戒をもこめて記憶にとどめることにしている．

ここまでの経緯からも明らかであるように，「ひきこもり」については，明らかに実態が名称に先行していたと考えられる．むしろ「名」を欠くがゆえの

第7章　ひきこもりと「医療化」

弊害も大きかった．臨床場面ではしばしば治療の対象外とされ，当事者とその家族も透明な存在として孤立し続け，いたずらに事例数のみが蓄積されたのである．

　もし「ひきこもり」の一語がこの状況を変えたのだとしたら，私はこの「命名」は，やはり有意義なものであったと考えたい．この名のもとで政府がガイドラインを策定し，多くの当事者や家族，支援者らが声をあげ，互いに連帯することが可能になったのだとしたら，その肯定的側面を無視するわけにはいかないからだ．なるほど，「ひきこもり」の命名は，たしかにラベリングの一種であったのかもしれない．しかしそれは，命名される以前に彼らがそう呼ばれていたところの「怠け者」や「ごくつぶし」というステレオタイプ（リップマン）よりも決定的に悪かったと，いったい誰にいえるだろうか．

　ただし，注意しよう．もちろん「命名」と「医療化」の問題はイコールではない．そもそも「ひきこもり」は，診断名でも疾患単位でもない．それはひとつの状態像に対して与えられた「仮の名前」にすぎない．しかし，専門用語としての単一の所属をもたないことは，時に強味にも転ずる．「ひきこもり」はその多義性ゆえに，医学，心理学，社会学，教育学，哲学，文学，経済学などの諸領域にまたがった学際的関心を喚起しうる．その意味では，この「命名」は，単純に医療化を促進する結果だけには結びつかない．

　私は精神科医として，こうした「ひきこもり」問題の学際性を十分にふまえつつ，医療の対象としても対応可能であるような，ある種の「曖昧さ」を残すことが必要であると考えた．なぜなら私の知る限り，もっとも声高に医療化を要求していたのは，専門家集団ではなく，より当事者に近い家族会だったからだ．彼らの要求は切実なもので，ひきこもりの治療相談が健康保険の対象になることは，定年を迎えて年金生活に入る両親も多い昨今，確実に大きなメリットがあるはずだった．問題があったとすればそれはあくまでも親の側の利益であって，当事者の利益であったかどうかは疑わしい点である．

　あえていうが，私は必ずしも常に「当事者性」を絶対視しない．そもそも「ひきこもり」のような多様性をはらむ問題においては，当事者も一様ではあ

りえない．だから一部の「当事者」発言が，常に全体を代弁するとは限らない．冒頭に示した「アイ・メンタルスクール」や「長田塾」を熱烈に支持したのも，当事者の家族だった．

倫理性は必ずしも，立場によって担保されない．「ひきこもり」の処遇をめぐる倫理はいまだ模索の途上にあるが，ひとつはっきりといえることは，それを一義的に病理として扱うべきではない，ということだ．「病理」はあくまでも「ひきこもり」の1側面であり，医療はそうした側面に対する，支援リソースの1つとしてのみ有益なのである．

4 「不登校」をめぐる経験

私が過度の医療化に突き進まずに済んだとすれば，過去に不登校をめぐって苦い経験をしていたことが大きい．この経験についても長い経緯があるのだが，その詳細は著書『ひきこもり文化論』などに記してあるので，ここでは繰り返さない．また，「不登校の医療化」問題については，本書第9章で工藤氏による詳細な検討がされているため，ここは簡単に紹介するに留めておこう．

学校へ行かない子どもをジョンソン（Johnson, A. M.）が1941年に「学校恐怖症」と命名したことからも判るとおり，日本でもこの問題は，その最初期から医療化の対象だった．しかし高度成長期以降，不登校の数が急増し，その状態もさまざまであることが知られるようになる．病気よりは状態であるという理解が進み，名前も「登校拒否」が使われるようになった．この言葉は，一般には現在も使用されているが，まだ病理的・差別的なニュアンスがある．もちろん現在の正式名称は「不登校」で統一されている．

精神医学は，不登校問題にかかわるさいに，いくつか大きな過ちをおかしてきた．事例数が少ない段階で医療化を推し進めたこと．少なからぬ数の不登校児が，一般の精神科病棟で強制的な入院治療を受けさせられたこと．稲村氏も，一時期は治療主義的な立場から積極的に入院治療を行っており，マスコミや学会からの批判にあって中断せざるを得なくなった経緯がある．幸い，フリース

クール関係者や一部の精神科医の働きかけもあり，精神保健法の改正以後は，こうした入院治療はほとんどなされなくなった．

しかしその後，稲村氏はもう一度大きな過ちを繰り返すことになる．

1988年9月，朝日新聞の夕刊一面に「不登校は無気力症に」という記事が大きく掲載された．この記事は不登校の子どもを抱える多くの家族に衝撃を与え，パニックに陥った家族からの相談が，われわれのクリニックにも殺到した．当時私は，この記事が出た背景を知りうる立場に居たが，当該記事は記者の取材に対して稲村氏が臨床家の実感に基づいて話した談話がもとになっており，コメント扱いがせいぜいのはずだった．それがどういうわけか，まるで医学上の新発見であるかのような扱いで，第1面トップに掲載されたのである．思えばこの時，私は「不登校の医療化」の最悪ともいえる局面に立ち会っていたのだった．

この"事件"をきっかけとして，稲村氏の治療主義的な姿勢は，児童青年期精神医学会をはじめ，各界から厳しく批判される結果となった．われわれ門下生からも激しく糾弾され，その後稲村氏は，マスコミでの啓蒙活動からは次第に距離をとるようになっていった．

以下に，この事件から私が受け取った教訓を記しておく．

(1) 時には孤独な臨床家の善意や危機感，使命感こそが，医療化を促進しがちであること．

(2) その危機感が医学的に正しいとしても，それがただちに医療化を正当化するとは限らないこと．

(3) 医療化を助長するのは新聞・テレビなどの一般メディアであり，それゆえ医師にはメディア・リテラシー，すなわちメディア上で専門家が発言すること影響力について，適切な配慮が不可欠であること．

(4) 不登校のような，大きな社会的広がりをもつ問題については，家族や個人の病理と断定する前に，他の専門領域との意見交換が必要であること．

(5) メディアに問う前に，まず学会に問うべきこと．具体的には，その問題について単著を書く前に，まず専門誌に論文を発表すること[1]．

5　「専門家」は本当に不要か

　精神科医としての私は，「ひきこもり」問題の一部については，むしろ積極的に，「医療化」の必要性を訴えてきた．その理由のひとつは，医療化されるか否かにかかわらず，すでに「ひきこもり」という状態そのものが，誤解と偏見の対象になりつつあったためだ．端的にいえば，彼らは，成人であるにもかかわらず労働と納税の義務を果たしていない点を，しばしば批判される．要するに「ひきこもり＝怠け」モデルである．こうした義務を免除されることが正当化される社会的な「役割」として，私は「病人役割」（パーソンズ）しか思いあたらなかった．

　しかしこの場合も問題がある．パーソンズに従うならば，病人への役割期待として，2つの権利と義務があるからだ．まず，労働を含む社会的役割を遂行する義務を免除される権利，さらに，自力で回復する義務を免除される権利の2つ．義務としては，病気から回復する義務と，回復のために医療専門職と協力する義務があるとされる（高城和義『パーソンズ　医療社会学の構想』岩波書店）．つまり，働かない権利はあるが，その代わり，治療を受けることが義務づけられるのだ．

　私はひきこもりに関する最初の著書『社会的ひきこもり』で，ごく控えめにこの点を指摘したのだったが，ひきこもり擁護派から最も治療主義として批判されたのもこのくだりだった．私はその反響に驚きつつも，みずから性急に医療化を急ぎすぎた点を反省し，次の著書『ひきこもり救出マニュアル』では，治療を「有効な支援のひとつ」と述べるにとどめた．精神科医の立場からは依然として治療対象には違いないのだが，その視点に固執することで，他領域との対話のチャンスが狭くなることを恐れたためである．

　はたしてパーソンズなら，「ひきこもり」や「ニート」をどのように擁護したか知りたいものだ．けっして批判はしないであろうことは判っている．やはり病人と位置づけるのか，あるいは役割理論そのものの修正を考慮するのか．

第7章 ひきこもりと「医療化」

私には後者のように思えてならない．「ひきこもり」を役割理論を用いて位置づけることは，ことのほか困難をきわめるであろうから．

それはともかく，「ひきこもり」を病人の役割と位置づけることをやめた私が，いまだに医師としてその治療行為にあたっていることの矛盾は，どう解消されるのだろうか．

ひきこもりの治療などやめた，と宣言するのはそれほど難しくない．20年の臨床経験があれば，あとは臨床からはセミリタイアして（つまり週1～2日，数時間の外来診療という臨床家としての最低限のアリバイだけは確保して），ぬけぬけと擁護派に転向を遂げて批評や理屈を書いているほうが気楽かもしれない．しかし私は，さしあたり治療の現場を離れるつもりはないし，その理由をここに書くつもりもない．どうしても説明せよと命じられれば「それが好きでやっている」と答えるしかない．

ただ一点，私のような方法でも「ひきこもり」治療が可能である，というモデル事業という自負はある．現在私がとっている方法論は，高度な専門性からはほど遠い．どんな精神科外来でも，たった今から実行可能な行為とアイディアの寄せ集めにすぎない．私は今でも，ひとりでも多くの精神科医に，ひきこもり支援に関心をもって欲しいと考えている．しかし私の意図は，単純な医療化志向とは，やや異なっている．

拙著『心理学化する社会』にも書いたことだが，専門性の弊害が大きいからといって，何もかも素朴な関係性のユートピアに回帰すべしという方向性は，先に引いたイリイチの議論と同様，おそらく対案にすらなりえない．そうした素朴さへの全面的回帰は，歴史上ほとんど先例がないだけではなく，単に不可能だ．むしろ人為的に作られ管理される「自然」のために，どれだけ高度な専門性が必要とされることか．

もちろん専門家が知識を独占し，一種の権威としてご託宣を述べるという傾向は好ましいものではない．しかし私は，専門性という立場は，やはり温存しておくべきではないかと考える．

ここで思い出していただきたいのが，冒頭に示した「アイ・メンタルスクー

ル」事件である．私はこの事件が，ひきこもり業界における専門性の不在を象徴するもののように思われてならない．この不在ゆえにこそ，自称専門家の跳梁跋扈が許されてきたし，ひきこもりへの対応方針においても，いかなる標準化もなされなかったのだ．

これはひきこもりに限った問題ではない．医療化や心理学化が問題であるとしても，かりにカウンセラーと精神科医を撲滅したからといって，「心の問題」が消滅するわけではもちろんない．このとき，問題を抱えた人びとは，誰に救済を求めるか．そう，容易に想像されるように，彼らは無資格の自称「専門家」のもとに殺到するだろう．そのとき「心の問題」の領域は，この種の業者の草刈り場になるだけなのだ．現に「ひきこもり」について，そうした事態が進行しつつあるように[2]．

それゆえ私は，精神科医やカウンセラーといった専門家の存在について，条件つきで肯定せざるを得ない．それは必ずしも，専門家のほうが知識も技術もあるから，ではない．才能のある素人のほうが，プロの精神科医よりすぐれた「治療行為」をなしうることは珍しくない．しかしそれでも，「専門性」は必要なのだ．それはなぜか．

専門家としての医師は，医師法のもとで，さまざまな義務を負っている．たとえば，インフォームド・コンセントにおける「説明責任（アカウンタビリティ）」．治療を求められたら原則として断れない「応召義務」．治療内容に関しては，もちろん「守秘義務」を負っている．求めに応じて治療情報も公開しなければならない．

ちなみに，ひきこもりを巡っては，しばしば平然と応召義務違反がなされがちであるのは問題だ．医師法第十九条において「診療に従事する医師は，診察治療の求めがあった場合には，正当な事由がなければ，これを拒んではならない」とされている．つまり，「ひきこもりは専門外」であるとか，「ひきこもりは病気ではない」といった理由は，診療を拒む「正当な事由」とはいえない．もちろん「本人に受診の意志がない」場合はやむを得ないが，後述するような理由により，家族のみの相談にも何らかの形で門戸を開いておくべきであると

第7章　ひきこもりと「医療化」

私は考える．

　閑話休題，こうした専門家への役割期待について，社会的合意が成立しているからこそ，われわれは健康保険制度の恩恵にあずかれる．このとき専門家は制度によって権威づけられると同時に，その同じ制度によって縛られることになるだろう．専門性とは，こうした義務と責任の体系でもある．

　私の知る限り，一般に非専門家による診療まがいの行為においては，上に述べた説明責任，応召義務，守秘義務などがことごとく守られていない．恣意的なクライアントの選り好みをしたり，いつわりの専門性をかさにきて説明を拒否したり，患者の前で別の患者のうわさ話をしたり，などの行為はけっして例外的なものではない．

　治療が順調に進んでいる限り，義務や責任は透明なままかもしれない．しかし，ひとたび失敗が起きた時には，専門性そのものが問われることになる．義務と責任の体系である専門性によって，「責任のトレーサビリティ」が高まるからだ．「トレーサビリティ」とは，一般には農産物などの流通にかかわる用語だが，ここでは失敗の原因を遡及的に追跡しうる可能性，という意味で，あえて流用した．

　ただ，現行の制度や専門性がすべて肯定しうるかといえば，それもまた難しい．とりわけ「ひきこもり」のような，境界領域の問題については，今のシステムで対応不可能ではないまでも，その広がりに受け皿がついて行けない状態が続いている．さらにいえば，「ひきこもり」については，いまだ専門性が確立されていない．その結果，現場経験の多いものが専門家とみなされるという状況が続き，自称専門家の増加を抑止できない．いっぽう，漠然と専門家の役割期待を担わされた精神科医は，事例の経験が不足しているためかどうか，ひきこもりの相談に適切に対応できないことも多い．

　「経験豊富な非専門家」と「経験の乏しい専門家」の並立という過渡的状況において「アイ・メンタル」事件が起こったと考えるなら，「ひきこもり」問題に医療化が十分に及んでいなかったことを単純に良しとするわけにはいかない．過渡期における非専門家の暴走を抑止し，将来，より望ましい非専門性に

発展的につないでいくために，あくまでも過渡的措置として医療化は要請されるべきではないか．つまり，青少年問題に向き合うさいに必要とされる最低限度の倫理観や配慮を，まず医療の枠組みのなかで確立し，ついでその枠組みを非専門家にも開いていくという段階的発想である．

私は医療化の弊害が，医学そのものよりも，医師という権威的存在への役割期待に起因するところが大きいとみなす立場である．しかし，だからといって医療現場で蓄積されてきた知識や倫理観をことごとく無価値ないし有害と切り捨てるのも暴論ではないだろうか．「ひきこもり」を支えるに際して，たとえば医療から有効な倫理的枠組みと技法論を導入し，それを医師以外にも段階的に解放していくことが可能となれば，医療化の弊害を抑えながら医学の知的資産も活用可能となる．それゆえ問題の立て方は「医療化すべきか否か」ではなく，「さしあたり医療化が不可避であるとしたら，それはいかになされるべきか」であると私は考える．

6　望ましい支援のあり方とは

以下，ひきこもりについて，いかなる支援のかたちが望ましいかについて考えるところを述べておく．これまでも述べてきたとおり，私は義務と責任の体系としての医療化には，さしあたりメリットもあるとする立場である．しかし，不登校についてみてきたように，ひきこもりについても，これを一義的に病理とみなして治療ないし予防の対象にしてしまうことには賛成できない．

とりわけ予防医学は，医師の制度や権力への欲望がもっとも反映されやすく，それだけ医療化の弊害も大きくなることが予想されるため，精神医学においてはことのほか禁欲されるべき領域であると考えている．私が「ひきこもり」について「どのような家庭の，どのような子どもにも起こりうる」としたうえで対応方針だけを語り，原因論や予防論をほとんど語ってこなかったのはこのためでもある．

医師としては，「ひきこもり」の病理的側面にどうしても注目しがちになる

第7章 ひきこもりと「医療化」

が，ここはもっとも慎重に判断をなすべきところであろう．それゆえ私は，現在ひきこもっている人に対して，「あなたは病気なのだから治療を受けるべきだ」と強く指示することはない．実際に治療を受け始めた，つまり病人役割を引き受けはじめたひきこもり事例のみを治療対象としている．しかし「訪問支援」，すなわち「往診」はしない．当事者にとって侵襲的ではない往診のイメージがどうしてももてないからである．

あえて「治療を望んでいる」と書かないのは，彼らの気持ちが決して一様ではないからだ．自発的に治療を受ける患者も少なくはないが，親や周囲にいわれてしかたなく，という人も多い．しかし「自発的」な人にも義務感や世間体はあるし，「いわれてしかたなく」の人にも治療への期待が皆無ではない．だから私は，動機はともかくとして，自分の足で診察室にやってくることをもって「自発的に病人役割を引き受けた」とみなすことにしている．

ただし私は，家族に対してはかなり積極的に介入を行う．これは治療開始にあたって，家族の動機づけがもっとも高いためでもある．また，家族はひきこもり事例にとっての生活環境としてきわめて重要であり，家族の対応が変化することで当事者の状態も改善することがしばしばあるからだ．

すでにこの時点で，私は医療化モデルから逸脱している．医師法に定められるとおり，「本人抜きの治療」はありえない．だから家族相談には保険がきかず，すべて自費診療となる．それは致し方ないのだが，ひきこもりや不登校の相談については，「本人不在」であることが積極的な意義をもつことは強調しておきたい．

疾患か否かが曖昧な状況下で，恫喝的に治療を勧めたり，強引な治療的介入を行ったりすることは，医原性の問題を作り出すリスクがきわめて高い．私見では，「ひきこもり」の問題は，本人の健康度が高いにもかかわらず，家族を含む周囲との関係性に問題があるために長期化している事例があまりにも多い．このような場合，本人ではなくまず家族に対して介入し，対応指導を試みることには意義がある．

本人不在であるから，この時点ではまだ医療行為とはよべない．せいぜい医

療相談というレベルの対応とならざるを得ない．ただし，この「相談」は，専門家が家族に対して一方的に情報提供を行う，というだけのものではない．対応方針を決め，家族がそれを自宅に持ち帰って実行し，それに対する本人の反応を再び治療者にフィードバックするのである．

とはいえ，多くの家族が陥る誤解や不適切な対応には，パターン化できる程度に単純なものも多いため，当初はマニュアル的に対応方針を指示していく場面も少なくない．その対応が良い結果につながればそれを継続し，芳しくなければ軌道修正をはかる．あるいは，適切と思われる対応を継続しても状況が変わらないか，かえってさまざまな精神症状が増悪するような傾向がみえてきた場合は，本人を治療に誘うように方針を変更する場合もある．こうした対応への反応から，ある程度の予備的診断も可能となる場合もある．このように家族相談は，治療的介入を積極的に行うタイミングを見極めるためにも，継続してなされる必要がある．

ここでの基本的な考え方は，ブリーフセラピーにおける解決志向アプローチに近い．その中心的な考え方は以下のような3つの原則にまとめられる．すなわち，「もしうまくいっているのなら，それを直そうとするな」，「もし一度うまくいったのなら，またそれをせよ」，「もしうまくいかないのなら，なにか違ったことをせよ」（スティーブ・ド・シェイザー『短期療法　解決の鍵』誠信書房）．

私は必ずしもブリーフセラピーの発想を全面肯定するものではないし，少なくとも「短期」か否かにはあまり拘泥しない．しかし「ひきこもり」のように，（それがありうるとしても）病理性の浅い問題に対しては，専門家による原因究明よりも，一般常識に近い発想で少しでも改善を目指していくアプローチのほうが有効であり，結果的に「医療化」の問題も最小限に抑制しうると考えている．

もちろんこうした対応は過渡的なものであり，現在私が行っているような家族相談は，いずれ一定のトレーニングを経たPSWなどに発展的に引き継がれるべきであろう．あるいはイギリスの「ユースワーカー」のように，医療に限

らず教育や就労など，青少年問題全般を支援するためのジェネラリスト的な専門家を養成し，そちらを「ひきこもり」支援の窓口とするという方向もある．もちろん先にも述べたとおり，こうした「枠組み」をNPOや民間の非専門家による相談窓口に還元していくということも有意義であろう．

7 おわりに——メタ視点を維持するために

　精神疾患の軽症化が進み，個人の病理よりは関係性の問題が前景化しつつある昨今，精神科医への役割期待も徐々に変質しつつあるものと私は考える．これとともに，ここで述べたような関係性を介した間接的アプローチや，他の医療スタッフやNPOなどの支援機関との連携の要請もおのずから高まっていくであろう．精神医学における昨今の生物学主義には，あくまで厳密な専門性の砦にひきこもりたいという精神科医のアイデンティティ希求がみて取れるようにも思われるが，そうした姿勢は基礎と臨床の乖離を拡大するだけの結果に終わるだけではないか．

　心理学化の風潮が高まりつつある昨今，「ひきこもり」に限らず，「こころの病理」の語り手としての精神科医に対する期待はいまだ高い．そのような状況の中で精神科医に要請されるのは，自らの役割に対する使命感や倫理観であるのは当然として，「精神科医をいかに演ずるか」というメタ視点，ゴッフマンのいわゆる「役割距離」ではないだろうか．使命感がなければ動機を維持できないが，使命感のみでは善意からの過剰な医療化を招いてしまいかねない．そこで使命感の暴走を解毒するのが役割距離である．

　もちろん役割距離ゆえに，シニシズムやアイロニカルな（役割への）没入に至る可能性も否定はできない．しかし，使命と役割の両極において自らの立ち位置を批評的に定位することは，医師に限らず，権威や権力に近いと目される立場ほど重要となるだろう．その意味で「医療化」という問題意識は，私が自らの役割と使命感に自足しきってしまわないための批評的メタ視点として，今後いよいよ重要なものとなるだろう．その意味からも，「ひきこもり」という

言葉のもつ所属不明の曖昧さは，今後も積極的に維持されていくべきではないだろうか．

(斎藤　環)

【注】
1) ここで稲村氏の名誉のために付記しておけば，私は氏の優れた精神療法家としての側面（「心の絆療法」などの著書もある）や，「ひきこもり」問題にいちはやく注目した臨床家としてのセンスなどは，今も高く評価している．
2) ただし，専門家が不在なら，ひきこもり問題は悪質な非専門家の草刈り場と化してしまうという予測には，違う可能性もあり得ることは述べておこう．悪しき非専門家の存在は，しばしば専門家の劣化コピーであるのかもしれず，だとすれば彼らの存在こそが，専門性のもたらした副産物ということになる．例えば中井久夫の著書『治療文化論』（岩波書店）には，西洋式の医療システムの外側に，決して「代替医療」ではない「治療文化」が育まれるさまが記されている．時間を元に戻すことはできないまでも，過去の治療文化に学ぶものが何一つ無いと考えるなら，それもまた専門家の傲慢ではないだろうか．

【文　献】
Illich, Ivan., 1976, *Limits to medicine : medical nemesis : the expropriation of health*, Boyars..（金子嗣郎訳，1998，『脱病院化社会：医療の限界』晶文社）
斎藤環，1998，『社会的ひきこもり』PHP研究所
斎藤環，2002，『ひきこもり救出マニュアル』PHP研究所
斎藤環，2003，『ひきこもり文化論』紀伊國屋書店
斎藤環，2003，『心理学化する社会』PHPエディターズ・グループ
Hacking, Ian., 1995, *Rewriting the soul : multiple personality and the sciences of memory*, Princeton University Press.（北沢格訳，1998，『記憶を書き換える』早川書房）
Becker, Howard Saul., 1966, *Outsiders : studies in the sociology of deviance*, Free Press.（村上直之訳，1993，『アウトサイダーズ：ラベリング理論とはなにか』新泉社）
Goffman, Erving, 1968, *Stigma : notes on the management of spoiled identity*, Penguin.（石黒毅訳，2001，『スティグマの社会学：烙印を押されたアイデンティティ』せりか書房）
富田冨士也，1992，『引きこもりからの旅立ち：登校・就職拒否から「人間拒否」する子どもたちとの心の記録』ハート出版
Lippmann, Walter., 1922, *Public opinion*, Harcourt.（掛川トミ子訳，1987，『世論

上；下』岩波書店）
Johnson, A. M., Falstein, E. I., Szurek, S. A., and Svendsen, M., 1941, School phobia, *Am. J. Orthopsy-chiat.* 11, 711-720
高城和義，2002，『パーソンズ　医療社会学の構想』岩波書店
中井久夫，2001，『治療文化論：精神医学的再構築の試み』岩波書店
De Shazer, Steve., 1985, *Keys to solution in brief therapy*, W. W. Norton. （小野直広訳，1994，『短期療法　解決の鍵』誠信書房）
Goffman, Erving., 1961, *Encounters : two studies in the sociology of interaction*, Bobbs-Merrill Company. （佐藤毅・折橋徹彦訳，1985，『出会い：相互行為の社会学』誠信書房）

第8章 児童虐待と医療化

> **要 約**
>
> 日本で児童虐待が医学固有の関心の対象になったのは，1970年代である．小児科学を中心として，Battered Child Syndrome についての論文が，学会誌などの専門雑誌に掲載されはじめた．本稿では，当時の医学論文を検討することで，この問題についての医師の関心の起源を探り，日本の医学界が児童虐待をどのように発見したのか，その一端を考察した．
>
> **キーワード**：児童虐待，医学，日本，1970年代

1 関心の所在──「児童虐待と医療化」の議論に向けて

逸脱の医療化は，問題の構築プロセスに言及した概念である．それは，いま医療が関与する問題として存在しているものが，① 以前は問題としてさえ認識されていなかった，② あるいは医療が関与しない別の種類の問題だと考えられていた，さらに，③ 将来において，医療が関与する問題ではなくなるかもしれない，といった主張を伝えている．医療化は，マクロレベルでの医療専門家による問題や概念の定義のポリティクスや，ミクロレベルの具体的な相互作用場面での医療によるラベル貼りなどを分析するために用いられてきた．そしてアメリカにおいて，児童虐待問題もまた，そのような医療の関与を顕著に現す例として言及されてきたのである．

コンラッドとシュナイダーの『*Deviance and Medicalization*』は，1980年に出版され，「子どもたちと医療化」の節で児童虐待を扱っている．その論考では，第一次的資料に基づいた分析に加えて，児童虐待の医療化の起源についての研究，社会福祉や社会政策の立場から児童虐待問題に医学の関与が大きくなったことに批判的である研究，そして社会学や政治学の立場から児童虐待の

医療的な問題の立てられ方を分析した研究などを,「逸脱の医療化」の枠組で整理している（コンラッド／シュナイダー,2003）. つまり,アメリカでは,70年代末の時点ですでに,医療と児童虐待問題との関係を記述した基本的な研究がコンラッドとシュナイダーたちに利用可能な形で存在していたということである.

翻って日本でも今日,親による児童虐待は医学の診断および対応事項となっている. このことは,2000年「児童虐待防止等に関する法律」が施行され,学校の教職員,児童福祉施設の職員,弁護士,保健師などと並んで,医師に対しても児童虐待を発見しやすい立場にあることを自覚し,「児童虐待の早期発見」に努めなければならない,と記されたことに明白である. 児童虐待の問題について,日本医師会は『児童虐待の早期発見と防止マニュアル—医師のために』を監修している（日本医師会,2002）.『子ども虐待の臨床—医学的診断と対応』という詳細な医学専門書も近年出版された（坂井ほか,2005）. 後者の本によると,児童虐待は,外科学,小児科学（小児内科学・小児外科学）,周産期科学,眼科科学,耳鼻科学,歯科学,臨床法医学,精神医学（小児精神医学を含む）,救急医学,放射線医学など多岐にわたる医学専門諸領域が診断・対応する「重大な疾患」として扱われている. いわく,「虐待を疑い,正確な診断のためのプロセスを踏み,適切な治療的対応を実践することは,一連の医療行為として理解されるべき」（坂井ほか,2005：序）なのである. わが国でも児童虐待問題の予防・発見・診断における医学の役割は,いまや自明のものとされている.

児童虐待問題と医学との関連に焦点を当てた社会学的分析ということでは,筆者はこれまでに,児童虐待の原因が親の病理的な性格や親が子ども時代に受けた虐待であるといったアメリカのケンプたちの主張が日本にも普及したことで,社会的な背景を強くもつこの問題が個人や親子関係の病気に矮小化されている側面を言及した（上野,1996；上野,1999；上野・野村,2003）. さらに小児保健の乳幼児虐待リスクアセスメント指標の作成における調査方法と分析の誤り,そしてリスクという考えが問題の個人化を招来する点についても論究した

(上野・野村, 2003). しかしながら, 児童虐待が日本の医師にどのようにして「みえてきた」のか, その根本的な部分についての検討はなされていないままである. そこで本稿では, 主に概念レベルでの医療化に水準を当て, 医学論文・書籍・パンフレットなどの資料から, 日本の医師の間で児童虐待を「病」とするまなざしが, いつ頃からどのように立ち上がったのか, その一端をみていきたい.

2 日本の医師は児童虐待をどのように発見したのか

1)「病」というまなざしが不在の時代

日本で「児童虐待」の防止に関する関心が芽生えたのは最近ではない. 慈善運動家や社会改良家にとって被虐児の救済は20世紀はじめから民間団体が取り組むべき大きな課題とされていたし（原, 1909, 1922；山室, 1922, 1934), 何より旧憲法下において「児童虐待防止法」(1933-1947) という児童虐待を冠する法律が制定されていたからである. しかし, そこで言及されていた児童虐待は, 医学が介在しなければ発見できない疾患や問題と考えられていたわけではない.

この児童虐待防止法は, 14歳未満の子どもに対して保護者が監護を怠った場合, 保護者に訓戒や条件付き監護命令の処分を与え, あるいは子どもの親族や他の家庭や施設への委託を定め（第2条), 軽業, 曲馬, 戸口や道路における演出あるいは物品の販売などをさせて子どもを虐待すること, するおそれのあることを禁止・制限した（第7条).

この法律の第7条の児童虐待の中味については, 1.不具畸形ヲ観覧ニ供スル行為, 2.乞食, 3.軽業, 曲馬其ノ他危険ナル業務ニシテ公衆ノ娯楽ヲ目的トスルモノ, 4.戸戸ニ就キ又ハ道路ニ於テ物品ヲ販売スル業務, 5.戸戸ニ就キ又ハ道路ニ於テ歌謡, 遊芸其ノ他ノ演技ヲ行フ業務, 6.芸妓, 酌婦, 女給其ノ他酒間ノ斡旋ヲ為業務, という行為が指定されている（「児童虐待防止法第七条ニ依ル業務及行為ノ種類指定ノ件」). 法審議の模様を記した当時の新聞によると,

軽業，曲芸，サーカス団など現行の各営業団体が営業不可能になるという反対意見で内容が修正されたという（「曲馬少年救護規定を緩和，法案骨抜きに」毎日コミュニケーションズ出版部編『昭和ニュース事典』第 4 巻：278-279）．この法が，家庭内での虐待というより屋外での児童労働，そして保護者といっても，実の親というより，どちらかといえば養親や雇用主による労働搾取に対する禁止と制限のほうに主眼があったことは明白である．

　実際，法律の制定年に内務省社会局が『児童虐待の事実に関する調査』を実施し，虐待を35件報告しているが，報告書に記載されている典型的な「虐待の事実」は，養親や雇用主がチンドン屋や法界屋などで子どもに芸能や乞食等させ，就学させず，酷使し，収益が少ない場合に折檻するというものである（内務省社会局，1933）．また，1939年に刊行された東京府の報告書では，児童虐待防止法により施設に収容保護された子どもは，予想に反して実の父母から保護された子どもが多かったが，それは，監護懈怠，乞食，物品販売などが主な理由であった．主に木賃宿に宿泊したり，住所不定などで浮浪する親の子どもが保護されている（東京府学務部社会課，1939）．

　つまり，児童虐待防止法の時代，児童虐待とは一目瞭然なことで，取りしまる法律と保護先があれば対応できる事柄として扱われていたことがわかる．この法では子どもが保護された後に「医療のために要する費用」について国庫補助が内務省の勅令として明記されているものの，発見のためには何らかの「医学的知識」が必要であると考えられていたわけではないだろう．「病」というまなざしで，労働に従事する子どもや浮浪児たちをみていたわけでも，養育者を病人とみなしていたわけでもなかった．もちろん，ドイツに留学しクレペリンの指導を受け，その後，児童保護・母子保護の社会事業家として活躍した三田谷啓のように，早くから虐待と精神異常とを結びつけ「身神調査」の必要性を説いた医師もいた（三田谷，1917）．また，母親を「強度のヒステリーのような病気」にかかっているとみなす場合も皆無ではなかった．しかしそれらの場合でも治療というより，説諭・監視・告訴（三田谷，1917）や，「親切な相談相手となり，児童養育上のことについて，忠告と助言」をすることが大切である

と考えられていた（山室，1922）．

2）The Battered Child Syndrome 概念の輸入

では，戦後，日本では児童虐待がいつから医学の固有の関心の対象になったのだろうか．

児童虐待を医療現場でいち早く目撃した日本医師のひとりは，後に東京大学医学部小児科教授になった小林登であろう．小林は「日本子どもの虐待防止研究会」（現「日本子ども虐待防止学会」）の会長就任と退任にあたって当時の様子を回想している（小林，1997，2005）．

「個人的に"battered child syndrome"の児童虐待の事例を初めて体験したのは，50年度程前の1954年11月，アメリカでインターンを始めて間もない病院の救急外来であった．何も知らなかった私は，指導医の指示で全身のレントゲン写真を撮り，新旧の多発骨折を発見した時はショックであった．まだ焼け野原が残り，食料も充分ではない東京から来た私は，キリスト教の国，しかも戦勝国の物質的に豊かな社会で，何故この様なことが起こるのか理解に苦しんだ．同時に，理由はないが，わが国でもいつかこの様な問題が起こるのではないか，とふと感じた．」（小林，2005：1）

ここで注目したいのは，日本ではなくアメリカで Battered Child Syndrome と後になって判断できる症例をみたと記している点である．孤児や捨て子や身売りの戦後の混乱期の爪痕が残る日本ではなく，経済成長のただ中，「家族の黄金時代」（クーンツ，1998）の50年代アメリカであった．そして，小林は，70年代はじめ，東大小児科の教授に就任後，医療関係の雑誌『こころの科学』誌上で，Battered Child Syndrome が欧米の医学の研究対象になっており，国際小児科学会で重要なテーマのひとつとして議論されていること，そして当時，日本でも新聞紙上にこの問題が多くみられることを記している（小林，1972，1973）．

1970年代初頭，児童虐待に関心を寄せていた医師は他にもいた．日本医科大学小児科学教室の橋本清が，『日本医事新報』に寄せた「最近における診断と治療の進歩」の解説文の中で，「最近わが国では，肉親による乳幼児の虐待が社会問題となっているが，米国では，Kempeが1961年に小児科学会総会で，The battered child syndrome（虐待児症候群）として取上げて以来，小児科医の関心を惹くようになった」と記している．そして「わが国では，この問題に関する医学文献はほとんど見当たらないが，最近の社会の趨勢に鑑み，医師として充分に心にとめておかねばならぬ問題」とした．この解説の中で，橋本は，はやくもアメリカ小児科学における The battered child syndrome の典型的なとらえ方を紹介している．つまり，「虐待する親が，経済的，社会的地位などとは関係がなく，知能も低いとはかぎらず，医師を訪れる際も自らが虐待したことは話さず，親の説明と臨床症状が一致しないことが多い」という問題の階層遍在性と親の嘘，さらに加害者への治療（精神療法）の必要性である（橋本，1971）．

　橋本は The battered child syndrome を最近欧米で注目されている小児の神経疾患のひとつとして位置づけ，簡潔に解説したが，日本の児童虐待のもっとも初期の「医学症例研究」であると後の研究者から言及されることになる論文2本も，同時期に医学専門雑誌に掲載されている．ひとつは，埼玉県小児保健センターの佐竹良夫が1971年，『小児科診療』に著した「小児の虐待—Battered-child syndrome」である．

　「子供の虐待に関してすでに欧米では Battered-child syndrome, child abuse or maltreatment syndrome という clinical entity が確立されて小児科の textbook にも載っており，それに関する研究や報告も少なくない．わが国でもこのことがやがて医学的な問題として評価されるときがくると考えられる．そこでニュース・ソースをもとにわが国の実状の一端をながめ，さらに小児の虐待の臨床像や社会的背景などについて述べたいと思う．」（佐竹，1971：213）

ここでニュース・ソースとあるように，佐竹は，患者を診たわけではない．朝日新聞縮刷版の記事の中から，ケンプらの Battered-child syndrome という臨床症状に当てはまるとされた新聞記事8つを診断したのである．そして，アメリカの小児科学とレントゲン学の論文を引用しながら，臨床症状のあらまし，予後の悪さ，親の社会・経済的地位の低さなどの社会的背景について報告している．

もうひとつの症例研究は，1973年の『日本医事新報』に広島大学医学部小児科教室の新田康郎らが発表した論文「被虐待児症候群について」である．この論文には，橋本が虐待児症候群（橋本，1971）そして小林が多発骨折児症候群（小林，1972）や打擲児症候群あるいは打擲障害児症候群（小林，1973）と訳し，佐竹が Battered-child syndrome（佐竹，1971）のまま使ったケンプたちの概念について，今日にまで引き継がれることになる「被虐待児症候群」という邦訳が用いられている．また，同じくらい重要であるのは，佐竹論文に続いて The Battered-child syndrome の症例研究がなされているという点である．新田たちは，来院後4日目に死亡した1歳8ヵ月の女児と，すでに呼吸停止・心音聴取不能の状態で運びこまれた7ヵ月の男児の2つの症例を出している．その一方で，アメリカでの Battered Child Syndrome の定義・発生頻度，症状・診断，社会的背景の説明，そしてアメリカでの対応や親の治療の紹介に論文紙面を多く割いている．ここでは，「Kempe は自験400例より両親の社会階層，貧富，人種，宗教，教育レベルなどには密接な関係がないと述べている」（新田ほか，1973：10）とし，佐竹の1971年論文当時には入手できなかった Kempe の新しい研究が紹介されている．また，親自身が不幸な子ども時代を経験していることや，スウェーデンでなされた研究から加害者のひとつのパターンが「知識階級」の親たちの病理でそのグループに虐待親症候群という診断がもっとも該当するという精神医学の研究にも言及している．あらゆる階層で起こっている親の病気という見方と世代間連鎖が強調されていたのである．

そして「欧米では約20年以前から，主として小児科医により小児に対する虐待問題が提起され，学会でもしばしば論議され，今日では Battered Child Syndrome（被虐待児症候群）として小児科学の成書に記載されているにもかかわらず，わが国においては医学的に検討された報告はきわめて少ない」(新田ほか，1973：7) と欧米の Battered Child Syndrome の研究動向をみていく中で，日本の「立ち後れ」を警告した．「わが国においても多年にわたり存在してきたと思われるが，1960年代の後半から新聞紙上に被虐待例が散見され次第に数を増してきた」(新田ほか，1973：7) として子殺しの新聞報道から，今後ますます多発する傾向を呈していると状況を分析した．

　このように Battered Child Syndrome についての論文が日本の小児科学にも紹介されはじめて間もない1974年，小児科学の学会誌『日本小児科学会雑誌』が「被虐待児症候群—Battered Child Syndrome」の説苑を載せるにいたる（長畑，1974）．執筆者の東京都立府中療育センターの長畑正道は，「被虐待児症候群—Battered Child Syndrome の問題はわが国でもこの1〜2年の間に急に関心がもたれるようになって来た．他方，新聞その他のマスコミでこの4〜5年，小児の虐待の事件が報ぜられることがふえて来た」(長畑，1974：309) と書きだしている．アメリカで次つぎと論文が発表されていること，1973年にデンマークの Vesterdal が，日本の小児保健学会で「被虐待児症候群」について特別講演を行い，日本でも関心がもたれるようになってきたことなどを報告している．

　その他に前述の日本医科大学小児科学の橋本清も，1974年，雑誌『小児科』において，「被虐待児症候群」の「綜説」を執筆している．日本では虐待や遺棄のニュースが目立って増えてきていること，日本には被虐待児の実数についての統計資料がないが，アメリカで増えてきており，日本でも少なくないとしている．橋本もまた，新田らが引用したケンプの調査から「あらゆる社会階層，人種，宗教にわたっている」という報告に着目している（橋本，1974）．

　そしてこの時期，東京都立府中療育センターの高屋豪瑩たちが，母親から叱打され転倒し後頭部を打ち死亡した1歳男児の硬膜下血腫の1症例を Battered Child Syndrome として報告している（高屋ほか，1974）．この論文は，70年代初期までは，乳児や幼児の硬膜下血腫と診断されていたものが，1970年

半ばから加害者が親であれば，被虐待児症候群として診断可能であることを示したといえなくもない．Battered Child Syndrome の概念がなければみえず，別の診断カテゴリーで括られていたかもしれない子どもが，親から暴行を受けた被虐待児として日本の医学にも姿を現しはじめたのである．

このようなことから，70年代前半，ひとにぎりの小児科医の関心は次のようなものだったと考えることができる．

アメリカを中心に欧州でも小児科医らによって児童虐待は医学的な問題として頻繁に扱われており，小児科学のテキストなどに記載され，症例報告が相次いでいる．日本を見渡せば，マスコミで親が子どもを殺める同様の報道が相次いでおり，日本でも稀なことではないはずだ．にもかかわらず，日本の医学はこの問題を扱っていない．

現に，1974年までの初期の数少ない児童虐待の医学論文は，高屋らの症例研究を除いてすべて，欧米に較べて日本の小児科学が「立ち後れている」ことに触れている（佐竹，1971；新田ほか，1973；橋本，1974）．そして重要であるのは，70年代中頃から，日本に Battered Child Syndrome が紹介されていないことが被虐待児症候群を診断できない原因であると指摘されはじめたことである．親が子どもをつれて病院を訪れるときに事実を告げる親はいないので，外傷，火傷，骨折という診断はできても，病因診断がなされないままである（橋本，1974）．日本では症例報告が少なく，被虐待児症候群の医学的診断基準を知らないので，医師は親に簡単にだまされてしまい，被虐待症候群を見過ごしている（諏訪，1975）．そのような指摘である．

ここで肝心なのは，被虐待児症候群の診断が外傷や骨折診断とは別とされている点である．レントゲンを撮り新旧の骨折の混在を調べ，栄養状態や皮膚の損傷，眼球内出血，内臓損傷など患児の全身の状態を調べる必要があるが，それだけでは十分ではない．親は「もともと出血傾向があった」（橋本，1974：884，1977：155；長畑，1974：310）「階段から落ちて怪我をした」（長畑，1974：310）「自分でひっかくくせがあって常に傷あとがたえない」（諏訪，1975：456）とか述べるのが大多数であるから，このような親の説明と理学的所見な

どとの不一致から，子どもを急患として自ら連れてくる一見普通にみえる親の嘘をみやぶらなくてはならないのである．子どもの服装はきちんとしており，親の態度も普通の状態で，社会的にも適応しているので，表面的な観察だけでは親の加害を見抜くことができない（長畑，1974）．子どもを医学的に検査し，診察室で家族に会い父母別々に質問するなどし，子どもを帰さずに入院させて観察しながら，見極めなければならない．「ころびやすく，すぐに物にぶつかってけがをする」かどうかは入院させてみればわかる（諏訪，1975：456）．このような主張が，欧米の The Battered Child Syndrome に関する諸研究を引用しながら，日本の小児科学でなされたのである．養育者の子どもへの身体的暴行である虐待はもはや一目瞭然のことではない．実証するのが難しく，専門知識のある医師でなければ診断ができない疾患になったのである．

　ところで，児童虐待に早くから関心をもっていたのは小児科の医師だけではない．児童精神医学の池田由子が70年代から問題提起していた．

　池田は，1977年，『精神医学』に掲載された「児童虐待の問題について—精神衛生と福祉の立場から」という論文の中で，被虐待児症候群という外科的な狭い概念にとどまらず，「児童虐待」として，性的虐待などを含め，アメリカの児童虐待の歴史ならびに現状，ならびに日本におけるこの問題への社会福祉や法的措置の現状と今後の課題を説明している．そして1979年に池田は『児童虐待の病理と臨床』を著すことになる．「私は，いかなる文化，いかなる社会でも，また，いかなる時代においても存在した児童虐待について，現代の児童精神医学の観点から事例研究を通して考察してみたいと考えた．」（池田，1979：13）．このような池田の児童虐待をみる視点はそもそもどこから来たのかということであるが，それを考えるひとつのヒントは小林登同様，池田も自らのアメリカ滞在経験と児童虐待と関連させているということである．

　「私が米国に滞在していた1958～1959年は，第一次のキャンペーンの時期で虐待児のレントゲンを含む1時間のテレビ番組が，記憶するだけでも2回あったし，市立小児病院の医師の談話も紙上に登場した．専門家も一般人も

『まさか！』という反応であったが，1962～1964年になると，専門家の間ではこのような事例が討論されるようになっていた.」(池田，1977：901)

池田は，ケンプたちの「The Battered Child Syndrome」論文が出る時期に，アメリカに滞在し，児童虐待のメディア報道の過熱を実際に耳目していた．
ところで，『児童虐待の病理と臨床』には，さまざまな機関が扱った12の児童虐待の症例研究，小説や民話にみる虐待の分析，厚生省児童家庭局が全国の児童相談所に対して実施した「児童虐待，遺棄，殺害事件（未遂を含む）」の調査（厚生省児童家庭局，1975）の再分析が掲載されている．そして本論との関心で強調すべきは新聞記事に基づいて折檻死や障害児殺などの14事例を分析しているという点である．
このように，1970年代に児童虐待に関心をもった医師たちは，児童虐待問題の日本のパイオニアとされる小林登や池田由子のようにアメリカ滞在経験が関心の引き金になっているか，英語の専門雑誌論文や専門書を読み，Battered Child Syndrome を知るに至ったということである．つまり，日本で「児童虐待」を発見した医師たちは，臨床場面で患者 patient を診ていたというよりも，むしろ西欧の医学の Battered Child Syndrome をめぐる研究動向と日本国内の子殺しのマスコミ報道を観察していたといえなくもない.

3　医学知識と児童虐待

近代医学という科学知識を根拠とした逸脱の医療化は，一国内にとどまる現象ではなく，グローバルに波及する．近代医学の方法論や知識の普遍性という立場に立てば，医学診断や概念が日本に適用されていくことは当然で，早急に導入されるべきなのである．実際，イギリスでも，1962年のケンプらの The Battered Child Syndrome に影響をうけて，翌年，1963年末，2人の整形外科医による「"Battered Baby" Syndrome」の副題がついた論文が，*British Medical Journal* に掲載されている (Griffiths & Moynihan, 1963)．この論文は，

1歳未満の乳幼児のケースのわずか4例を扱っていたにすぎない．しかし，ケンプたちの論文などを引用して虐待の発生規模の大きさを示唆し，医師がシンドロームに気づき警察に通報する必要性を強調した．

　日本の1970年代の論文もそうであった．少ない症例ではあるが，「バタード」「シンドローム」という衝撃的なネーミングの力を借りて，診断・治療法，発生規模，原因論，通報法や対策チームについてのアメリカの状況を紹介し，日本での同様の研究の必要性や，通報法や対策専門チームの制度的整備の着手を啓発していた．

　そして日本の医師が児童虐待を発見するうえでのユニークな点は，欧米の小児科学の研究や実践水準をチェックしていただけではなく，日本の新聞報道をみて，この問題への病のまなざしを形成していた点である．イギリスのBattered Baby Syndromeの論文では，新聞記事の事例が診断されたわけではないからである．

　ところで，70年代前半から一部の医師にみえるようになった虐待であるが，それがすぐさま小児科学や臨床医学の共通の知識となったのであろうか．最後にこの点について簡単に記したい．

　『今日の小児治療指針』は小児科学の臨床医や医学生に広く使用されている．1970年に初版が出され，以後，数年おきの間隔で刊行され，1988年からは姉妹版として『今日の小児診断指針』も併せて発行されている．『今日の小児治療指針』では，被虐待症候群や被虐待という言葉は，1976年の第2版以降のすべての改訂版で，また『今日の小児診断指針』では第1版からのすべての改訂版で掲載されている．「The Battered Child Syndromeが日本の小児科学のテキストに載っていない」という70年代はじめの小児科医の危惧は，早い時点で解消されたといえる．ただ，『今日の小児治療指針』でみると，児童虐待の扱いは，90年代始めまでは執筆者によって濃淡があり，概して控えめな扱いである．それが1997年から扱いが大きくなり，2003年のいちばん新しい第13版では「虐待・暴力」の章として独立している．小児科学の臨床実践を「児童虐待の眼」から総点検するかのような勢いである．

他方，小児科学を超えた臨床医学全体における児童虐待の扱いはどうであろうか．『今日の治療指針』は，1959年から毎年継続して刊行され，その時代の日本の治療のスタンダードを目指すというのが編集方針であることから，その年の臨床医学が重要とみなす項目とは何かを知るうえでの格好の題材であるように思う．『今日の治療指針』の索引で児童虐待関連の項目を調べていくと，60年代や70年代には全く記載がなく，初出が80年代で，1982年と1985年である．「被虐待児症候群」の項目で説明がなされている．そして，児童虐待関連の項目が毎年継続して記載されるようになるのは90年代になってからである．それまで基本的にはケンプたちの概念を踏襲した説明で，年次によって掲載の有無があり，記述内容にもバラツキがあったが，1994年から変化している．執筆者が毎年交替しているにもかかわらず，毎年継続して掲載されているのである．児童虐待の問題は，90年代半ばからすべての臨床医が共有すべきスタンダードな医学知識として位置づけられたといえる．

しかし，これらのことは逆にいえば，児童虐待が臨床医学に定着するスピードが緩やかであったことを示している．本稿でみてきたように70年代前半から小児科学からの啓発が行われ，そして付言すると80年代には厚生省心身障害研究において小林や池田らによる『母子相互作用の臨床応用に関する研究』で小児科のある病院や児童相談所を対象とした医学主体の被虐待児の全国調査もなされている．にもかかわらず，日本では児童虐待は1990年代に入るまで必ずしも臨床医学で不可欠な知識としてはみなされていなかったことのほうが，今後の課題として分析されていいのかもしれない．

（上野　加代子）

【文　献】

Conrad, P. & J. W. Schneider, 1980, *Deviance and Medicalization : From Badness to Sickness*, The C. V. Mosby Company.（進藤雄三監訳，杉田　聡・近藤正秀訳，2003,『逸脱と医療化—悪から病いへ』ミネルヴァ書房）

Coontz, S., 1992, *The Way We Never Were : American Families and the Nostalgia Trap*, Basic Books.（岡村ひとみ訳，1998,『家族という神話』筑摩書房）

Griffiths, D. LI. & F. J. Moynihan, 1963, "Multiple Epiphysical Injuries in Babies ('Battered Baby' Syndrome)," *British Medical Journal*, Dec. 21：1558-1561.

原　胤昭，1909，「児童虐待防止事業」『慈善』1(2)中央慈善協会（復刻版）：189-196

──，1922，「児童虐待防止事業最初の試み」『社会事業』社会事業協会：72-79

橋本　清，1971，「神経疾患」『日本医事新報』2444：33-34

──，1974，「被虐待児症候群」『小児科』15(10)：831-837

──，1977，「被虐待児症候群」『小児科』特6　18(12)：1553-1557

池田由子，1977，「児童虐待の問題について」『精神医学』19(9)：4-20

──，1979，『児童虐待の病理と臨床』金剛出版

Kempe, C. H., Silverman, F. N., Steele, B. F., Droegemueller, W. and H. K. Silver, 1962, "The battered-child syndrome," *Journal of the American Medical Association*, 181(1)：17-24

小林　登，1972，「こどもを育てるとは〔育児学原論〕」『からだの科学』増刊3：2-9

──，1973，「幼児虐待──社会小児科学の立場から」『からだの科学』52(7)：12-17

──，1996，「JaSPCAN 会長就任挨拶──あいさつ」『JaSPCAN ニューズレター』No. 1：1-2

──，2005，「日本子どもの虐待防止研究会会長を退くにあたって」『JaSPCAN ニューズレター』No. 18：1-2

三田谷　啓，1917，「児童の虐待に就きて」『慈善』8(3)中央慈善協会：201-210

長畑正道，1974，「被虐待児症候群」『日本小児科学会雑誌』78(6)：309-312

内務省社会局，1933，『児童虐待の事実に関する調査』

日本医師会監修，2002，『児童虐待の早期発見と防止マニュアル──医師のために』明石書店

新田康郎・藤井肇・臼井明包，1973，「被虐待児症候群について」『日本医事新報』2569：7-12

坂井聖二・奥山眞紀子・井上登生編，2005，『子ども虐待の臨床──医学的診断と対応』南山堂

佐々木正美，1979，「小児の虐待──被虐待児症候群」『臨床精神医学』8(8)：909-916

佐竹良夫，1971，「Battered child syndrome」『小児科診療』34(2)：213-218

諏訪城三，1975，「被虐待児症候群」『小児科』16(4)：449-459

高屋豪瑩・猪俣賢一郎・伊藤順通，1974，「長期にわたって生存した Battered Child Syndrome の1剖検例」『小児外科・内科』6(8)：784-789

東京府学務部社会課，1939，『被虐待児保護概況』

上野加代子，1996，『児童虐待の社会学』世界思想社

上野加代子，1999，「児童虐待問題の批判的検討―メディカルな言説を問う」日本社会精神医学会『日本社会精神医学会雑誌』Vol. 7, No. 3：251-253
上野加代子・野村知二，2003，『＜児童虐待＞の構築』世界思想社
山室軍平，1922，「児童虐待の事実とその防止運動」『婦人之友』（山室軍平選集刊行会編，1952，『社会事業及社会問題』山室軍平選集第 6 巻再録：545-550）
――，1934，「児童虐待防止と救世軍」『救世済人』（山室軍平選集刊行会編，1952，『社会事業及社会問題』山室軍平選集第 6 巻再録：551-555）

第9章　不登校と医療化

> **要　約**
>
> 　従来の「〈不登校〉の医療化」研究は，医療化過程に関わる人びとを一枚岩的に描いてしまう欠点をもつ．本章は，医療化に反対する主体として描かれがちな「不登校の親の会」の人びとにしばしばみられる，「不登校は病気じゃない」と語りつつ「医療にかかる」という，一見矛盾する現象に焦点をあてる．そして，彼らにとって「医療」がもつ多様な意味を描くことで，「医療化は批判されるべきか否か」といった二元論的議論の乗り越えを試みる．
> **キーワード**：「不登校の親の会」，医師の二分法，「病気」―「選択」の二元論

1　〈不登校〉の医療化論再考～本章の問い

　〈不登校〉の社会学的研究には，実証主義研究[1]だけでなく，医療化論と関連の深い社会構築主義（Social Constructionism，以下 SC と記す）に親和性の高い研究がある[2]．これらは，言説の背後にそれを規定する構造を想定するかについて，分析的立場の違いを孕みつつ以下のような認識を共有する．すなわち，1960年代より，児童精神科医などの「専門家」によって〈不登校〉（当時は「登校拒否」が一般的だったが，混乱を避けるため，本章は一貫して〈不登校〉と記す）は「病気」として「治療」の対象とされた．80年代に入り，「不登校児の親の会」（以下「親の会」と記す）の人びとを中心に「不登校は病気じゃない」という主張がされはじめ，80年代終わりから90年代には「権利」「選択」「生き方」という解釈が登場してきた．そして現在「病気」とする解釈は少数派である，と．たとえば「医療化」のタームを用いるヤマザキ（Yamazaki, A.）は，「医療化」から「脱医療化」への変遷としてこれを整理するが，本章

において筆者はこのような分析を排したい．それはどのような意味においてだろうか．

　上記のような「医療化の歴史モデル」は，たとえば「日本社会」のような全体構造を措定し，「医療言説」と「医療否定言説」とのバランスを測り，それを「医療化傾向」あるいは「脱医療化傾向」と判断し，その趨勢を解釈するものだ．その際重要な手続きは「全体」をどのように設定するかだろう．〈不登校〉のSC的研究は，たとえば新聞や学術雑誌など観察対象を限定する（あるいは暗黙裡に「全体」を同定する）ことでこの点を担保してきた．このことには手続き上の意義はあったが，一方でそれは，アリーナが変われば異なる解釈がありうることを暗示するだろう．

　実際，〈不登校〉への医療的取り組みは，「脱医療化傾向」が強まったと考えられている80年代後半以降も減少していないし[3]，後にみるように，「医療とどう付き合うか」というテーマは，「不登校は病気じゃない」と語ってきた「親の会」の人びとにとって，重要なテーマであり続けている．つまり人びとの語りは，現在，混在状況にあるとみたほうがよいのではないか．というのは，「歴史モデル」に沿って人びとの認識を理解することが，結果的に「病気か生き方か」という二元論での〈不登校〉解釈を促し[4]，以下のような問題をもたらすと考えるからだ．

　それは「医療化」「脱医療化」の主体を一枚岩化してしまう傾向だ．「歴史モデル」による研究は，たとえばある時期の「少数派」の語りを「例外」とする手続きを伴うが，それは必然的に人びとの多様性を軽視することになろう．しかし実際には，コンラッドとシュナイダー（Conrad, P. & J. W. Schneider）も指摘した「医療化を進めるのは専門家だけではない」という命題[5]は，〈不登校〉に関わる人びとの状況にも当てはまる．

　まず，〈不登校〉児童・生徒の親すべてが「親の会」に参加するのではない．〈不登校〉の相談・対処には，フリースクールや「親の会」と関わりのある「居場所」だけでなく，適応指導教室や児童相談所などもこれにあたる．後者と関わる人には「不登校は病気ではないと思うけど，お医者さんと付き合って

いきたい」との声もあり,「医療と付き合わない」と割り切れる人はむしろ少ないという印象がある[6].

「親の会」の人びとも実際はさまざまだ.「親の会」には自助(セルフヘルプ)的性格の強い会も多いうえに,対外的には「不登校は病気じゃない」と主張する会に参加する人びとも,「迷うことなく」医療との付き合いを拒絶できる人ばかりではない.決して少なくない人が何らかの形で医療との付き合いを模索する姿を,筆者は目にしてきた.

「医療化の主体」として括られがちな「専門家」も同様だ.たとえば「不登校は病気じゃない」を主唱した奥地圭子は,〈不登校〉を治療対象とした医師と異なる考えをもつ児童精神科医との出会いを,自らの転機と語る[7].また児童精神科医の間では,特に入院・強制治療の是非や薬物投与について議論が繰り返されてきた経緯もある(象徴的な出来事として,日本児童青年精神医学会・子どもの人権に関する委員会による,稲村博医師の「治療」への調査と批判的見解の表明をあげておく[8]).

さて,これらの中でもにわかに理解しがたいのは,「不登校は病気じゃない」けど「医療にかかる」人びとの存在だろう.見方によれば「矛盾」にさえ映るこうした振る舞いを,われわれはどのように考えられるだろうか.

〈不登校〉のSC的研究は,〈不登校〉カテゴリーの意味の多様性を明らかにしたが,反面,その意味づけに用いられる「病気」「選択」「生き方」などについては均質な解釈をしてきた.しかし〈不登校〉が語りの中でその都度意味を与えられ達成されると考えるなら,これらのカテゴリーも同様に想定できるはずだ.であるなら,彼らが「不登校は病気じゃない」と語る時の「病気」や「医療にかかる」の「医療」が何を意味するのか,また,カテゴリー間の関係はどのようであるか,などを検討することで,矛盾に思える語りを理解する方法を見い出すことができるのではないか.

そこで本章は,人びとが「医療」「病気」「治療」カテゴリーとどのように向き合ってきたか,という問いを立てる.それは,彼らにとってこれらのカテゴリーが持ち得る意味を探る試みである.ただし,その際「人びと」を「親の会

に参加する人」および「不登校経験者」に限定したい．それは「不登校は病気じゃない」と長く訴えてきた彼らにこそ，上記の「矛盾」は先鋭的に現れたのであり，それゆえその対処にもっとも心を砕き，現在も悩みの中にあるのがこれらの人びとだと考えるからだ．また，仮に「医療」を批判すべき現状認識があるとして，なお「医療」と繋がりたいと切望する人がいるとすれば，そこに彼らの困難さを垣間見ることができると考えるからでもある．もちろん一方の「当事者」としての「医師」についても同様な検討が必要だが，紙幅の都合もあり，その点は今後の課題としたい．

2　「医療」との付き合いの模索

1）「不登校は病気じゃない」が「医療にかかる」人びと

シューレ大学不登校研究会は，2001年に「不登校と医療についてのアンケート調査」を実施している．この調査は，登校拒否を考える全国ネットワーク参加団体・世話人，各地のフリースクール，『不登校新聞』（現『Fonte』）での呼びかけに応じ協力を申し出た人，これらの人を通じて紹介を受けた人，シューレ会員および来訪者を対象に，自記式調査票・郵送方式で行われた[9]．サンプルの偏りがあることは否めないが，「不登校と医療」をテーマに行われた唯一の調査である．

回収されたアンケートは，子ども対象が120，親対象が221であり，うち「医療にかかった人」は，それぞれ90，180と高率を示す．調査時点も「医療にかかっている」は，それぞれ38.8%（N＝90），28.9%（N＝180）[10]である一方，不登校開始時に「病気だと思わなかった」人は，63.3%（同），54.4%（同）にのぼる[11]．

この結果には「不登校は病院へという風潮」があり「当事者が意思を尊重されず，望んでいないのに医療にかかっていることが推測できる」（シューレ大学不登校研究会，2002：14）という解釈も確かに可能だ．ただ，この調査は「医療」「病気」を操作的に定義していないため，回答者の中に，これらについて

多様な意味づけがあった可能性もあるのではないか．つまり，彼らの中には「行かされている人」もいたかもしれないが，「病気じゃない」と「医療にかかる」とが矛盾せず同居し，「自分から通う人」がいた可能性もあるのではないか．

2）「いい医師」「悪い医師」という二分法

近畿圏のある「親の会」への参加経験をもつ女性で，現在は，子どもの成長もあって会を離れているAさんの語りからそのことを考えていこう．Aさんのお子さんは4年生から中学卒業まで〈不登校〉を続けた．6年生の時「あまりにつらそうだった」ため，「親の会」で知り合った人に「クリニック」を紹介してもらい，2年間一緒に通った．彼女はその経験について以下のように語った[12]．

A 「<u>不登校は病気じゃない，とは思うのね</u>．うん，だけど，なんていうかな‥それでも（うちの場合）お医者さんにかかると，子どもが安心しているように見えることがあったんですよ．ただ，お医者さんにもいろいろあるから，慎重に選ばないといけないとは思うんよ．」

R 「選ぶ？」

A 「そうそう．<u>いいお医者さんもいれば，悪いお医者さんもいるわけ</u>．」

（Rは筆者．‥は短い沈黙．括弧内補足と下線は筆者による．以下同様）

筆者の知る限り，「お医者さんにかかると子どもが安心しているように見える」というとらえ方は，「親の会」に参加する人の多数派ではないと思うが，「いい医師」と「悪い医師」という二分法は，彼らにある程度共有されたもののように思う．

たとえば2000年に大阪で開かれた「不登校と医療を考えるシンポジウム」（登校拒否を考える全国ネットワーク主催）について報じた『不登校新聞』は，開催の中心となった「大阪の会」の考えを以下のように伝える．

「医療を利用する場合に，子どもや親の側ではどんなことに気をつけなければならないのか（具体的には病院選び，入通院のありかた，服薬などにかかわって）．<u>一方的な依存でも反発でもないところで，医療とのかかわりを，これまで不登校に深くかかわってきた精神科医を囲んで具体的に知見を深める場になれば</u>，と『大阪の会』では考えている」[13]

ここに示されるのは「医療」の全面的な否定ではなく，どのようにそれを利用するかを模索する姿である．では，彼らにとって利用できる「医療」，つまり「いい医療」とはどのようなものなのか．Ａさんは，「いいお医者さんってどんな？」という問いに以下のように答える．

Ａ 「薬のこととかやっぱり気になるわけやんか．副作用のこととかね．あたしはそれが一番やなぁ．過剰投与？ で亡くなった子がいたり‥．それが一番怖い．‥何も言わんと薬だけ出して，話し全然聞いてくれないとか，飲むの強要されたりとか‥そういうのは辛いよね．子どもだって嫌がるよ．だから，そういうことわかってくれる人ね．なんていうかなぁ，<u>私たちの側に立ってくれる人</u>．」

彼女がまずあげたのは「服薬」の問題だ．先のシンポジウムでもこれは大きな関心のひとつだったが[14]，副作用や過剰投与の問題など，彼らにとって「服薬」は憂慮されるものであることは理解されるべきだ．

しかし一方で注目したいのは，このことと医師の評価との結びつき方である．Ａさんは「いい医師」の条件として，「間違いのない処方をしてくれる」ことをあげない．彼女があげたのは「私たちの側に立ってくれる」ことである．実際，これまで筆者が出会ってきた親の方にも「いい医師」の条件として「専門知識をきちんと持つ」「適切な診断・治療・処方をする」ことをあげる人はほとんどおらず，「私たちに寄り添ってくれて，受け入れてくれる」医師をあげる人が多い．同じ傾向は先のアンケート調査にも現れる[15]が，それは言い換えれば，彼らが「医療」を専門知と異なる側面で評価し，特定部分を利用し，

第9章　不登校と医療化

または遠ざけようとしていることを意味するだろう．

では「悪い医師」とはどんな医師なのか．Ａさんは続ける．

Ａ　「こっちはいろいろ不安なのよ．そういうときに，一方的に決めつけられたりとか，説明もなしに薬だけとか…．そういう人は結局，不登校を理解してないというか，なんだろう．否定的なんよやっぱり．悪いことや，っていう．だからそういうお医者さんは嫌だよね．」

この語りからは，先にみた「寄り添ってくれる」が「不登校を否定しない」と同義であることがうかがえる．つまりＡさんにとって「いい医師」とは，「不登校を肯定してくれる医師」であり，「悪い医師」とは「否定する医師」と感じられているのではないか．

このことは，「治療」という語に「親の会」の人びとがこめる意味をみれば理解しやすい．「治療」は，たとえば「不登校の『矯正』『治療』」のように，〈不登校〉を否定し，変化を促す思考の象徴として用いられる語である．それは，厳密には「医師」でない「専門家」（カウンセラーなど）の行為を，しばしば「治療的」と批評する事にもみて取れる．

実際Ａさんは，お子さんの「医療」との関わりを決して「治療」といわない．これまでみたように，彼女にとって「悪い医師」とは「説明しない」「強要する」「決めつける」医師だと思われるが，これらは「親の会」の人びとが語る「治療」概念と極めて近い関係にある．またＡさんは，この医師について「薬なんてあんまり効きませんよ，とかね，平気な顔でいうんよ．全然お医者さんぽくない．変な人（笑）」と語る．そこでは，われわれが「頼りない」とさえ考えがちなエピソードが，むしろ好意的にとらえられている．しかしまさにそれこそが「私たちに寄り添ってくれる医師」という言葉に彼らがこめる意味なのではないか．つまり，彼らが「不登校は病気ではない」と語るときの「病気」，あるいは批判し遠ざける「医療」とは，旧来の「権威的な医師」による「治療」というイメージと，分かちがたく結びついているのだ．

3）「服薬」と「自律的コントロール」
この考えは「服薬」についての語りにも現れる．

A 「薬出してくれた時（処方した薬や副作用のことを）ちゃんと説明してくれたし，きつければ飲まなくてもいいっていってたから，それがよかった．効かないかも，とも言われたんよ（笑）．でもかえってね，それで安心できたのかな．」

　実はAさんのお子さんは「服薬」を1月ほどでやめている．Aさんはその理由を「楽にならなきゃ意味ないじゃない．心配の方が多いし」と語る．実際，「親の会」の人びとの「服薬」への否定的感情を支えるのは，副作用や過剰投与による事故への懸念だろう．そこでは安全が何より優先される．しかしこのことは，安全であれば「服薬」を検討する人がいるということでもある．そして重要なことは，彼らの中にもAさん同様「不登校は病気じゃない」と考える人がいるという点にある．
　そこで注目したいのは，彼らが「服薬」を考える理由だ．筆者が知る限り，「服薬」が「不登校の回復・解決」に直接繋がると考える人はほとんどいない．というより，何が「回復」「解決」なのかということ自体，彼らには重要な問いとなっていることが多い．「服薬」の意味は，彼らのこの状況を文脈にしなければ理解できない．つまり，悩みの中にあって，使用に伴う安全が保証され，かつ少しでも「子どもが楽になれる」なら，使用を検討するのが，彼らにとっての「服薬」なのだ．
　ゆえに「服薬」に伴う懸念は「安全性」だけに留まらない．飲むかどうかのそもそもの決定や，飲み方の自身による調整，つまり「自律的コントロール」ができるかが重要な点となる．Aさんが「きつければ飲まなければいい」と言われたことを「よかった」といい，「効かないかも」という医師の（ある意味無責任な）言葉に「安心した」と語るのは，そんな心情の裏返しではないか．
　そして重要なのは，このような「服薬」のとらえ方が，ここでもやはり「治

療」概念と排他的であることだ．先にみたように「治療」は「医師から与えられるもの」ととらえられるが，「服薬」は，それを自律的コントロール下に置き「治療」から分離させられる限りにおいて，「いい医師」と親和性をもつことになる．つまり，ここでも重要なのは「治療」概念を「不登校の否定」とする彼らのとらえ方との関係なのである．

4）「身体症状」と「休みを求めるサイン」

以上のとらえ方は，彼らが，〈不登校〉の子どもにみられるさまざまな「身体症状」を，「身体が本能的に休みを求めているサイン」とみる[16]ことと無関係ではないだろう．Aさんは「親の会」でその考えにはじめて触れたときの自身を「目から鱗（が落ちた）」と表現したが，そう考える彼らにとって，他者からの否定的な眼差しと強制的介入は，それが「医療」でも「教育」でも，同じように排除すべきものとなる．ゆえに彼らは時に「大切なのは病気かどうかではない」[17]とさえ発言する．このことは，彼らにとって「病気」概念は「ラベル」に過ぎないこと，むしろ重要なのは，周囲の人がそれをどのようにみるのかということの方にあることを示すだろう．そしてそれこそが，「不登校は病気じゃない」運動の中で，彼らがその否定だけでなく，「選択」「生き方」といった別様の解釈を対置することに繋がったのだと筆者は思う．彼らにしてみれば，仮に「病気」という解釈が退いても「逸脱視」が残るのでは意味がないのだ．

しかし一方で，近年，「不登校は選択・生き方」というとらえ方が「当事者」の一部に固有の「辛さ」をもたらしたとする語りが，〈不登校〉経験者の一部から発せられてきた．彼らは，「親の会」の人びととは異なる方法で「医療」との付き合いを模索しようとしているようにみえる．次節でそれをみていこう．

3　「病気」──「選択」の二元論を超える試み

自らも〈不登校〉経験をもつ貴戸理恵は，「80年代半ば以降に不登校となり，

今では『大人』になった元不登校者」(貴戸，2004：17) 15名への詳細な聞き取りを通じて，「不登校は選択である」という物語（貴戸はこれを「選択の物語」とよぶ）が，「当事者」にもたらしうるジレンマの構造を明らかにする．「当事者学」の立場を採る貴戸にとっての「当事者」とは，「不登校者に限定する」(同：21) とされる一方，別の箇所では「ニーズの主体」(同：24) とされるなど，その定義に揺れがみえるものだ．ただ，彼女が分析に参照した語りは〈不登校〉経験者のものに限られており，それゆえ彼女がいう「当事者」を「不登校経験者」と，とりあえず理解しておこう．

さて，貴戸の議論が明らかにしたのは，「選択の物語」に回収されえない多様な「当事者」の姿であり，にもかかわらず，公の場で「同一の物語」を語るよう促される構造の存在である．「選択の物語」は，「不登校は病気」という解釈に対置されることで「当事者」を不当なまなざしから解放した．しかし一方で，「明るい不登校」に代表されるように，それは将来への肯定的メッセージを強く打ち出すがゆえに，「当事者」が被る可能性のある（あるいは実際に被る）さまざまなマイナス面を，結果的に隠蔽してしまったと貴戸はいう．経験者への聞き取りから，彼女はそれを4つに類型化するが，「選択の物語」を肯定できるのはその一部にすぎない．多くは「『不登校によるマイナス』を引き受けながら自らの経験に向き合う」(同：263) 状況下で，「選択の物語」とは別の「不登校を肯定する物語」の構築に迫られているのだ．

以上の認識から，貴戸は〈不登校〉の医療化と脱医療化の歴史を踏まえ，ありうる「不登校肯定の物語」を，①「病理化における個人の免責効果による受容」②「『わたしがそれを選んだのだ』とする脱病理化による個人の主体化による受容」③「『病』の意味自体を変容させることによる『病者』としての自己の受容」の3つに整理する[18]．貴戸は③の例として，「浦河べてるの家」における精神障害者の実践をあげ「病理化は，ここでは劣位のカテゴリーをみずから引き受けつつ，『病』の意味をずらし，自己を定義し直す戦略となっている」(同：269) と評価し，この物語を①②につけ加えるよう提案する．そこに医療化論における重要なテーマである免責と個人化に関する葛藤[19]，すなわ

第9章 不登校と医療化

ち「自己責任をめぐるポリティクス」をみることはたやすい．

　パーソンズの「病人役割」概念の要諦は，「病者の受容」の帰結として，「その状態に陥ったことへの免責と通常役割の一時的免除」と「専門家と協力し，その状態から回復する義務」とが分かちがたくあることを指摘した点にある．「病者になる」ことは，「医療」の管轄下で主体性を剥奪されることを意味するが，代わりに「免責」が得られるものでもある．ただ，これには「特定の病気のタイプ，たとえば慢性病あるいは精神病には該当しない」との指摘があった[20]ことは重要だ．

　〈不登校〉も，「病気」とされながら「免責」されなかった歴史をもつ．「病気」の語りでは，「子どもの未熟さ」「性格のゆがみ」が指摘され，親が原因の一端と対処責任とを背負わされた[21]．つまり「親の会」の人びとは，その状況下で「免責獲得」と「主体性回復」という二重の課題に取り組んできたわけだ．2節にみた彼らの実践は，その過程で獲得されてきた「実践的推論」[22]の方法なのである．

　しかし貴戸が示すのは，この実践が必ずしも万能ではなかったということだろう．それゆえその指摘は「親の会」の人びとの実践と微妙な関係におかれる．彼らの実践は，「治療」概念との関わりを規準に「医師」カテゴリーを二分し，「生き方」に親和性をもつものを自らの側に「引き寄せる」ものだ．それは「主体性回復」には繋がるが，一方で，自身や子どもにさらなる「責任」を課してしまう．貴戸の提案は，「主体性」と「責任」との間に潜むこのジレンマを，「病」カテゴリーの意味をずらしそのまま「肯定」することで霧消させえないか，を模索するものなのだ．

　筆者も以前，「『不登校は生き方』はしんどい．病気なら自分の責任じゃないし，治るかもしれない．それに精神科に通うのだって選択なんだし」という経験者の語りについて，〈不登校〉をめぐる語りが，「生き方」か「病気」かという二元論の中でのみ問われる状況への違和感の表明であり，「生き方としての病気」という新しい認識の構築を訴えるものだ，と解釈した[23]が，ここにも同じジレンマの構造がある．つまり「主体性を手に入れるために，『選択の結

果』を自己責任として受け入れるか，不当な責任を免除されるために主体性の剥奪に甘んじるか，という二者択一の強迫」(貴戸，前掲：269-271) を，いかにすり抜けるかが，この二元論に収まりきれない一部の「当事者」にとっての課題となっているのだ．

4 新しい社会的文脈〜ADHD，LD，ひきこもり

　以上，「親の会」と「当事者」の人びとの語りから，「医療」「病気」カテゴリーについての多様な実践をみてきた．最後に，しかしそのような実践をある意味で「うまく」行える人は，「医療」との関わりを模索する人の一部である可能性を指摘せねばならない．彼らの中には，「病気かどうか不安だから」と，従来の意味に近い形でこれをとらえ，自身の中に矛盾や分裂を抱えながら日々を送る人がいる．この点の理解には，2000年頃から生じてきた2つの社会的文脈を知っておかねばらない．

　ひとつは，「不登校そのものは病気ではない」が「病気が背後にある不登校もある」という語りの存在だ．1992年の文部省の認識転換に象徴されるように，現在〈不登校〉そのものを病気とするクレイムはほとんどみられない．しかし一方で，上記のような語りは，ADHDやLDなど「軽度発達障害」とよばれる新しい「病気」が「発見」されることで，一定のリアリティをもって人びとに受け止められている[24]．

　もうひとつはこの点とも関わるが，「不登校その後」としての「ひきこもり」への注目である．「ひきこもり」についてはそれ自体「病気でない」ことが定義の要件だが，両者はしばしば，時間的・「病理」段階的に接続して語られ，〈不登校〉は「ひきこもり」のリスク要因として位置づけられることも多い．ゆえにその観点からは，〈不登校〉への早期介入と，時には「治療が必要」[25]という語りさえもが，整合性を獲得することになる．

　実はこの2つについても，「病気」カテゴリーはそれぞれ異なる意味を与えられ，その実践が「医療」との関わりを担保していることを指摘せねばならな

第9章 不登校と医療化

いが、それを示す紙幅はすでにない。結局、われわれがみてきたのは、「医療」「病気」というカテゴリーが、分析に先立って人びとの中に息づいており、多様な意味を与えられ、実践を組織するものだという当たり前の事実である。しかしこの事実を前にして、従来の医療化論の多くがそうだったように、われわれはなお「批判的に」医療化を語るべきだろうか。人びとが「医療」「病気」を多様な意味づけのもとで語るように、われわれも「批判」「記述」の具体的な中身を論ずべき時なのではないか。それは、人びとの実践を彼らの概念に沿って具体的に理解することから始められるべきだろう。それゆえ当面「記述モデル」にとどまる努力をすること—完全には達成できない[26]にせよ—が医療化論のあるべき姿だと筆者は考える。本章はそのひとつの試みなのだ。

（工藤　宏司）

【注】
1）森田，1991，保坂，2000など．
2）Yamazaki, 1994, 朝倉，1995，工藤，1994/1995，樋田，1997，加藤，2004など．
3）花谷・高橋，2004：246．
4）工藤，2003：40-42．
5）　Conrad & Schneider, 1992＝2003：211-272，497-498など．
6）1996～98年に児童相談所でメンタルフレンドとして関わった際の印象．
7）奥地，1989：43-61．
8）高岡・山登・川端，1992：77-101．および稲村，1992：101-103．
9）シューレ大学不登校研究会，2002：4．
10）同上：16．
11）同上：14．
12）2003年11月の聞き取り．以下すべて同じ．
13）『不登校新聞』42号（2000年1月15日），2面．
14）2000年3月25，26日のシンポジウムの様子を記したフィールドノート．
15）シューレ大学不登校研究会，前掲：114-115．
16）奥地，前掲：118-129．
17）『不登校新聞』50号（2000年5月15日），2面，奥地圭子の発言．
18）貴戸，2004：266-271．
19）進藤，2003：5-9．

20) 同上：5-7.
21) 注2の研究を参照.
22) Pollner, 1987.
23) 工藤，前掲：41-42.
24) 『不登校新聞』相談欄にはこうした相談がしばしば取り上げられる.
25) 斉藤，2002など.
26) 安藤，1999，進藤，2003など，このような指摘は多い.

【文　　献】

朝倉景樹，1995，『登校拒否のエスノグラフィー』彩流社
安藤太郎，1999，「P. Conrad の医療化論の検討」『保険医療社会学論集』10：75-83
Conrad, P. and J. W. Schneider, 1992, *Deviance and Medicalization : From Badness to Sickness : Expanded Edition.* PA : Temple University Press. (進藤雄三監訳，2003，『逸脱と医療化』ミネルヴァ書房)
花谷深雪・高橋　智，2004，「戦後日本における『登校拒否・不登校』問題のディスコース―登校拒否・不登校の要因および対応策をめぐる言説史」『東京学芸大学紀要1部門』55：241-259
樋田大二郎，1997，「『不登校を克服することで一段と成長する』―登校の正当性をめぐる言論のたたかい」今津孝次郎・樋田大二郎編『教育言説をどう読むか　教育を語ることばのしくみとはたらき』新曜社：185-206
保坂　亨，2000，『学校を欠席する子どもたち　長期欠席・不登校から学校教育を考える』東京大学出版会
稲村　博，1992，「報告書に関する意見」『児童青年精神医学とその近接領域』33：101-103
加藤美帆，2004，「『不登校』をめぐる政治―朝日新聞家庭面の分析から」『年報社会学論集』17：144-154
貴戸理恵，2004，『不登校は終わらない―「選択」の物語から〈当事者〉の語りへ』新曜社
工藤宏司，1994/1995，「『不登校』の社会的構築―モノグラフの試み（上）（下）」『大阪教育大学教育実践研究』第3号/第4号，大阪教育大学教育学部付属教育実践研究指導センター：79-94/85-102
――，2003，「社会問題としての『不登校』現象」『大阪府立大学人間科学論集』31/32，大阪府立大学人間科学研究会：21-57
森田洋司，1991，『「不登校」現象の社会学』学文社
奥地圭子，1989，『登校拒否は病気じゃない―私の体験的登校拒否論』教育史料出版会
Pollner, M., 1987, *Mandane Reason : Reality in Everyday and Sociological Dis-*

course, NY : Cambridge University Press.
斉藤　環，2002,『ひきこもり救出マニュアル』PHP 研究所
シューレ大学不登校研究会，2002,『不登校と医療―不登校と医療についてのアンケート調査』NPO 法人東京シューレ
進藤雄三，2003,「医療化のポリティクス―『責任』と『主体化』をめぐって」『現代の社会病理』18：1-14
高岡　健・山登敬之・川端俊彦，1992,「登校拒否と人権―稲村博会員の『登校拒否症』治療に関する調査及び見解」『児童青年精神医学とその近接領域』33：77-101
Yamazaki, A., 1994, "The Medicalization and Demedicalization of School Refusal : Constructing an Educational Problem in Japan," in *Troubling Children : Studies of Children and Social Problems*, edited by J. Best. NY : Aldine de Gruyter : 201-217

第10章　AD/HD と医療化

> **要　約**
>
> 　近年，日本において，AD/HD（Attention-Deficit/Hyperactivity Disorder）に対する社会的な関心が高まっている．関心の高まりに伴い，行政的な対応もなされ始めている．これらのさまざまな対策が講じられつつある背景のひとつとして，AD/HD の子どもをもつ親たちによる「親の会」の活動がある．本章では，「逸脱の医療化」の観点から，日本における AD/HD の制度化について記述していく．
>
> **キーワード**：逸脱の医療化，AD/HD，親の会，軽度発達障害

1　はじめに

　AD/HD とは，アメリカ精神医学会（American Psychiatric Association : APA）の発刊する『精神疾患の診断・統計マニュアル（Diagnostic and statistical manual of mental disorders : DSM）』に定められた軽度発達障害のひとつであり，主に「多動」「衝動」「不注意」を特徴とする行動症候群である．日本では「注意欠陥／多動性障害」と訳されることもある．病因は未だ明らかではないが，脳の何らかの機能的な障害が想定されており，AD/HD をもつ子どもは，落ち着きがない，じっと座っていることができない，集中力がないといった「問題」を抱えているといわれている．

　このような「問題」を理由に診断を希望する人の数は日本でも急増しており，医療現場での対応も始まっている．一方で受診希望者に対し，診断可能な医療機関や医師の数は少なく，筆者がこれまで AD/HD の親の会で行ってきたフィールドワークでも，予約の申し込みをしてから初診までに半年かかったという声が多数聞かれるほどの医療者不足の状況にある．

また，先のような「問題」を抱える子どもに対する教育上の関心から，文部科学省が2002年に行った「通常の学級に在籍する特別な教育的支援を必要とする児童生徒に関する全国実態調査」によれば，AD/HDを含む「学習面や行動面で著しい困難を持っていると思われる」児童生徒の割合は，6.3%とされた（文部科学省，2003）．この6.3%の児童生徒に対する対応策の整備は，教育現場での対応を中心に危急の課題のひとつとされている．

　本章では，「逸脱の医療化」（コンラッド／シュナイダー，2003）の観点から日本社会におけるAD/HDの制度化について記述していく．アメリカでは，AD/HDは1970年代以降もっともよくみられる児童の問題として社会学的研究が多数なされている．一方，日本においては，AD/HDについての社会学的研究がいくつかなされ始めているものの（井上，2003, 2005；渡邊，2004など），AD/HD概念がどのように日本へ導入されてきたかについては医療化論の観点から検討されてはいない．以下では，DSMの変遷とアメリカでの状況をふまえた上で，日本のAD/HDの制度化について記述していく．

2　AD/HDの医学的定義

　子どもの「問題行動」を初めて医療上の問題として取り上げたのは，1902年のスティル（Still）による報告であるといわれている（上林，2002）．その後子どもの「問題行動」と，脳や神経などの生物学的な問題との関連という観点から研究が進められ，1962年には微細脳機能障害（Minimal Brain Dysfunction：MBD）の概念が提唱されている．MBDとは，今日のAD/HDや学習障害（Learning Disorders/Disabilities：LD）とほぼ同義の概念であり，日本でも用いられてきた．しかし，このMBD概念は，明らかな損傷がみられないにもかかわらず「脳障害」という概念を用いていること，99にも及ぶ症候があげられており，これを独立した概念として用いることは困難であることなどを理由に名称の変更をせまられた（上林，2002）．

　また，「多動」に焦点を当てた概念として，1957年にラウファーら（Laufer

et al.) が記述した「多動症的衝動障害」や，1960年にチェス（Chess）が記述した「多動症候群」といった概念が提唱され始めている（上林，2002）．その後，1968年には，現在の AD/HD の診断基準の基礎となる定義が DSM-Ⅱに「児童期障害の多動性反応（Hyperkinetic Reaction of Childhood disorder : HRC）」として正式に記載されている．

DSM による定義は，その後も版を重ねるたびに，「ADD（Attention Deficit Disorder : 注意欠陥障害）」（DSM-Ⅲ，1980年），「ADHD」（DSM-Ⅲ-R，1987年），「AD/HD」（DSM-Ⅳ，1994年）と名称やその内容に変更が加えられ，AD/HD と定義される範疇は広がっている．

AD/HD は，もともと「多動」に関するカテゴリーであったが，DSM-Ⅲを境に診断基準として「不注意」の概念が導入されている．これまでの AD/HD 概念の中にも，注意に関する概念が全く取り入れられていなかったわけではないが，1980年の DSM-Ⅲでは診断名が「注意欠陥障害（ADD）」とされたことで「不注意」の概念が定義の中核を占めるようになり，DSM-Ⅳでは「注意欠陥／多動性障害（ADHD）」という「多動（衝動）」概念と「不注意」概念とを中心とした定義となっている．

また，1970年代までは，症状は成長と共に消失していく，子どもの問題としてとらえられていた（Weiss et al., 1999 ; Conrad & Potter, 2000）．しかし，AD/HD の診断概念が正式に記載され始めた1960年代後半以降，MBD の子どもの予後に関する研究が行われ，さらにこれに引き続いて AD/HD の予後に関する研究が行われている．成人期の AD/HD についてのデータは非常に少ないものの，これらの蓄積により，1980年代には，従来は成長と共に症状は消失すると考えられてきた AD/HD は，成長後も AD/HD と診断可能な状態が続くと考えられるようになった（ウェンダー，2002）．1981年にはアメリカのユタ大学のグループが成人を対象とした操作的診断基準を発表，1993年には診断のための自記式質問紙を公表したことで議論が活発になり（レズニック，2003），1995年にはウェンダーのユタ成人 ADHD 診断基準が作成されている（ウェンダー，2002）．これらの成果は DSM にも反映されており，DSM-Ⅳでは，これ

までの対象を子どもに限定した記述（すなわち「学校と家庭」）から，成人も視野に入れた記述（すなわち「学校（または職場）と家庭」）へと変化がみられる（Conrad & Potter, 2000）．

　成人AD/HDの発現率について，子どものAD/HDに比べ，性差が圧倒的に小さくなることが指摘されている（Weiss et al., 1999）．性差については，スティルが子どもの「問題行動」について報告したその時から，圧倒的に男児に多いことが指摘されており（Still, 1902），AD/HDについてもDSMでは2：1から9：1の割合で男児に多いとされている（APA, 2004：100）．1994年のアメリカの国立精神衛生研究所の会議によれば，子ども期には8：1とされる男女比が，成人になると1：1に近くなると報告されている（Weiss et al., 1999）．したがって，子どものそれと比較した場合，女性の割合が高くなり，成人AD/HDは「女性の問題」としての様相をみせている．

　このように，AD/HDはまず「多動」に加えて「不注意」の概念を診断基準として導入することでその対象を「子ども」から「成人」へと拡張し，男性中心の定義から女性も対象とした定義へと拡張することで，全人口をその対象とするようになった（Conrad & Potter, 2000）．さらに，従来の子どものAD/HD概念にはなかった他の「問題」までをも含み込む定義へと拡張されつつある（Conrad & Potter, 2000）．

　このような定義の変遷を経た現在のDSM-Ⅳ-TR（2000年）では，AD/HDの基本的な特徴として「不注意および／または多動性―衝動性の持続的な様式で，同程度の発達にある者と比べてより頻繁にみられ，より重症なもの」（APA, 2004：96）と定義されている．より詳しい診断基準については表10-1になる．「不注意」とは，表10-1の不注意関連の「症状」9項目のうち6項目以上が該当するもの，「多動性―衝動性」とは，「多動性」関連の6項目と「衝動性」関連の3項目，計9項目のうち6項目以上が該当するものとなる．この2つを軸として，「不注意優勢型」，「多動性―衝動性型」，さらにその両方を満たす「混合型」といった3つのサブタイプに分けられている．これら「症状」が6ヵ月以上持続して「家庭，学校（職場）など2つ以上の状況」で確認

第10章　AD/HDと医療化

表10-1　注意欠陥／多動性障害

A．(1)か(2)のどちらか：
(1) 以下の不注意の症状のうち6つ（またはそれ以上）が少なくとも6カ月間持続したことがあり，その程度は不適応的で，発達の水準に相応しないもの：
＜不注意＞
(a) 学業，仕事，またはその他の活動において，しばしば綿密に注意することができない，または不注意な間違いをする．
(b) 課題または遊びの活動で注意を集中し続けることがしばしば困難である．
(c) 直接話しかけられたときにしばしば聞いていないように見える．
(d) しばしば指示に従えず，学業，用事，または職場での義務をやり遂げることができない（反抗的な行動，または指示を理解できないためではなく）．
(e) 課題や活動を順序立てることがしばしば困難である．
(f) （学業や宿題のような）精神的努力の持続を要する課題に従事することをしばしば避ける，嫌う，またはいやいや行う．
(g) 課題や活動に必要なもの（例：おもちゃ，学校の宿題，鉛筆，本，または道具）をしばしばなくしてしまう．
(h) しばしば外からの刺激によってすぐ気が散ってしまう．
(i) しばしば日々の活動で忘れっぽい．

(2) 以下の多動性－衝動性の症状のうち6つ（またはそれ以上）が少なくとも6カ月間持続したことがあり，その程度は不適応的で，発達水準に相応しない：
＜多動性＞
(a) しばしば手足をそわそわと動かし，またはいすの上でもじもじする．
(b) しばしば教室や，その他，座っていることを要求される状況で席を離れる．
(c) しばしば，不適切な状況で，余計に走り回ったり高い所へ上ったりする（青年または成人では落ち着かない感じの自覚に限られるかもしれない）．
(d) しばしば静かに遊んだり，余暇活動につくことができない．
(e) しばしば"じっとしていない"，またはまるで"エンジンで動かされるように"行動する．
(f) しばしばしゃべりすぎる．
＜衝動性＞
(g) しばしば質問が終わる前に出し抜けに答え始めてしまう．
(h) しばしば順番を待つことが困難である．
(i) しばしば他人を妨害し，邪魔する（例：会話やゲームに干渉する）．

B．多動性－衝動性または不注意の症状のいくつかが7歳以前に存在し，障害を引き起こしている．
C．これらの症状による障害が2つ以上の状況〔例：学校（または職場）と家庭〕において存在する．
D．社会的，学業的，または職業的機能において，臨床的に著しい障害が存在するという明確な証拠が存在しなければならない．
E．その症状は広汎性発達障害，統合失調症，または他の精神病性障害の経過中にのみ起こるものではなく，他の精神疾患（例：気分障害，不安障害，解離性障害，またはパーソナリティ障害）ではうまく説明されない．

出所）APA，高橋三郎ほか訳，2004，『DSM-Ⅳ-TR 精神疾患の分類と診断の手引き』医学書院：102-3

され,「社会的,学業的,職業的機能に障害が存在する」場合に診断が下される (APA, 2004). 実際には,確定診断にあたって多くの専門医は,これに加え他にも知能テストや心理テスト,脳波測定などを行っている.

以上では,DSMの変遷を中心にAD/HDの医学的な定義について確認した. ところで,このような子どもの行動上の「問題」に関する診断カテゴリーならびに診断基準は,DSMによるものだけではない. DSMに「児童期障害の多動性反応」が記載されたのと同じ1968年には,WHO(世界保健機構)の『国際疾病分類 (International Classification of Diseases : ICD)』の第8版 (ICD-8, 1968年) に「児童の行動障害」が記載され,その後「児童期の過動症候群」(ICD-9, 1977年) を経て,現在の「多動性障害」(ICD-10, 1992年) に至っている. また,北欧諸国では,「注意と運動制御と知覚の障害」を意味するDAMP (Deficit in Attention, Motor control, and Perception) という包括的概念でとらえられている (近藤, 2002).

日本では,厚生労働省はICDに準拠しているが,AD/HDについては,基本的にアメリカで制度化された概念を踏襲しており,臨床現場ではICDとDSMが併用されている.「混沌」とした医療現場の「現状の問題点を把握し,対応の手がかりをうること」(上林ほか, 2002 : 131) を目的として2001年に行われた「注意欠陥/多動性障害 (AD/HD) の医療の実態に関する調査」では,AD/HDを診療対象としていると回答した医師487人のうち74.7%(364人)がDSM-IVを, 37.4%(182人)がICD-10を使用していると回答(複数回答)している (上林ほか, 2002 : 131-2). さらに,DSMやICDといった診断基準が臨床現場で用いられる際には,診断基準単独ではなく,面接やその他の検査とともに用いられる. しかし,これまでは,診断のための標準的な手続きなども十分に整備されておらず,先の調査においても,57.5%(280人)の医師がAD/HDの診断基準の適用時に「困難・問題を感じている」と回答している (上林ほか, 2002 : 131-2).

また,2004年に行われた「注意欠陥/多動性障害 (AD/HD) の診断および治療に関する調査」によれば,現在の日本におけるAD/HDの治療(対処)

法は，一般に，薬物療法，親ガイダンス，学校との連携，子ども本人との面接を組み合わせて行われている（斎藤編，2005）．AD/HDに関する状況のうち，日本とアメリカでもっとも大きく異なっているのは，治療薬をとりまく状況だろう．子どもの「問題行動」に対する薬物治療の「逆説的」効果については1937年以降知られており（Bradly, 1937），AD/HDについても，一般に「メチルフェニデート」という中枢神経刺激剤が用いられている．1957年には，現在AD/HDの治療薬としてもっともよく知られている「リタリン」が販売された．リタリンは，対症療法的ではあるが，これを服用した子どもの約70%に効果が認められており，現在に至るまでAD/HDの第一の治療薬として選択されている（マルコビッツ・ドゥーヴェーン，2004；尾崎，2005）．アメリカでは，1961年にFDA（Food and Drug Administration of the United States Department of Health and Human Service：アメリカ食品医薬品局）によって子どもへの投与が承認されている．日本においてもAD/HDの治療薬として用いられることが多いものの，AD/HDでの保険適用は認められていない（日本では，①ナルコレプシー，②難治性うつ病・遅延性うつ病に対する抗うつ剤との併用に対してのみ認められている）．

　この「リタリン」は，「依存」や「乱用」といった問題も孕んでおり，子どもへの投与をめぐっては常に論争をよぶ薬でもあるが（マルコビッツ・ドゥーヴェーン，2004），日本では，「メチルフェニデート」の乱用の報告はそもそも多くはなく，AD/HD治療をきっかけとするものはほとんど報告されていない（尾崎，2005）．

　その他のAD/HDの治療薬でもアメリカでは承認されていても，日本では未認可のものも多い．これまで日本におけるAD/HD治療薬の導入は，アメリカのそれほど積極的なものではなく，日本のAD/HD治療のための薬物使用は，相対的にかなり制限された状況にあるといえるだろう．

3　日本における制度化と親の会の活動

　日本では，1965年の第11回国際小児科学会，1968年の第71回小児科学会を通して MBD 概念が導入され，小児神経科の分野を中心として研究が進められた（星野ほか，1992）．80年代には，「落ち着きのない子ども」に対して「多動症候群」の診断が用いられている（中根，1985）．

　90年代以降，学級崩壊に関連する報道や，精神科医や当事者たちによる AD/HD の一般書の出版が相次ぎ，AD/HD についての認知を高める契機のひとつとなっている．1997年には，精神科医の司馬理英子が『のび太・ジャイアン症候群』（司馬，1997）を出版し，2000年にはソルデン（Solden）による成人 AD/HD について書かれた『片付けられない女たち』（ソルデン，2002）が出版された．その後も次つぎと国内外の専門家による啓蒙書や当事者による手記などが出版された．これらは，医療上の情報に加え，日常生活に即した対処法についても詳細にふれており，医療上の資源が十分とはいえない状況下にあって，診断前，診断後を問わず当事者やその親にとっての重要な情報源となっている．

　関心の高まりとともに診断希望者の数も増加し，これに応じて1999年から2001年にかけ，厚生省（現厚生労働省）は「注意欠陥／多動性障害の診断・治療ガイドライン作成とその実証的研究」研究班を設け，AD/HD の診断をする際に適切な面接法などに関する具体的な治療，診断ガイドラインの作成を目指した．また，2002年からは継続して，作成されたガイドラインをより臨床現場に即したものにするための改訂と，日本では初めてとなる AD/HD の中長期経過を明らかにすることを目的として「注意欠陥／多動性障害の総合的評価と臨床的実証研究」研究班を設けた．これらの成果として，2003年には『注意欠陥／多動性障害の診断・治療ガイドライン』（上林ほか，2003）が出版され，さらに2005年3月には，改訂版ガイドラインの案が報告されている（斎藤編，2005）．

　他方，教育現場では，90年代に AD/HD と同じく「教室の医療化」（Erchak,

& Rosenfeld, 1989) として知られる「学習障害（LD）」に対する問題提起と取り組みを開始した．文部省（現文部科学省）は，1990年「通級による指導に関する調査研究協力者会議」を設置し，「学習障害（LD）」への対応を検討していく中で，1992年には，「学習障害児及びそれに類似する学習上の著しい困難を示す児童生徒の指導方法に関する調査研究協力者会議」を設置している（柘植, 2004）．そして，特別な援助を必要とする児童・生徒の実態把握のため文部科学省は，2002年，「通常の学級に在籍する特別な教育的支援を必要とする児童生徒に関する全国実態調査」を行った．これによれば，学習面と行動面で困難を抱えていると思われる児童の割合は6.3％であり，そのうちAD/HDと思われる「『不注意』または『多動性―衝動性』の問題を著しく示す」児童は2.5％と報告されている（文部科学省, 2003）．この調査は，医師等ではなく担任教師等の回答によるものであるため，これらの児童が医学的にもAD/HDと診断されるかどうかについては一定の留保が必要だが，日本におけるAD/HD（ならびに他の軽度発達障害）の実態調査として，教育現場でこれまで「見過ごされてきた」児童・生徒について初めて具体的な数値を明らかにしたものである．2003年には，文部科学省は，2001年より行ってきた「学習障害児（LD）に対する指導体制の充実事業」の対象をAD/HDや高機能自閉等にまで拡大した「特別支援教育推進体制モデル事業」を開始している．このようなLDに対する公的な対策をベースとし，それへの対策が進められていく中で，出自を同じくするAD/HDもその対象として取り上げられることになったのである．

さらに2004年，超党派の「発達障害の支援を考える議員連盟」が，「発達障害者支援法」を第161回臨時国会に提出した．「発達障害者支援法」は，これまで支援の対象となることのなかった発達障害児・者への生活全般にわたる一貫した支援を目的としたものであり，2004年12月3日に成立，2005年4月1日から施行されている．

このようなAD/HDの日本社会における制度化の背景には，「親の会」などの活動があることを見過ごしてはならないだろう．

日本における「学習障害」概念の制度化とその背景となる親の会や学会の活

動については木村祐子（2004）に詳しいが，このLDと同様に，AD/HDについても「親の会」や当事者が積極的に活動を行っている．1997年には，AD/HDの当事者でもあり，臨床家でもある代表者が，現在のAD/HD支援のNPO法人の母体となった支援の会を結成し，翌年には国内初のAD/HD支援のホームページを起ち上げている．さらに2002年からはNPO法人として活動を開始しており，現在では，その会員数は約1,200名にのぼる（発達障害の支援を考える議員連盟編，2005）．

また，日本各地にAD/HDの親の会が設立され始め，現在確認できるNPOの下部組織となる「親の会」だけでも，設立準備中のものも含め全国に20に及んでいる．これらの組織は，同時期に起ち上げられた他の軽度発達障害の団体とも連携しつつ，AD/HDについての社会的認知を高めるための活動を積極的に行ってきた．さらに「発達障害者支援法」の制定を機に，これまで，法案成立という同じ方向を目指し連携しながらも，障害ごとに活動を行ってきた「発達障害」の支援団体は，2005年12月，障害の種別を超えた幅広いネットワークの構築と，さらなる支援や社会の理解向上を目指して活動していくために「日本発達障害ネットワーク」を発足させている．

これら「親の会」は，少なくとも子どものAD/HDについての「経験的な知識」を有する，一番身近な「理解者」であり「サポートの主体」でもあった（井上，2005）．もちろん，それがおそらく，必ずしも「真に」AD/HD当事者の思いを代弁するものとはなりえないことには留意が必要だろう．しかし，少なくともAD/HDが日本社会で認知されるに至ったのは，このような「親の会」の活動に支えられてきたところが大きかったことは間違いない．

4 結びにかえて

以上では日本におけるAD/HDの制度化について記述してきた．「親の会」は，この制度化の過程で重要な役割を果たしてきているが，「発達障害者支援法」制定後，AD/HDならびに軽度発達障害者の今後を考えていくためにも，

第10章 AD/HDと医療化

　筆者がフィールドワーク中に出会ったある母親の言葉を紹介しよう．彼女は，乙武洋匡が『五体不満足』のあとがきにおいて，ヘレン・ケラーの言葉を引用しつつ「障害は不便である．しかし，不幸ではない」（乙武，2001：265）と述べたことを受け，これと対比させる形でAD/HDをもつ子どもやその親たちの置かれる状況について次のように述べている．

　「不便じゃないけど不幸なのよ，うちの子は．……あの本を読んで，涙を流した人は大勢いると思うけど，私の流した涙の意味とはきっと違ったと思う．どれだけ羨ましかったか」と．もちろん，彼女は「他の障害よりもAD/HDの方が大変である」と主張したいわけではない．このやや極端で，ともすれば誤解を生みかねない発言は，「理解してもらえない」というAD/HD当事者やその親たちにとっての「現実」のある側面を示しているのではないだろうか．

　彼女の言う「不幸」には，さまざまな意味が込められているだろうが，そのひとつには，「障害として認められない」という意味があるだろう．AD/HDは，いわゆる「見た目ではわかりにくい障害」のひとつである．平成17年版の『障害者白書』は，軽度発達障害を取り上げており，そこで「当事者からのメッセージ」として「外見ではわかりにくいため『態度が悪い』『親の躾が悪い』などと批判されやすい」との声が紹介されている（内閣府，2005：33）．これまで，「障害名」すら知られることのなかったAD/HDは，近年，急速に制度化が進んだことで，「カテゴリーとして」は，その存在を知られつつある．しかし，当事者やその家族にとっては，必ずしも十分なものとはなっていない．

　「発達障害者支援法」の制定などを経て，日本社会においてAD/HDは，社会全体で取り組むべき課題として認識されるようになってきている．その一方で，法案制定後に「日本発達障害ネットワーク」を設立するなどの動きからも，「親の会」など支援者または当事者による活動は今後も続いていくだろう．今後これらの活動や社会的な対応の中で，先の母親の語りが示唆している「見えない」側面についてどのような取り組みがなされていくのだろうか．この点については，医療化の帰結をも含め，これからも注意深く見守っていかなくてはならないだろう．

　　　　　　　　　　　　　　　　　　　　　　　　　　　（佐々木　洋子）

【文　献】

APA（高橋三郎・大野　裕・染谷俊幸訳，2004，『DSM-Ⅳ-TR 精神疾患の分類と診断の手引』医学書院）

Bradley, C., 1937, "The behavior of children receiving Benzedrine," *American Journal of Psychiatry*, 94：557-85.

Conrad, P., 1976. *Identifying Hyperactive Children: the medicalization of deviant behavior*, Lexington, Lexington Books.

Conrad, P. and D. Potter, 2000, From Hyperactive Children to ADHD Adults：Observations on the Expansion of Medical Categories, *Social Problems*, 47,4, Nov.：559-82.

コンラッド，P. & J. W. シュナイダー（進藤雄三監訳，2003，『逸脱と医療化——悪から病へ』ミネルヴァ書房）

Erchak, G. M. and R. Rosenfeld. 1989, "Learning Disabilities, Dyslexia, and the Medicalization of the Classroom," Best, J. (ed.), *Images of Issues：Typifying Contemporary Social Problems*, New York, Aldine de Gruyter：79-97.

発達障害の支援を考える議員連盟編，2005，『発達障害者支援法と今後の取組み』ぎょうせい

星野仁彦・八島祐子・熊代　永，1992，『学習障害・MBD の臨床』新興医学出版社

井上信次，2003，「学校教育システムと Attention Deficit Hyperactivity Disorder」『関西学院大学社会学部紀要』第94号：99-113

——，2005，「専門知の生産と再生産——AD/HD 親の会を事例として」『ソシオロジ』50(1)：69-85

上林靖子，2002，「AD/HD：その歴史的展望」『精神科治療学』17(1)：5-13

上林靖子・河内美恵・斎藤万比古，2002，「注意欠陥／多動性障害（AD/HD）の医療の実態に関する調査」上林靖子編『注意欠陥／多動性障害の診断・治療ガイドラインの作成とその実証的研究』平成11～13年度厚生労働省「精神・神経疾患研究委託費」研究報告書：131-48

上林靖子・斎藤万比古・北　道子編，2003，『注意欠陥／多動性障害——AD/HD——の診断・治療ガイドライン』じほう

木村祐子，2004，「子どもの不適応的行動の医療化——「学習障害」概念の制度化過程」『Sociology today』(14)：18-30

近藤文里，2002，「ADHD 児に対する心理学的理解」『障害者問題研究』30(2)：12-21

マルコビッツ，J. & L. ドゥヴェーン，（田中康夫監修・解説，山辺克実訳，2004，『リタリンを飲むなら，知っておきたいこと』花風社）

文部科学省，2003，『今後の特別支援教育の在り方について（最終報告）』

（http://www.mext.go.jp/b_menu/shingi/chousa/shotou/018/toushin/030301.htm, 2005.1.10）
内閣府，2005，『障害者白書（平成17年版）』
中根允文，1985，「学習障害と多動症候群——多動症候群の診断と治療に関するアンケートをもとに」『児童青年精神医学とその近接領域』26(4)：279-85
尾崎　茂，2005，「Methylphenidate の薬理，乱用と依存」『臨床精神薬理』8(6)：31-43
乙武洋匡，2001，『五体不満足 完全版』講談社
レズニック，R. J.（大賀健太郎・霜山孝子監訳，2003，『成人の ADHD：臨床ハンドブック』東京書籍）
斎藤万比古編，2005，『注意欠陥／多動性障害の総合的評価と臨床的実証研究』平成14-16年度厚生労働省「精神・神経疾患研究委託費」研究報告書
司馬理英子，1997，『のび太・ジャイアン症候群——いじめっ子，いじめられっ子は同じ心の病が原因だった』主婦の友社
ソルデン，S.（ニキ・リンコ訳，2002，『片づけられない女たち』WAVE 出版）
Still, G. F., 1902, The Coulstonian lectures on some abnormal psychical conditions in children, *Lancet*, i, 1008-12, 1077-82, 1163-68.
柘植雅義，2004，『学習者の多様なニーズと教育政策 LD・ADHD・高機能自閉症への特別支援教育』勁草書房
ウェンダー，P. H.（福島　章・延与和子訳，2002，『成人期の ADHD』新曜社）
渡邊拓也，2004，「医療化の周辺——ADHD の出現とその功罪」『京都社会学年報』(12)：91-108
Weiss, M., Hechtman, L. and Weiss, G., 1999, *ADHD in adulthood : a guide to current theory, diagnosis, and treatment*, Baltimore, Johns Hopkins University Press.

第11章 月経前症候群(PMS)と日本における医療化

> **要 約**
>
> 本章では,欧米諸国にくらべ日本での医療化があまり進展しない事例として,月経前症候群(PMS)の医療化を取り上げる.日本の学校保健では,PMSに関する情報が生徒に提供されておらず,こうした学校保健のあり方がPMSの医療化を阻む上で重要な役割を演じている.また,「リタリン」の処方によって最近日本でも急速に医療化が進展したAD/HDと比較しながら,薬の導入に対する社会の要請と許容度が,医療化の加速に与える影響について述べる.
>
> **キーワード**:月経前症候群(PMS),学校保健教育,AD/HD,選択的セロトニン再取り込み阻害剤(SSRI),リタリン

1 はじめに

　女性の身体の医療化については,医療専門職の医療実践やジェンダーとの関連の中で,多くの研究がなされている(田間,1999).月経の「医療化された」部分を考察する場合,男性医療専門職による女性の身体の支配・統制の歴史や,女性の身体的・精神的脆弱さを強調するジェンダーに深く結びついた言説について検討することは,過去の研究蓄積を活用する意味からもまず行うべき重要な作業だろう.本章では「月経前症候群(premenstrual syndrome:PMS)」の医療化について論じるが,医療機関を中心としたさまざまなサポートサービスや啓蒙教育システムが存在する欧米諸国での状況とは異なり,日本では現時点でもその医療化はさほど進展していない.このような「医療化が進展していない」状況を検討するには,先にあげた視点からだけでは考察に限界がある.
　そこで本章では,日本ではなぜPMSが欧米諸国ほどには医療化されないの

か，そうした「医療化されにくい」状況は今後変化していく可能性はあるのか，あるとすればそれはどのような要因が加わる場合なのか——という視点から考察を行う．まず，日本でも欧米諸国同様に医療化がなされた「月経」との関連性からの考察である．PMSはほとんどの場合，月経に関連した言説と共に語られるが，ここでは月経が医療化される経緯の中に，その後のPMSの医療化に影響を与えるような要因が潜在していたのかを検討する．もうひとつは，「医療化されにくい」状況の変化の可能性に関する考察である．「医療化されにくい」状況とは，医療化の促進要因に対してある種の歯止めがかかっている状態であり，医療化をめぐる力のせめぎ合いの平衡状態と考えられる．本章では，PMSの医療化における平衡状態が変化する可能性を探るため，現時点で医療化が急速に進行しつつある事例と比較することで，そこにどのような要因が潜在しうるのかを検討する．

2 月経前症候群の「医療化」分析

1）「医療化」

「医療化（Medicalization）」という概念を「従来は医療的領域外にあったさまざまな現象が医療的現象として再定義される傾向」（佐藤，1999）とするならば，1931年のフランク（Frank, R. T.）による医学雑誌への報告（Frank, 1931）は，月経前に女性の身体に起こる諸現象に対する医療化の始まりであったといえる．女性の生活領域に属していた「月経前の諸現象」が，観察・研究・積極的な治療の対象へと位置づけられていく一連の過程において，医療専門職はその中心的役割を果たしてきた．しかし，こうした観察・研究には女性の医療側への積極的協力が不可欠であり，自己観察記録による自己管理の方法を「より健康的で自由な自己」を実現可能にする価値ある方法として，医療側から女性たちに提示する必要がある．医療化の対象となる女性自身が「自らのため」という認識をもつことにより，結果的にその医療化が女性によって促進される側面があることを見逃してはならない（田間，1999：190-192）．

第11章　月経前症候群（PMS）と日本における医療化

　医療化は多くの場合，医療化の対象者（患者）・医療専門職・社会状況という三者の関係性を軸に論じられる．社会状況はその時点における社会的要請を生み出し，医療専門職はその要請に応える形で医療化の推進役を担う．医療専門職は医療化の対象者を医学的に「定義」し，彼らを医療的処遇へと組み入れると同時に，その医療的処遇に対する合意形成を促進する言説を社会に向けて産出する．この一連の動きの中で，医療化進展の鍵を握るともいうべき社会的要請については，保険制度や国家政策といった高次の政治的・経済的レベルで，これまで多くの議論がなされてきた（進藤，1990：172-185）．しかし，月経や月経前症候群の「医療化」状況をより現状に即した形で論ずるには，そうした高次のレベルだけではなく，日常生活レベルでの人びとの医療化を指向する要求や，そうした要求を背景にした（時には人びとの要求を生み出すような）企業や組織の活動と社会的要請との関係，それが医療化に及ぼす影響について分析に組み込んでいくことが必要といえる．

2）本章における「医療化」論に対する立場

　ある事例を「医療化されたもの」あるいは「医療化されえなかったもの」と設定し論じることは，論じること自体の中に医療化に対するある価値判断が含まれている（進藤，2003）．本章の場合，月経前に女性の心身に生じる諸現象に対する医療化が欧米諸国ほどには進展しない日本の現状と，その背景要因の考察を目的としている．こうした医療化論を展開するにあたってその立場性を明確にしておくことは，医療化論のもつ政治性に対して全く中立になることは不可能にしても，一定の価値判断を自覚なしに前提として含みこんだ医療化論から，いくらかは離陸した視点で論じることを可能にすると考える．

　本章では，他の社会的要因が加わることにより，現時点の医療化状況が今後大きく変容していく可能性を「月経前症候群」という事例を用いて検討するため，その医療化がどのような社会的文脈に置かれているかをより重視している．換言すれば，医療化論にまとわりついている医療化そのものに対する価値判断自体がどのように変動していくかについても，分析の対象としている．「肯定

的」でも「否定的」でもない立場で医療化を考察する試みとして「月経前症候群」を取り上げる——これが本章における医療化論に対する基本的立場である．

3 月経前症候群と「医療化」状況——諸外国と日本の比較—

1）「月経前症候群」の創出と月経周期の「医療化」

月経前症候群（以下 PMS）とは，「排卵後の黄体期に周期的に種々の症状が出現し，月経発来とともに，あるいは2～3日以内に消失する症候群」（南山堂医学大辞典，1998）と定義されている．PMS を自覚している女性の割合は，欧米では80％近く（Shephard & Shephard, 1997），日本でも60～70％というデータがある（MSG 研究会，1990）．そこに含まれる症状は多岐にわたり，個人差も大きい．女性に起こる雑多な心身の周期的変調が1931年フランクによって「月経前緊張症」として報告されて以来，欧米では多くの学問領域で活発に研究され，数々の医療実践が試された．女性の身体を対象として「治療」行為が拡大されるこの過程は，女性の身体に対する医療化の一過程とみることができるが，今日なお PMS の本態を解明したとされる報告はなく，治療法も確立されていない．

PMS という疾病概念の創出により，月経のある女性への「医学的観察の視線」は，月経前の期間にも及ぶようになった．「月経前はイライラする」「体がむくむ」といった月経前の生活領域での女性の体験は，医療専門職により「月経前症候群」という医学用語で確認され，認定され，その研究成果は性周期に関する啓蒙教育へと運用されて，女性の月経前体験全体が PMS という枠組の中で再構成され，最終的には月経周期全体が医療化される．

PMS の医療化の促進には，女性活動家らの啓蒙活動への積極的関与が大きく影響している．「自己の身体を自らが統制することで，よりよい自己を実現する」という提言は，女性の身体の男性支配からの解放に通じることから，多くの女性にとっても受け入れやすいものであった．その一方でフェミニストらは，月経前の精神状態の変調に関する医療化に対して，さまざまな立場から明

確な反対を表明している．月経前の精神的変調を，「黄体期後期不機嫌性障害（LLPDD）」として診断マニュアルに記載しようとしたアメリカ精神医学会に対して，「女性の生物学的周期性を精神障害の診断基準とすることで，性差への偏見を助長する」という危惧からその掲載に反対し，結果としてこの診断名は掲載されなかった（松本，1995：57）．女性の医療専門職への協力姿勢の有無が医療化促進に影響を及ぼすことを，この2つの例は示している．

2）「月経前症候群」の何が社会において問題とされたのか
① 「月経の医療化」との違い

ここでは，日本における「月経の医療化」がどのような社会的要請を受けて進行し，それがPMSの医療化とどのような関係にあるかを論じる．

月経前の諸現象の医療化に先立って，「月経の医療化」が進行する過程は，欧米諸外国だけでなく日本においても存在した．「正常な月経および月経周期」という西洋医学概念とそれに基づく衛生学的言説が，明治期に始まった学校保健を通じて女子学生への教育に導入され，月経の医療化を推し進める原動力となる．優良な国民を生産する母体としての女性の身体管理は「月経の管理」へとつながり，学校や職場において月経に関するさまざまな実態調査が行われた（田口，2003：68-80）．「月経は生理現象であって病気ではない」という意見は一貫して存在したものの，月経を「病的な状態」とみなす月経の「病理化」言説を含む医療化言説が社会に流布され，1947年には労働基準法制定に伴って，世界初の制度である「生理休暇」の創設へとつながっていく．この制度の実施に有効に作用したと考えられる月経の「病理化」言説は，労働環境の整備や衛生知識の浸透，男女の平等意識の高まりなどにより，徐々に社会に対する影響力を弱める．1985年の労働基準法改正に合わせて「生理休暇」は「休暇」と改められ，国家公務員に関しては1986年に生理休暇制度は廃止された．

生理休暇を一度は生み出しながら，その後に縮小・廃止する一連の過程を通じて，「月経は病気ではない」という「非病理的」意識が，それまでの反動のように日本社会に浸透していった可能性が考えられる．こうした月経の医療化

状況の変化は，学校における月経教育にも反映されて，月経は「健康のシンボル」として教えられるようになる．性交・受精・避妊を「健康的に」教育内容に組み込むために，月経は「生命の誕生のすばらしさ」と「健康的な性」に結びつけられながら教えられることになるが，こうした状況は月経そのものを教える過程に「病的な要素」を組み込むことを困難にする．たとえば，アメリカの教師用テキストが小学校5年生のカリキュラムに月経痛軽減のための体操を扱っている（バート／ミーク，1978：337-345）のに対して，日本では月経痛の軽減方法や鎮痛薬の服用などの指導は，性教育に関する学校指導要領に含まれていない．とりわけ鎮痛薬に関しては，「できれば薬はのむべきではない」「我慢するべきだ」「薬に頼るのはよくない」という指導姿勢が強い（田口，2005：139-143）．明治期以来語られてきた「月経の病的側面」は，解決されないまま学校保健の遠景に押しやられた状態となるが，この状況下での学校保健の教育方針がPMSの扱いを困難にしていると考えられる．「病気ではない」月経に先立つ心身の変調は，あくまでも「健康の範疇での変化」であるため「症候群」とは教えづらい．月経期および月経前の不快な変調は，保健の授業においても「集団で論じ合う話題」ではなく，「個人の対処に委ねられた私事」という位置づけで扱われ，そこには強いジェンダー規範が存在する．

② イギリスとアメリカでの月経前症候群の「医療化」状況

PMSは，それを経験する女性の認識のみならず社会的認識においても，「生殖」とは結びつきにくい．PMSはむしろ，女性の社会生活に否定的な影響を与え，女性の能力を低く提示させるような「男性にはない」負の要因として表現されることが多い．しかし，それだけならば医学雑誌に報告される以前のように，この変調は単なる「困ったこと」として対処されるにとどまっただろう．それをあえてPMSとして「問題化」し，「社会的症状」という項目まで加えて治療に乗り出すには，それを求める何らかの社会的要請があったことがうかがえる．PMSの何が社会において「問題」とされ，その医療化は進んだのか．欧米でのPMSの医療化状況からみていくことにする．

イギリスでPMSの医療化が進んだ要因のひとつに，ダルトン（Dalton, K.）

第11章　月経前症候群（PMS）と日本における医療化

によるPMSに関する啓蒙書の出版があげられる（ダルトン，1987）．ダルトンのこの著作は，医学的にはその内容が批判され続けているが，世界中のPMSの医療化，特に「女性への啓蒙活動」に大きな影響を及ぼし続けている．

イギリスやアメリカでPMSに対する積極的取組みがなされた背景には，PMSを「女性の身体問題」としてだけではなく，「社会的問題」ととらえる傾向が強いことがあげられる．激しい苛立ちや怒り，無気力，抑うつ状態，集中力の低下，思考力・判断力の低下，自殺企図，暴力および虐待行為などが月経周期と関連性をもって観察され，その女性の人間関係に「望ましくない」影響を与える場合，そうした症状は「対処可能である以上，放置は望ましくない」という文脈に置き直される．さらに，月経前の女性の行為が「社会問題」と結びつく時，個人的な対処を越えて，社会が女性に医療的対処を強く促すことになる．

イギリスでは，1980年代に殺人事件を起こした女性がPMSを理由に刑を軽減された事例（Rittebhouse, 1991）を契機に，PMSと犯罪との関係が社会的に注目されるようになる（ダルトン，1998：55-56）．犯罪行為を行った女性は「病人」として免責処遇される一方，医療専門職はPMSの「治療の必要性」を前面に押し出して，その医療化の意義を一気に社会に浸透させた．イギリスやアメリカではこうした社会意識を背景に，さまざまな学問領域での研究や，自助グループやカウンセリング活動の支援，PMS専門のクリニックの設置など，PMSに関する実に多彩な活動が行われている（ハーン，2004；Carlson, 1996）．

欧米諸国では，女性が公的な場で月経体験を論じたり，月経の問題で医療機関を受診したりすることへの抵抗感は日本よりも低いようだ（近藤，2003）．月経に対する男性の意識に関する研究もあり（松本，1995：71-72；Scambler & Scambler, 1993：55-69），社会的に月経はある程度「公開」されている．こうした背景が，PMSの医療化促進に寄与していると考えられる．

③　日本における月経前症候群の「医療化」状況

日本でのPMSに関する研究は，1953年の五十嵐正雄による「月経前緊張

症」の紹介に始まり（五十嵐，1953），同時にこれが「月経前の変調」に対する医療化の始まりとなる．これ以降，PMSに関する実態調査が日本でも始まるが，現在に至るまでこれを明確に定義した上で行われた調査は皆無に等しく，研究報告も婦人科系領域に偏っている．原因究明や治療薬開発をめざす研究指向性は弱く，欧米にくらべて量・質両面で大きな差がある．精神科領域では，「周期性精神病」が早くから月経前発症との関係で注目されたが（高木，1959；山下，1989；山下・菊川，1984），PMSと積極的に関連づけて論じる動きは少なく，諸外国での扱い方と大きく異なっている．

産婦人科医や看護学・心理学関係者等は，「月経前症状の自己観察・記録の実践」という提言を啓蒙書や女性向け雑誌などで積極的に行い，PMSの啓蒙に努めている．1999年，日本において経口避妊薬の販売が許可され，女性の性周期に対する関心が社会的に高まった折，新聞や報道番組でも月経やその関連事項が取り上げられた．情報内容は画一的であったが，これを契機にPMSの社会（女性）における認知度は確実に上がったといえる．

現在，月経関連の特集記事にはPMSが必ず取り上げられ，インターネットで検索すればおびただしい数の記事がリストアップされてくる．医療機関からのアドバイスや個人ホームページでのPMS体験記，多種多様なサプリメントの販売広告など，医療言説を用いたこのようなPMS情報の充実ぶりを，PMSの医療化が進行した結果とみることもできる．しかし，これはあくまでもインターネットという「仮想空間」での情報流通あるいは「語り合い」であり，現実社会においては欧米にみられるようなPMSに対するケアサポート体制の整備は進んではいない．公立学校の保健教育にもPMSを教えるプログラムは存在せず，学校保健を通して医療化が浸透した月経とは対照的な状況にある．

日本と諸外国でこのような医療化状況の差が生じる要因のひとつとして，日本での「月経の非公開性」が考えられる（田口，2003：28-49）．日本では，月経に関することは公的な場では隠されている上，男性の関心は低く，PMSに関しても語られるのはほとんどが「女性同士の私的な関係性」においてであっ

て（田口，2005），社会の中で「公的問題」として語られることはほとんどない．月経に対する学校保健の姿勢の特徴に「病的な部分を回避する」傾向があることを先に述べたが，こうした傾向も PMS の医療化状況に影響を与えていると考えられる．

4 月経前症候群の「医療化」動向に影響を与える要因

1）日本の学校保健と月経前症候群との関係——学校と医療との距離

　教育によって PMS の認知度が上がることは，医療側の提示する問題を人びとに意識化させる点で，医療化の進展に影響を与える．ここでは，日本の学校保健教育の立場と PMS との関係について，さらに詳細にみていく．

　公立の学校保健では，「学校と医療の分離」という姿勢が明確であり，医療行為は子どもの服薬行動においても，基本的には学校領域外に位置づけられている．特に薬については，薬事法第5条と医師法第17条に基づいて「学校と直接関係をもたない」というのが公的な基本姿勢である．月経は「いのちの大切さ」を基調とする性教育の中で「健康」と強く結びつけて指導されるため，治療を連想させる「病気的要素」は教育カリキュラムに含まれておらず，「月経＝健康のシンボル」という図式が月経教育を支配している．PMS のような医療の範疇に含まれるものは生徒への情報提供すらなされておらず，性教育関係の文献にも PMS はほとんど触れられていない．

　現在，性教育では性行為感染症や妊娠などへの対応が緊急課題であり，月経や PMS をさらに詳細に授業で取り上げることは困難といえる．その結果，PMS に関する知識の獲得手段としては，雑誌や書籍，テレビ，インターネットなどのマスメディアが中心となるが，このことが獲得される知識の量質両面に大きな個人差を生みだす原因となっている．

２）「医療化」と「薬の導入」の関係性
① 月経前症候群に対する「薬の導入」

　精神的症状の多さにもかかわらず，日本の精神科領域でのPMSへの注目は婦人科ほど強くなかった．月経周期に関連した精神病の臨床研究成果は蓄積されていたが，PMSの啓蒙教育が婦人科医主導で展開されたため，精神科医の臨床知見はPMSの「医療化言説」から分離された状況にあったといえる．

　近年，抑うつ・苛立ち等に対して選択的セロトニン再取り込み阻害剤（SSRI）という向精神薬が繁用されており，PMSもSSRIが試される症状のひとつとなっている（相良，2002：166-170）．世界的にみても，SSRIに関連したPMS論文数は，PMSを扱った論文数が減少傾向にある中で増加を続けている．PMSの精神的症状へのSSRIの導入は，「薬により対処可能である以上，放置は望ましくない」という医療化を促進させる根拠を，女性とその周囲に提示しながら行われており，幼児虐待など「社会的症状」への注目から，女性に対してPMSの薬物治療が推奨されるようになれば（ダルトン，1998：126-129；小村，2004），日本でもPMSの医療化が進む可能性がある．それを示唆する事例として，現在日本で進行しつつある「注意欠陥／多動性障害（AD/HD）」の医療化と「薬の導入」を取り上げる．いかなる場合に医療化が阻まれていた領域への「薬の導入」が進行し医療化は加速するのか，そこにはどのような背景が存在するのかを，この事例から考察する．

② 学校という「医療化の防波堤」の決壊——AD/HDを事例として

　注意欠陥／多動性障害（AD/HD）は，「多動性衝動性注意集中困難によって特徴づけられる行動の障害」とされる疾患である．1980年代の日本では，AD/HDの概念自体が医師にとっても馴染みあるものではなかったが（高岡，2002：111）最近は教育現場や精神科領域で非常に注目を集めている．「うろつき回る子」「落ち着きのない子」が「通常の学級に在籍しているが，特別な支援を必要とする子どもと位置づけられ，治療の対象であると教育関係者や保護者が認識しはじめた」（小枝，2002：88）ことが，AD/HD児増加の背景にある．

　「AD/HDの何が誰にとって問題なのか」「誰が困っているのか」という議論

第11章　月経前症候群 (PMS) と日本における医療化

では，AD/HDとされる子ども本人の苦痛と合わせて，家族・学校教員・仲間集団が遭遇する苦痛が現実問題として取り上げられるが，そこには「このままでは本人もまわりも困る」という認識があり（金澤，2003：18-19），そうした認識の高まりを背景に，「本人もまわりも助けが得られる」手段が「控えめな表現」ながら，頻繁に提示されるようになる．「メチルフェニデート（商品名リタリン）」という薬による薬物療法である．「リタリンはほんの少しお手伝いをしただけ」（田中，2001：133），「朝1回のメチルフェニデートの服薬で落ち着いて勉強に取り組めるようになった」（加我，2002：99），「薬剤はあくまでも補助的な治療手段」（金澤，2003：177）といったように，AD/HDに関する教育関係者向け書籍のほとんどにこの薬に関する記述がある上，薬の服用に対して，かなり積極的な姿勢の記述となっている．また，教師による子どもの観察報告や，子どもの服薬への協力という「学校側の協力」の必要性も合わせて記述されている．PMSでみられた「学校と医療の分離」は，AD/HDに関しては「崩れている」のだろうか．

「学校と医療の分離」という学校側の姿勢は，AD/HDにおいても基本的には保持されており，AD/HDが疑われる子どもの保護者に対して，学校側は「相談できる場所（医療機関）が学校外にある」という情報は提供するが，それ以上の協力関係は形成されにくい（田中，2001；金澤，2003：158-160）．また，生徒の服薬に対する学校の協力は依然として消極的状態にある．しかし，教育関連書籍での薬物名の頻繁な露出と，「薬の使用は対処の第一選択ではない」と述べながらも詳細な薬効を併記することで，リタリンの知名度は教育現場でかなり高まっていることがうかがえる．こうした状況は，「薬により対処可能である以上放置は望ましくない」という認識を，さまざまな立場の「困っている人々」に浸透させる可能性をもつ．「当事者に対する服薬を望む圧力」については，現段階では関連文献でもあまり触れられていないが，この圧力こそが「うろつき回る子たち」への医療化を加速させる要因と考えられる．

③　「薬の導入」と「医療化」の加速

日本では，PMSに対するケアサポート体制が整備されないまま，PMSに

関する当事者たちの「語り」が増大し始めている．AD/HDにみられるリタリンをめぐる圧力と同様の現象はPMSについても存在し，精神的症状の程度によっては，周囲の人びとからPMS当事者に「薬の服用を望む圧力」が生じ始めている．

　薬は莫大な利益を生む商品のひとつであり，薬が市場としての学校と結びつく時，薬を介した医療化が一気に進む可能性がアメリカのAD/HDの例に示されている（コンラッド／シュナイダー，2003：290-299）．リタリンを製造した製薬企業の教育機関への熱心な宣伝活動によって，この障害に対する診断・治療の情報が教育現場に普及したことが，薬の浸透に大きく影響したと考えられる．

　これまで日本の学校は，医療との距離を厳然と維持しようとしてきたが，これは結果的に子どもにとって「医療化の防波堤」として機能していたといえる．AD/HDについていえば，「うろつき回る子たち」の医療化に対する防波堤がここ数年間に崩れた．秘匿され，「私事」とされるPMSでは，AD/HDでみられるような学校における状況変化は現段階では起こりにくいと考えられる．しかし，社会においてPMSが問題視され，アメリカで多用されている向精神薬がPMSの「社会的症状」に導入されれば，社会におけるPMSをめぐる医療化状況が変わる可能性がある．それでもなお，学校保健という「健康なる月経」の防波堤が崩れないのであれば，女性たちは学校の教える「理念としての月経」と自身の経験する「現実の月経・PMS」の乖離に，多くの不安と悩みをいだき続けることになるだろう．

5　おわりに

　ある事象の医療化を論じる場合，「なぜその医療化が進展しないのか」という問題提起は，すでに医療化された事象との比較を暗黙のうちに仮定している．PMSの日本における医療化状況について，その背景要因として「学校保健と医療との距離」「薬の導入」を抽出し，この状況が今後変化する可能性を探っ

第11章 月経前症候群（PMS）と日本における医療化

た．ある領域への「薬の導入」が成功するかどうかは，その領域の「薬に対する許容度」とその薬を望む「内部事情」，「内部事情」を醸成する「社会的要請」そして「薬の提供力」が変数となる関数により導き出せるだろう．ここであげた「薬の導入」はあくまでも医療化の進展をみる指標のひとつに過ぎず，他の指標を用いれば本章とは違った結論に至るかもしれない．それでもあえて本章で「薬の導入」に着目した理由は，この視点から医療化を眺めることで背後にあるポリティクスをダイナミックに描きだせると考えたからである．その目的を達成するには，編み込まれた多くの帰結を遡って詳細に分析する必要があるのだが，それについては今後の課題としたい．

（小村　富美子）

【文　献】

バート，J. & L. ミーク（宮原忍他訳，1978，『体系現代の性教育――その考え方と指導プログラム』大修館書店）

Carlson, K. J., 1996, *Premenstrual Syndrome : The Harvard Guide to Women's Health*, Harvard University Press : 508-511.

コンラッド，P. & J. W. シュナイダー（進藤雄三監訳，2003，『逸脱と医療化――悪から病いへ』ミネルヴァ書房）

ダルトン，K.（児玉憲典訳，1987，『ワンス・ア・マンス―月経前症候群（PMS）』時空出版）

――，（児玉憲典訳，1998，『PMS 法廷に行く――月経前症候群と女性の犯罪』誠信書房）

Frank, R. T., 1931, "The hormonal causes of premenstrual tension," *Archives of Neurology and Psychiatry*, 26：1053-1057.

ハーン，L.（川西由美子編・訳，2004，『PMS を知っていますか？』朝日新聞社）

五十嵐正雄，1953，「いわゆる月経前緊張症について」『産婦の世界』5(12)：1149-1154.

加我牧子，2002，小枝達也編『ADHD, LD, HFPDD, 軽度 MR 児保健指導マニュアル』診断と治療社

金澤　治，2003，『LD・ADHD は病気なのか？』講談社

小枝達也，2002，「小児心身症対策の推進に関する研究」班編『子どもの心の健康問題ハンドブック』平成14年度厚生科学研究費補助金（子ども家庭総合研究事業）

小村富美子, 2004, 「医療社会学からみた PMS」松本清一監修『月経らくらく講座』文光堂

近藤俊朗, 2003, 「諸外国の性教育事情」『教育と医学』慶應義塾大学出版会(8): 778-785.

松本清一監修, 1995, 『PMS の研究』文光堂

MSG 研究会, 1990, 『月経に関する意識と行動の調査』自治医大看護短大

Rittebhouse, C. A., 1991, "The emergence of premenstrual syndrome as social problem," *Social Problem*, 38：412-425.

相良洋子, 2002, 『PMS を知っていますか』NHK 出版

佐藤哲彦, 1999, 「医療化と医療化論」進藤雄三・黒田浩一郎編『医療社会学を学ぶ人のために』世界思想社

Scambler, A. & Scambler, G., 1993, *Menstrual Disorders*, Routledge.

Shephard, B. D. & Shephard, C. A., 1997, *The Complete Guide to Women's Health* 3rd revised ed., Plume.

進藤雄三, 1990, 『医療の社会学』世界思想社

——, 2003, 「医療化のポリティクス——「責任」と「主体化」をめぐって」『現代の社会病理』18：1-14.

高岡　健, 2002, 河合　洋・山登敬之編『子どもの精神障害』日本評論社

高木隆郎, 1959, 「前思春期における周期性精神病について」『精神神経学雑誌』61 (9)：1194-1209.

田口亜紗, 2003, 『月経休暇の誕生』青弓社

——, 2005, 「月経／生理を語る「場所」根村直美編『ジェンダーと交差する健康／身体——健康とジェンダーⅢ』明石書店

田中康雄, 2001, 『ADHD の明日に向かって』星和書店

田間泰子, 1999, 「ジェンダーと医療」進藤雄三・黒田浩一郎編『医療社会学を学ぶ人のために』世界思想社

山下　格, 1989, 『若年周期精神病』金剛出版

山下　格・菊川　寛, 1984, 『女性の精神病——産婦人科医と精神科医との対話』診療新社

第12章　外貌の医療化

要　約

　豊胸，脂肪吸引，しわ取り，審美歯科……．美容外科の広告を見ていると，数々の「きれいになる方法」が示され，老化によって生じたさまざまな症状も改善できるように思える．しかし最新の医学を用いてもすべての望みがかなうわけではないし，老化が止められるわけでも決してない．他者のまなざしに最初に晒される外貌に対し，われわれはどこまで医療化を受け入れ，自己のボディイメージをどう形作るのだろうか．それを考える契機としたい．
　キーワード：再建外科，美容外科，アンチエイジング，QOL

1　はじめに

　2005年2月，韓国の盧武鉉大統領が一重まぶたから二重まぶたに変身したことが話題になった．大統領府によると，大統領は老化に伴って上まぶたの筋肉が緩み，視野を遮る上眼瞼弛緩症と診断されての手術だという（『朝日新聞』2005年2月19日東京版朝刊）．
　「二重まぶた作り」といえば，隆鼻術とならんで美容整形の歴史上，初期のころから行われていた手術である．2000年にポーラ文化研究所が首都圏の15歳から64歳の女性950人を対象に行った調査によれば，受けてみたい美容整形の第4位にあがっている（『化粧文化』2001年，No. 41ポーラ文化研究所）．それが「眼瞼弛緩症」という老化に伴い現れる症状に対しても同様のことが施されているのである．
　近年，アンチエイジング（老化対策）を対象とした美容医学の進歩は目覚しく，コラーゲンやボツリヌス毒素の注射でしわやたるみの改善，レーザーや薬品を用いたピーリングによってしみを消す，しわ取り手術による若返りなど，

医学の進歩でいまやさまざまな方法で「おばあさん顔」の治療や予防を行えるようになってきている（宇津木龍一，2004：2）．また，美容整形は女性の関心事であるに止まらず，今では日本の中高年男性で「プチ整形（手順が簡単であるような美容整形手術の総称．特に，所要時間が短いものや，効果が一定期間で元に戻るような整形手術をさす．レーザー照射によるシミの除去や，ヒアルロン酸の注入による皺取りなど．）」を体験する者が増えてきているという（Nikkei Business, 2001年12月11日号：146）．

　女性雑誌を見れば，後半部には美容外科クリニックの膨大な量の広告が掲載されている．術前・術後の写真に思わず目がいく．二重まぶたの○○法，レーザーによる永久脱毛，さらに豊胸，脂肪吸引，顔の輪郭形成，植毛と，今では人の外貌，すなわち顔かたちだけでなく頭の先から足の先まで医療の対象となっている．本章では，まず身体外表を対象とする形成外科が今日どこまで人の体を変貌できるようになってきているのかについて紹介する．その形成外科の中でも組織の異常，変形や欠損などの「疾患」を対象とする「再建外科」と微妙な形状を治療対象とする「美容外科」について示し，そこで人びとの「美しさ」の追求，「若さ」の追求という視点から医療の範疇とされている外貌について示す．そして「普通」であるその上に「美しさ」「若さ」の追求がなされる現代社会において，今日の医療技術をもってしても治すことのできない外貌（アザや病気，瘢痕など）とともに生きる人びとについて示す．彼らは外貌が「普通と違う」ことで，社会のまなざしに辛い思いをしている．と同時に，彼らは彼らの＜ボディイメージ＞を社会に対して発しているともいえるのだ．

2　形成外科の現状

1）「再建外科」としての形成外科

　形成外科は外科系診療科の中の一専門分野である．外科系診療科では，(1)生命を救うこと，(2)痛みを除去すること，(3)機能を回復すること，加えて(4)社会生活の質（QOL：quality of life）を向上させることを目的として手術をほ

第12章　外貌の医療化

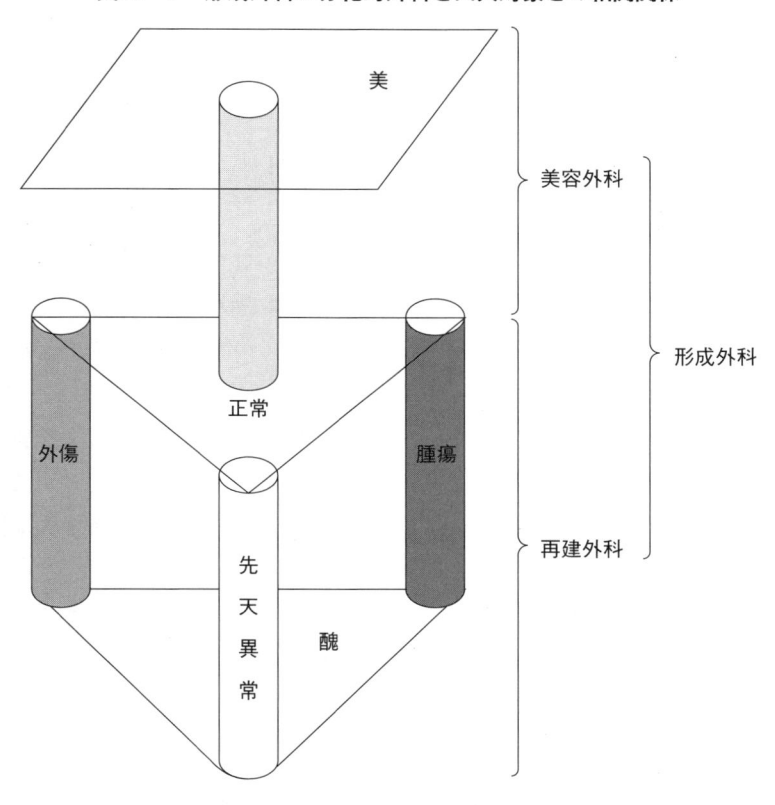

図12-1　形成外科の分化的外科と四大対象との相関関係

出所）鬼塚卓弥，1996，『形成外科手術書　基礎編　改訂第三版』南江堂：6

どこす．この中で，形成外科では主として，機能回復とQOLの向上が目的とされている（日本形成外科学会HP　http://www.jsprs.or.jp/syoukai/index.htm より）．鬼塚によれば「形成外科とは，先天的あるいは後天的な身体外表の形状・色の変化，すなわち醜状を対象とし，これを外科手技によって機能はもとより形態解剖学的に正常（美形）にすることを手段とし，個人を社会に適応させることを目的とするもの」とされる．（鬼塚，1964）．

　形成外科は，組織の異常，変形や欠損などの「疾患」を治療対象とする「再

建外科」と，疾患とはいえないが本人が気にしている微妙な形状を治療対象とする「美容外科」に分けることができる．再建外科は「生まれつきの，またはけがや癌などで変形したり失われた体の表面や骨の異常を，機能の回復のみならず形も正常に近い状態に再建し，QOLの向上に貢献する」専門領域とある（日本形成外科学会，同上）．本節では，この再建外科の領域で今日どこまで可能になっているのかについて紹介する．

　再建外科では，先天異常から，外傷，顔や頭蓋の骨格の変形，癌を手術した後の欠損や変形，皮膚の良性・悪性腫瘍，顔面神経麻痺，眼瞼下垂，褥瘡やあざといった，主に顔のけがや外見上の変形（色），機能改善，組織の欠損に対する治療を行う．このように，再建外科もまた形態再生（かたちの再生）と機能再生（働きの再生）とに分かれる．たとえば，舌癌で舌の半分以上を切除した場合を考えてみよう．舌は咀嚼，嚥下，構音，発声，さらに味覚の点で重要な働きをする．そのため舌を半分以上失ったままでは日常生活でも多大な困難が残る．そこで舌の再建を試みるのである．再建するには自分の体の他の部分の組織を用いることが多いのだが，舌のように自由に動かすことができる筋肉は舌以外になく，また味を感じられる部分も他にない．そのために完全に，働きを再生（機能再生）することは現段階の医療技術では不可能である．しかし下顎の舌が本来ある部分に半分なにもないのとあるのとでは，食べたり話したりする上での働きに大きな差が生じる．そのため，ある程度の機能再生も併せ持つ目的で，遊離組織移植術（患部から離れた部分から必要な大きさの組織を切り取り，血管や組織を完全に切り離して移動し，再び欠陥縫合して組織移植する方法）により元の形に近づける（形態再生）．また，外傷で親指を切断した場合を考えてみる．このような部位は他人の目にもよくさらされる部分でもあり，元通り動くように機能再生させるだけでなく，整容の点でも形態再生することは患者の生活の質を向上する上でも重要とされている．

　形成外科では体表の先天異常や後天性の変形を対象とし，対象とする疾患は幅広く全身にわたる．日本形成外科学会は美容外科以外の対象疾患として，1.新鮮熱傷，2.顔面骨骨折および顔面軟部組織損傷，3.唇裂・口蓋裂，4.手足の

第12章　外貌の医療化

先天異常，外傷，5.その他の先天異常，6.母斑，血管腫，良性腫瘍，7.悪性腫瘍およびそれに関連する再建，8.瘢痕，瘢痕拘縮，肥厚性瘢痕，ケロイド，9.褥瘡，難治性潰瘍，10.その他，を対象疾患に示している．このように，形成外科は特定の臓器を対象とするのではなく，全身のあらゆる部位の異常や形態変化を治療対象とする．そのため他の診療科と重なる部分を多くもっている．
性同一性障害を例に見てみよう．性同一性障害は身体（からだ）の性別（sex）と，こころの性（gender）との間に食い違いが生じ，それゆえに何らかの「障害」を感じている状態で，「生物学的には完全に正常であり，しかも自分の肉体がどちらの性に所属しているかをはっきり認知していながら，その反面で，人格的には自分が別の性に属していると確信している状態」と定義される（日本精神神経学会，平成9年5月28日『性同一性障害に関する答申と提言』）．治療は精神科領域の治療，身体的治療（ホルモン療法，外科的手術）からなる．ここで形成外科での対応は，男性から女性への性別適合手術として精巣摘出，陰茎切除と造腟術および外陰部形成を行う．女性から男性へは，乳房切除のほか，性別適合手術として第1段階に卵巣摘出術，子宮摘出術，尿道延長術，腟閉鎖術，そして第2段階として陰茎形成術を行う．男性，女性とも，この他にも，喉仏の切除，女性ホルモン療法により十分に乳房が大きくならない場合に豊胸術，その他に脱毛，顔の形成，声帯の切除を行うこともある．ここでの顔の形成は美容外科とはことなり，あくまでも平均的な男女として見えることを難しくしている部分を修正する範囲で行われる．またこれらは性同一性障害の治療の一環として行われてはいるが，身体的条件やボディイメージなどには個人差も大きく，その選択は自己決定に委ねられる．（性同一性障害に関する診断と治療のガイドライン（第3版），日本精神神経学会，性同一性障害に関する委員会，平成18年1月21日）．この場合，外見的には乳房の切除もしくは豊胸以外はあまり人目にはつかない．しかし患者本人にとっては，長年自己アイデンティティとの葛藤の根源でもあった外性器，内性器がなくなり，性的な興奮も減退することで，精神的な安定は高まるといえる．
　人びとが求める「生活の質」も医学の進歩とともに変化していく．外科の主

流が切開，切除であった頃，その一番の目的は救命，延命であり，それがさほど困難でなくなり，一日も早い社会復帰が必要とされるこの部分において形成外科における再建外科の力が大いに貢献する（新冨芳尚・野平久仁彦・山本有平, 1993,「美容外科とQOL」,『形成外科』36(10)：1145-1149).これも達成されるようになれば，その次に求められるのは日常生活における快適さであり，その段階になると再建外科と美容外科の発想が必要となる．次節では，同じ外貌に手を加える外科であるが，その対象が健康体である美容外科について示す．

2）若く美しくあり続けるために

体表の外科である形成外科は外貌の外科であり，整容的に美しい結果を求められる形成外科は美容外科ともっとも近い存在にある．日本形成外科学会は，形成外科，そして美容外科と形成外科との違いを次のように述べる．

> 形成外科には大別して二つの専門領域があります．一つは，組織の異常，変形や欠損などの「疾患」を治療対象とする「再建外科」であり，もう一つは，疾患とは言えないが，ご自身が大変気にしている微妙な形状を治療対象とする「美容外科」です．（中略）美容外科は，客観的には病気と認められない細微な形態変化を外科的に修復し，生活の満足度を向上させる専門分野と言えます．（前掲，形成外科学会HP,「形成外科とは」）

また医療法上は形成外科と美容外科はおのおの独立した標榜科であり，そんな美容外科との関連については「美容外科では手術などの治療により，外見的には正常の患者さんが更に美しくなりたい，若く見られたいという要望に応える治療を行っています．正常である状態をより美しく，より若く，バランスの良い容姿を作ることを目標とした医学の一分野で，患者さんがより質の高い生活を送る助けとなることを目標とする科です．従ってコンプレックスに悩む患者さんの心の傷も癒す可能性も秘めており，『精神を向上させる精神外科』であるとも言われます．しかし形成外科と美容外科の間に明瞭な境界があるわけ

ではなく,『形成外科の最終ゴールは美容外科』である一方,『美容外科には形成外科の技術とトレーニングが重要』と言えます.」とし,技術的な要件として形成外科的トレーニングの重要性を説く.

　人の外見に手を加える医師たちの学会として,「日本美容外科学会」という全く同じ日本語名称の学会が2つ存在する.ひとつは昭和52年1月発足した日本整容形成外科研究会を母体としたもので,日本形成外科学会の専門医の認定証をもつ有志医師が中心となって構成されている (JSAPS = Japan Society of Aesthetic Plastic Surgery).もうひとつは十仁病院を中心に,民間の医師らによって構成された (JSAS = JAPAN SOCIETY OF AESTHETIC SURGERY).こちらは昭和23年に美容医学研究会を立ち上げた.機関雑誌発刊のことばとして,当時の理事長檜垣麟三が「大戦後陰惨な世情のなかで,何か国民一般に朗らかな気持ちをもたらす医療はないであろうかと考えた時,治療医学・予防医学の中に持たれていない,人間の美へのあこがれを満たす美容医学こそ,医師の扱うものの中で,最も朗らかな気分をもたらすものではないか」とある.(『美容の医学』1 (1),日本美容医学研究会,1962).そもそもわが国で美容外科が始まった当時は皮膚科,泌尿器科,耳鼻科,眼科,産婦人科,外科といった多様な科の医師によって行われてきた歴史があり,そのような医師を中心として今も残っているのがJSASで,よく週刊誌等で目にする美容外科の広告はこちらのものが多い.

　これまで民間の医療機関が行うというイメージが強く,ともすれば医学界の異端児としてみられることが多い美容外科の領域に対して距離をおいていた大学病院形成外科で,近年美容外科を診療科目に掲げるところがでてきている.1998年には国立大学附属病院として初めて東大病院に美容外科が創設された.そこでの内容は美容外科的治療,美容皮膚科的治療,再生医療,さらにホルモン療法による内科的治療に分けられている.ここでいう再生医療とは,骨や軟骨,脂肪,骨格筋,心筋,真皮,靭帯,腱などに分化する幹細胞を用い,将来的には自分の細胞による隆鼻術や毛髪再生,全身の若返りが可能になるかもしれない研究が進められている.美容外科的なアンチエイジング治療の中心は

「face-lifting」，いわゆる皺取り手術である．顔面の皮下を剝離して皮膚を引き伸ばして皺や皮膚のたるみをとる．頬，頸部，中顔面，全額のリフティング，さらに上下まぶたの皺取り術もその若返り効果は非常に大きい（波利井清紀・吉村浩太郎，2003，「美容形成外科学におけるアンチエイジング治療の現状と将来」，『医学のあゆみ』vol. 205(4)：251-254）．美容外科的治療に加え，1990年代からは皺治療目的として牛コラーゲンの注入剤が登場し，また皮膚の美容治療目的としたレーザー機器も開発されるようになった．

　薬剤を用いて皮膚表面を削り，しみや色素沈着を除去するケミカルピーリングはより技術的に進歩し，新たな薬剤も開発され若返りやニキビ治療に用いられている．回復期間の短い美容皮膚科的治療の発達で，アンチエイジング美容治療も利用者が増えている．東大附属病院では美容初診患者は年間約2,000人あり，7年間で約11,000人がしみ，しわ，にきびなどを治すレチノインサン治療を実施した．

　高齢化社会の到来で，日本だけではなく，今や実際には病気ではないが加齢に伴う不定愁訴にたいして医学の手が向けられ始めている．抗加齢医学（アンチエイジング）である．抗加齢医学は，1990年ごろにアメリカで始まった新しい学問で，the American Academy of Anti-Aging Medicine（A4M）が1993年に設立され，現在では医師や関連領域の研究者など，世界65ヵ国，11,500名の会員を誇る．A4Mの試みを日本でも生かせないだろうかと始められたのが日本抗加齢医学会である．日本抗加齢医学会は2001年に研究会として発足し，2003年に学会となり2005年で2,000名を越す会員を有する．アンバランスで病的な老化を，積極的に予防し治療することが抗加齢医学の目標とされ，老化の原因と考えられる「ホルモン低下」，「酸化ストレス」，「免疫力低下」などを防ぐため，今まで医療として積極的に介入してこなかったサプリメント指導を含む栄養指導や，運動，ストレスケアなどをも含めて対処する．また，医師，医療従事者に対しては，今まで専門分野に特化していた研究や臨床を，「老化」という視点から全身に広げて学ぶことの必要性を謳う（抗加齢医学界HP http://www.anti-aging.gr.jp/より）．アンチエイジングの領域には内科，神経内

科，整形外科，眼科，泌尿器科，皮膚科，耳鼻科，歯科，美容外科が並んでいる．またその会員は医師のみならず，医生物学研究者，看護師，理学療法士，管理栄養士がおり，老化していく身体にトータルな面から貢献しようと試みられている．抗加齢医学も予防医学に属し，老化や加齢の兆候を病気としてとらえ，早期に診断し，老化・加齢の兆候を早めに見つけて予防することに努めている（塩谷信幸・米井嘉一・川嶋　朗・吉田　聡，2003，「アンチエイジングの現状と展望」：5-26，塩谷信幸・吉田聡編，『現代のエスプリ』430）．

　美容外科の特異性として新冨らは以下の4点をあげる．第1に，治療の対象が健康体であること．第2に，いわゆる病気ではないため典型的な症状が教科書的に定まっておらず，治療の決定が医師によって異なる．第3に手術の結果の評価もほとんどが患者の判定によって決まり，普遍性がない．そして第4に，患者が結果を不満足と判定したことで医師は患者を精神的にも肉体的にも健康体を異常にしてしまうことである．しかし高齢者に必然的な組織の老齢化で生じる醜状，機能低下については客観的に第三者にも認識しやすいため，対象，手術の適応，結果の評価における曖昧さが減少すると指摘する．（新冨ほか，前掲論文）．「正常である状態をより美しく，より若く，バランスの良い容姿を作ること」「患者のより質の高い生活を送る助けとなること」を目標とする美容外科は，アンチエイジング医療によってより社会で理解されやすいものとなっていくであろう．

　このように，今日では老齢化することで生じる症状に対しても医療が介入し，「質の高い生活」を提供するという．しかし医療にも限界がある．その現実と向き合い，自分の外貌に違和感を抱えながらも，それを自分でコントロールして日常生活を送っている者たちもいる．次章ではこのような者たちを紹介し，「本来の外貌」とは何なのかについて考える．

3 「本来の姿」にむけて

1）医療の限界に対して

　太田母斑，色素性母斑，扁平母斑，白斑，単純性血管腫瘍，先天性の形態異常では口唇口蓋裂，耳介異常，さらにやけどや外傷の傷あと，瘢痕など，外貌に現れる疾患に対し医療が関わっているものはいくつかある．しかし形成外科的治療にも限界があり，すべて完全に望みどおりの容貌が手に入れられるわけでは決してない．たとえば単純性血管腫に対しては，色素レーザーが非常に効果がある．しかしなかには何度もレーザーを照射してもあまり色が薄くならないものもあり，最終的には切除することもある．口唇口蓋裂についても，手術法は著しく向上し，結果もよくなってきた．しかし発達段階に応じた手術をしなくてはならないため，患者は変形と長期間付き合うことを余儀なくされる．また瘢痕（傷あと）は，かなり目立たないように手術できるようにはなってはきたが，消し去ることはできない．瘢痕に関しては，場所，大きさ，拘縮の有無や程度，治療の目的に合わせた方法の選択が必要で，目立たなくするには繰り返し手術を行う必要がある．皮膚移植を行った場合も，植皮部の色素沈着や植皮部周囲の盛り上がりが避けられない．

　このような医療で治しきれない部分に対し，メイクやかつら，人工補綴物を用いることで「本来の姿」に近づけようとする方法も進められてきている．わが国では「カモフラージュメイク」「リハビリメイク」「メディカルメイク」「セラピーメイク」などの名で，事故や病気，やけど，手術などにより生じたあざや傷跡，色素沈着などの皮膚の変色などをメイクによってカモフラージュすることを行っている．これは女性だけでなく男性も，また顔だけでなく，手にできた瘢痕や足の傷跡を目立たなくする目的でも使われている．がん治療や脱毛症など，頭髪を失った場合はかつらやヘアピース（部分かつら）が使われる．また病気や事故で体の一部を失った場合，エピテーゼというシリコンでできた人工補綴物を体表に貼り付け，カモフラージュすることもある．耳，鼻，

目，手，指，胸，男性器など，本物そっくりのものが作成されている．これらはその人の皮膚のきめや血管網のパターン，周辺皮膚の色調に合わせて手作業で作られる．重度の火傷を負った場合，皮膚組織が完全に回復するまで一時的にエピテーゼを用いることもある．化粧，かつら，人工補綴物を用いることで，外貌を損傷した者は心理学的支えが得られているとの報告もある（「醜状をもつ人への化粧療法とその心理学的効果」，『やけどを克服するために』，ジーン・アン・グラハム，資生堂研究開発本部学術部，1990：101-109）

　もちろん，このような医療でカバーできないところを補うために行うメイクにしても，かつら，エピテーゼにしても，いずれも医療行為ではないし，医療保険の適用外である．それを実施するかしないか，いつまで続けるか，いつはずすか，これらはみな本人が決めるところによる．

２）「違和感」とどう向き合うか――結びにかえて――
　……再建外科で，手の甲にある昔できた瘢痕を少し小さくし，ついでに手にできてきた老人性色素斑（老人性のしみ）を薄くしてもらう．そして今度は美容外科でたるんできた上まぶたに眼瞼下垂の手術をし，下肢をレーザー脱毛，下腹部の脂肪吸引，こめかみの辺りに地肌が見え出してきたので植毛して，さらに豊胸，しわ取り，老眼になる前にレーシックで視力も取り戻し，眼鏡のいらない生活に……．年齢を重ねることで生じた外貌の変化に対し，今ではさまざまな角度から医療の手が加えられるようになってきた．人びとがこれらの医学的手段の利用に至るのは，自分の今ある姿に対して「違和感」を感じ，その違和感の原因である外貌部位を医学的手段によって除去ないし縮小することを望むからである．

　しかし違和感を感じつつ，時には葛藤しつつもそれを自分の一部として受け入れ，「除去ないし縮小」する手段をあえてとらずに生活している人びともいる．顔面に疾患や外傷がある人でつくる特定非営利活動法人（NPO法人）「ユニークフェイス」の会員たちがそうである．「ユニークフェイス」とは「固有の顔」の意味で，会員は単純性血管腫，太田母斑，口唇口蓋裂，レックリング

ハウゼン病，ケロイド，顔面神経麻痺，白斑，脱毛症，斜視，小耳症，交通事故の傷痕などのために「ふつう」と異なる容貌をもつ人たちの集まりである．彼らは視覚や聴覚，四肢などには障害がないことから教育現場でも特別な配慮はされず，社会に出ると他者からじろじろみられたり，同情や好奇の視線にさらされたり，なかにはいじめや就職差別，結婚差別にあうなどの生きづらさを感じている．「ユニークフェイス」では，疾患等で固有の顔をもつこともなんら否定的な意味やかわいそうな存在ではなく，人それぞれの顔の違いのひとつであるとして，自分たちが感じている「生きにくさ」を社会へ発信するとともに見た目の違いにかかわらず，だれもが楽しく生きることのできる社会を目指し，会員には医療情報の提供や当事者同士の交流やユニークフェイスの子どもを育てている親への支援などを行っている（藤井輝明編，2001，『顔とトラウマ』，かもがわ出版）．

　自分自身の体に「違和感」を感じるのは，若い頃にはなかった外貌上の特徴が加齢に伴い発生した時，または疾患や外傷によって「普通にはない」外貌上の特徴が存在する時である．そして違和感を覚えさせるには比較対象とするものが必ずある．それは若くて美しい身体であったり，傷やあざのない身体の場合もある．外貌が医療化されてきている現在の状況では，この違和感は医療によって解消されるよりはむしろ絶えることなく続き，違和感を解消できるのは本人が自分の外貌をどうとらえ，どのような状態を「自分にとっての普通」と考え，何を望むかによるのである．抗加齢医学が高齢者により質の高い生活を提供するといえども不老不死の身体は不可能であるし，形成外科，美容外科の技術にも限界がある．それならば，医療技術の進歩とは別に，どこかの段階で自分の身体のあるがままを受け入れ，違和感をうまく操作する術をわれわれは身につけるようにすべきではないだろうか．

（的場　智子）

【文　　献】

バーンスタイン, N. R., ブレスロー, A. J., & グラハム, J. A. 編（鬼塚卓弥翻訳監修，1990，『やけどを克服するために』資生堂研究開発本部学術部）
藤井輝明・石井政之，2001，『顔とトラウマ』かもがわ出版
石井政之，2001，『迷いの体』三輪書店
宇津木龍一，2004，『美人延命』主婦の友社
鬼塚卓彌，1964，『形成外科手術書』南江堂
小野　繁，1999，『人の体はどこまで再生できるか』講談社

第13章 論説のなかの「健康ブーム」
―― 健康至上主義と社会の医療化の「神話」

> **要　約**
>
> 　本章はマスメディアにおける「健康ブーム論」(近年健康ブームが起こっているとし，それを生み出した要因やそれがはらむ問題を論じたもの) の成立を検討する．「健康ブーム論」は，いつ，どのように現れたのかを，論説誌を資料として分析したところ，①「健康ブーム論」が現れるのは1970年代後半である，②これは，マスメディアにおける意識の変化 (健康の価値づけや健康追求に対する違和感の成立) を反映している，③社会学は，この違和感を言語化するための語彙や視点を提供した，ということが明らかになった．
> 　**キーワード**：健康ブーム，マスメディア，健康至上主義，社会の医療化

1　課題設定

　わが国における社会科学とくに社会学において「健康ブーム」について論じた既存研究をレビューした黒田浩一郎によれば，これらの既存研究の主張は次のようにまとめられる．

　わが国において，1970年代後半に，人びとのあいだに健康への関心や自分の健康についての不安が高まるととともに，健康を人生において第一に追求するべき価値，しかもそれ自体を目的として追求するべき価値と見なす傾向が強まり，その結果，人びとはさかんに病気予防や健康の維持・増進の行動を心がけるようになった．しかも，「健康食品」や「フィットネス・クラブ」など，市場で購入できる商品の購入・消費というかたちでそれが行われるようになった．この傾向は，現在まで衰えることなく続いている．(黒田，

2004a : 28）

　このような議論に影響を与えたものとして，次の2つがある．ひとつは，クロフォード（Crawford, R.）の「健康至上主義」をめぐる議論であり，もうひとつはゾラ（Zola, I. K.）による「社会の医療化」をめぐる議論である．前者の議論では，欧米先進国，とりわけアメリカにおいて，1970年後半ころより，「健康至上主義」（健康をそれ自体が人生において追求するべき第1の価値であるとみなし，それを個人的に実行可能な方法で達成しようとする傾向）が顕著になったとされる（Crawford, 1980）．後者では，欧米先進国，特にアメリカにおいて，今日，日常生活において健康と病気に関係ありとされる領域がますます拡大しているとされる（ゾラ，1984）．つまり，健康への関心と健康を維持・増進するための行動が，前者ではその程度において，後者ではその範囲において，増大しているということになる．
　しかし，こうした「健康ブーム」をめぐる主張は，「社会科学的な実証性のレベル」で，何らかの妥当な資料や統計で裏付けられたものではなく，その意味で「神話」にすぎない（黒田，2004a : 12）．また，こうした主張について，妥当とされるような既存統計資料を用いて検証を試みた黒田らによれば，1970年代は，むしろ，人びとのあいだで，健康の価値，健康への関心，健康維持・増進行動が低下した時代であり，1980年代およびそれ以降の時代は，この低下した水準が持続した時代である．この意味でも，上記の主張は「神話」にすぎない（黒田，2004b；多田・玉本・黒田，2005；玉本・黒田，2005）．
　そうすると，1970年代後半およびそれ以降に特徴的なことは，健康の価値，健康への関心，健康維持・増進行動が人びとのあいだで増大し，それが「健康ブーム」を引き起こしている，と誤認したことであろう．そして，この誤認の背景には，おそらく，健康を価値あることとし，その実現に努めることを疑問視・問題視するような意識の誕生があろう．
　このような意識は，アカデミズムの世界だけでなく，マスメディアの世界や一般の人びとのあいだにも拡がっているのかもしれない．というのは，健康に

第13章　論説のなかの「健康ブーム」

関する本でベストセラーになったものの数や内容の戦後の推移を分析した野村佳絵子らによれば，これまで，雑誌や書籍といった印刷メディアの分析からとりわけ「健康ブーム」であったとされてきた時期（1970年代後半と1990年代前半）に顕著なことは，「健康本」ベストセラーの数の他の時期と比べた多さではないからである．むしろ，この2つの時期，というよりむしろ，この2つの時期の初期およびその直前の時期に特徴的なことは，人びとの健康と病気に関する常識が間違っているとし，科学的に正当な知識（と著者が考えるもの）を普及させようとする「医学啓蒙」書がベストセラーとなっている点である（野村・黒田，2005）．

そこで，本章では，このような健康の価値づけや健康追求を疑問視・問題視するような意識が，マスメディアの世界で，いつ，どのように誕生し，それがどのように展開していったのかを分析する．具体的には，一般向けの雑誌に掲載された論説記事を資料として，「健康ブーム」が起こっていて，そしてそこに何らかの問題がある，とするような記事がわが国において，いつ登場し，そのような記事が，数や内容の点で，どのように展開していったのかを分析する．

2　資料およびその分析方法

分析では，戦後日本における「健康ブーム論」を資料とする．「健康ブーム論」とは，近年，人びとのあいだで健康への関心が高まり，健康追求がさかんになっている，という認識を示し，そうした関心や健康追求行動を対象化して論じている論説や識者対談である．

資料は，国立国会図書館のデータベース「雑誌記事索引」（国会図書館ホームページ http://www.ndl.go.jp/jp/data/sakuin/sakuin_select.html には，同データベースの説明として，次のようにある．「1948年以降，当館が作成しデータベース化した雑誌記事索引を検索できます．（1948年〜1974年は人文・社会系のみ）」．「雑誌記事索引の採録誌は，国内刊行の学術雑誌を中心とした約10,000誌です」）と大宅壮一文庫の「雑誌記事索引」を利用し，次のような手順で抽出した．

まず，資料の候補となる記事を選んだ．国会図書館の「雑誌記事索引」を「論題名＝健康ブーム」で検索し，ヒットした記事を抽出した（検索日は2004年10月13日）．また，大宅壮一文庫の「雑誌記事総索引」の冊子体の「件名総索引」（1995年までをカバー）で調べ，「健康ブーム論」の記事がリストされている可能性のある「小項目」を選び，その項目のもとにリストされている記事のタイトルをみて「健康ブーム論」と推測される戦後の記事をすべて抽出した．その際，対象となった小項目は，次のとおりである．食品による健康法，健康法一般，運動による健康法，雑誌その他，食品による健康法，食品一般（経済），日本茶・中国茶，有名人の健康法，ブーム，国民宿舎・民宿ほか，ホテル・旅館，銭湯，食品会社．さらに同「索引」のCD-ROM化（1988―2003年）されたデータベースを使い，フリーワード「健康ブーム」または「健康志向」で記事を検索し，ヒットした記事を抽出した．

　次に，こうして抽出した記事から，次のような記事を除外した．学会誌，大学紀要など学術誌に掲載された記事（学術論文）および記事タイトルから判断して「健康ブーム論」とは考えられない記事（たとえば，ブームになったものを編年史風に並べているだけのもの）である．なお，記事タイトルから「健康ブーム論」か否かを判定する際には，「疑わしきものは含める」という方針をとった．

　最後に，分析対象を限定した．以上の手続きで抽出した記事は69ある．本章では，掲載雑誌を「論説誌」と「大衆誌」に分け，前者に掲載された40の記事を分析対象とした（「論説誌」は，表13-1に掲載された各誌，および，展望，ACROSSである．また，「大衆誌」は，次のとおりである．アサヒ芸能，小説サンデー毎日，週刊サンケイ，週刊文春，週刊ポスト，宝島，DAYS JAPAN，週刊宝石，DIME，週刊現代，主婦の友，週刊明星，エクスクァイア日本版，DENiM，BURUTAS，PLAYBOY，SPA！，週刊新潮，週刊プレイボーイ，Bart，AERA）．

　ただし，この40の記事の本文を読んで記事内容をチェックしたところ，13の記事が，先述の意味で「健康ブーム論」ではなかった．以下では，残る27の記事の分析結果について示す．表13-1，表13-2は，これら27の記事について

第13章 論説のなかの「健康ブーム」

表13-1 資料一覧 論説誌に掲載された「健康ブーム論」

記事番号	公刊年	記事タイトルおよび執筆者	執筆者性別	執筆者肩書き	掲載誌
1	1976.1	ブームの健康法を診断する 本当の健康とは何か（石垣純二）	男	ラジオ・テレビドクター	潮
2	1977.6.7	健康ブームにひそむ危険——日本は一個の大病院か／佐伯聰夫	男	筑波大学教授・スポーツ社会学	エコノミスト
3	1977.7	なんでマラソンをするの 日本人がお好きな集団ヒステリーの愚（阿奈井文彦）	男	レポーター	現代
4	1978.10	アスレティック・クラブの凋落（からだと構想力——現代人間学入門〈特集〉）——（管理された健康ブーム）／山根一真	男	フリーライター	現代の眼
5	1978.10	極真空手的健康論批判（からだと構想力——現代人間学入門〈特集〉）——（管理された健康ブーム）／平岡正明	男	評論家	現代の眼
6	1978.10	薬離れに便乗した「健康食」（からだと構想力——現代人間学入門〈特集〉）——（管理された健康ブーム）／甲斐良一	男	ジャーナリスト	現代の眼
7	1983.3	健康雑誌 医師不信の時代が「健康」ブームをつくった（津村喬）	男	評論家	創
8	1986.1・2	健康・スポーツブームの内幕 転機迎えた健康食品ブームの行方（佐藤竜一）	男	ルポライター	創
9	1986.1・2	特集座談 健康・スポーツブームの内幕「不安の時代」の表現としての"健康ブーム"（小山寿／正木納彦／津村喬）	男	小山：医事ジャーナリスト，正木：広告プランナー，津村：評論家	創
10	1986.7	「ヘルシー大国」ニッポン（デーブ・スペクター）	男	アメリカABCプロデューサー	新潮45
11	1988.4	大自然と体心 79回 クスリ時代，健康ブームへの警鐘 不養生のすすめ〜人間学的心身医学からの発想〜【髙島博】	男	日本・人間学会理事長・医学博士	致知
12	1989.10	巻頭言 健康ブームに思う（健康ブームを越えて〈特集〉）／金久卓也	男	鹿児島大学名誉教授	教育と医学
13	1989.10	健康をどう考えてきたか——江戸・明治そして現代（健康ブームを越えて〈特集〉）／立川昭二	男	北里大学教授	教育と医学
14	1989.10	病者の健康観——医師の目，患者の目（健康ブームを越えて〈特集〉）／森脇滉	男	前九州ガンセンター院長	教育と医学
15	1989.10	学校における健康管理（健康ブームを越えて〈特集〉）／鎌田尚子	女	東京都立日比谷高校養護教諭	教育と医学
16	1990.8	開業医にも言わせろ 8回「健康馬鹿」に告ぐ（柴田二郎）	男	近未来研究会世話人，医師	新潮45
17	1991.1	げんだい視評 NEWS & PEOPLE サイエンス「病的な清潔・健康好き」ブリッグが急増中 ※健康志向がつくる病気【鴨下一郎】	男	日比谷国際クリニック院長	現代

18	1991.8	ビジネスマンと病気 病の日常性を取り戻そう 高度医療・健康ブームの下で忘れ去られたもの【立川昭二】	男	北里大学教授	週刊エコノミスト	
19	1991.8.27	インタビュー 進む医療技術と遅れた制度 健康ブームを本物にするためには何が必要か【羽田春兎／羽田春兎】	男	日本医師会会長	週刊エコノミスト	
20	1994.7	いま話題の「健康法」は効きますか？ 野菜スープ，杜仲茶，気功法 巷にハンランする「健康法」の虚実．※健康食品，健康法ブームの現状（野口均）	男	ジャーナリスト	潮	
21	1998.1	この50年 50のできごと飲んで食べて器具を使って走って歩く 健康ブーム ※健康の話題が多い国は，平和で豊かなあかし	無署名	無署名	暮らしの手帖	
22	2000.2	健康マネジメント(51)近代健康ブーム／渡辺厳太郎	男	さくら銀行日比谷健康センター長，医学博士	金融財政事情	
23	2001.5	環境保護の常識・非常識 人間の本能や欲望をどこまで理性で抑えられるか 環境問題には「絶対的な真理」は存在しない※行きすぎな健康志向の弊害【安井至】	男	東京大学生産技術研究所教授	THE21	
24	2003.1.21	シンドローム 主治医よりテレビ「健康」ブームの落とし穴／石丸かずみ	女	フリーライター	エコノミスト	
25	2003.7	医療のゼネコン化が進んでいる生活習慣病に踊らされるな（特集現代医療を疑う）――（不健康な健康ブーム）／笹倉尚子	女	医療ジャーナリスト	中央公論	
26	2003.7	病気でも豊かな生き方はある「異常値」探しで健康が遠のく（特集現代医療を疑う）――（不健康な健康ブーム）／上杉正幸	男	香川大学教授（紹介文「……社会学的視点から考察する」）	中央公論	
27	2003.7	ホスピスの現場から教えられたこと 死を忘れた長寿は「幸せ」か（特集現代医療を疑う）――（不健康な健康ブーム）／山崎章郎	男	医師／作家	中央公論	

表13-2 論説誌に掲載された「健康ブーム論」の数

期間	記事数
1946－1975	0
1976－1980	6
1981－1985	1
1986－1990	9
1991－1995	4
1996－2000	2
2001－2003	5

の表である．

　分析にあたっては，次の3点に注目した．最終的に分析対象となった27の記事が，それぞれの点をどのように論じているかを調べることで，健康への関心や健康追求行動の高まりを疑問視・問題視するような意識の内実を探った．

　第1に「健康ブーム」の存在．「健康ブーム」の存在は自明視されているのか．それとも，注意深い観察や資料によって発見ないし論証されるべきこととされているのか．後者の場合，論者たちは，どのような現象や資料で「健康ブーム」の存在を裏づけようとしているのか．

　第2に「健康ブーム」の説明．論者たちは，どのように「健康ブーム」を説明しているのか．健康への関心を煽り，人びとを追求へと駆りたてている要因として，何をあげているのか．

　第3に「健康ブーム」の問題．論者たちは，「健康ブーム」のどのような側面を問題視しているのか．また，どのような解決策を提案ないし示唆しているのか．

3　分析結果

1）「健康ブーム」の存在

　どの記事でも，「健康ブーム」は疑いようのない事実とされていた（社会問題を構築するクレイムでは，一般に問題とされている状態が存在していることの論証に力が注がれる．しかし，「健康ブーム論」は「健康ブーム」を問題視するクレイムでありながら，本文でも論じたようにブームは自明視されており，その存在の論証に力が注がれているとはいいがたい）．ブームを否定的に評価する記事はあっても，ブームの存在を否定する記事は皆無であった．また，ブームの存在を疑う読者を想定し，そうした読者にその存在を説得することに力を注ぐ，というスタイルの記事もなかった．

　「健康ブーム」を示す現象として，「健康食品」「ダイエット」「マラソン」「フィットネス」「ジョギング」の流行や「健康雑誌」や健康を扱った「テレビ

番組」（たとえば「思いっきりテレビ」）などがあげられていた．そうした言及も，ブームの実在を疑う読者への反論（反証）を意図したものではなかった．

２）「健康ブーム」の説明

「健康ブーム」の説明は，大きく２つのタイプにまとめられる．ひとつは，「健康ブーム」の「仕掛け人」となるアクターを想定し，それらのアクターの組織的な活動の結果として「健康ブーム」が作り出されたとするものである．もうひとつは，その当時の状況や出来事への人びとの反応として，「健康ブーム」をとらえるものである．なお，複数の説明が組み合わされている記事もある．

（A） 作り出されたものとしての「健康ブーム」

「健康ブーム」の「仕掛け人」を想定するタイプの説明の「仕掛け人」には，次のようなものがある．

国家．＃２（表13-1の記事一覧の記事に付した記事番号が２の記事を示している（以下も同様））は「戦後の体力づくり国民運動」を「健康ブーム」の一因としている．

企業による労務管理．＃２は「企業は，独自に労働力の良質化のために健康と体力，そして余暇管理を行ってきた」と指摘し，これを「健康ブーム」の一因としている．

企業による需要創出．＃９は，「健康産業は，あなたの健康は蝕まれているという不安を植えつけておいて商品需要を作り出すといった側面がある」と論じる．

マスメディア．＃23は，「環境ホルモン」報道などに言及しつつ，「マスコミ報道」が「恐怖感を煽る」ことで「『行きすぎた健康志向』を助長している」と指摘する．

（B） 状況・出来事への反応の結果としての「健康ブーム」

このタイプの説明は，人びとの健康への関心や健康追求を起こしている状況や出来事として，次のようなものを指摘する．

第13章　論説のなかの「健康ブーム」

経済状況，とりわけ不況．＃4は，「オイルショック後，たちまちやってきた慢性不況は，明日以降の生活の不安を呼んだ．何者も頼ることができぬ時代に，唯一の頼りは自分の体である」という．そして，この「自分の体」への関心が「健康ブーム」として表れている，と論じる．

反対に，豊かさや繁栄への反応として，「健康ブーム」をとらえる説明もある．この説明には，さらに2つのタイプがある．ひとつには，繁栄が仮初めのものであり，いつか失われてしまうのではないか，という不安を持ち出す説明がある．＃10は「この繁栄がある日突然に消えてなくなるのではないかという不安」を「健康ブーム」に見い出している．もうひとつは，「平和で豊か」だからこそ，健康に関心をもつ余裕がある，という説明である．＃21には，次のようにある．「戦乱にあけくれる世の中なら，健康に気くばりするゆとりなどないだろう．／その日の糧にも不自由する毎日なら，栄養がどうとかなんて，いっていられないだろう．／……こんなに健康の話題が多い国は，平和で豊かなあかしでもある」（＃21）．

核家族化により古き良き伝統が伝承されなくなったこと．＃9は，「おじいちゃんおばあちゃんの知恵」に代表される「家庭医療の部分がなくなって空白になってしまった．そこへ健康商品がドッと流れこんできたというのが健康ブームだと思うんです」と論じる（この記事の場合，前述の「企業による需要創出」と組み合わせた説明になっている）．

公害，環境汚染，薬害，食品添加物など．＃4は，「サリドマイド事件やスモン病など医薬品の副作用による薬への不安感，医療の乱れによる"薬づけ"からの解放感，また最近では医薬品洗い直し作業による薬効不信といった，いろいろな条件が重なって，消費者に薬は恐ろしいという"薬離れ"が生じていることから「『健康食品』への関心」を説明する．また＃4は，「公害が身体を蝕んでいるという不安も，健康への不安に拍車をかけた」とも指摘する．＃6のように，「一般消費者がこれらの合成食品［チクロ，AF2，サッカリン］に不安感をいだき，『健康食品』を愛用するにいたったことは，当然の帰結だろう」と食品添加物に対する不安を持ち出す記事もある．

医療をめぐる不安や医師への不信．＃1は，「医者が忙しすぎてろくに健康相談にのってくださらないので，一億総不安なのだろう」と「健康食品時代」を説明する．また，＃7は「健康ジャーナリズムは，一面では，医師・医薬不信時代の産物なのである」と論じる．

感染症から慢性疾患への疾病構造の変化．この点について＃26は，「原因がわからない慢性疾患を根本的に治療することは困難であり，慢性疾患に気づいた時は手遅れと言われている．それゆえに，人びとは手遅れにならないために健康に配慮し，異常が現れる前から健康づくりに励むようになった」と論じる．

医療技術の発達．発達した医療の眼差しがさまざまな「異常」を見い出し，人びとに自らの「異常」を意識させ，その結果として健康追求へと駆りたてる，という説明である．＃26は，次のように論じる．

> より高度で精密な検査方法が開発されるようになると，人間の生理のより奥深い地点にまで医学の目が向けられるようになり，そこから新たな異常が次々と発見されてくる．それによって異常は微細化し，どこまでいっても異常のない状態，つまり，健康に行き着くことはない．

老化や死についての医学的知識の限界．＃6は，「人はなぜ老化し，なぜ死ぬのかというメカニズム」は「学問的には仮説の段階」であり，人びとは「実はわからないからこそ，寿命で死ぬまでは，何とか老化を防ぎ，若々しく健康でありたいと願って健康努力を続けている」と述べる．

(C) 日本人の特性

日本人の特性を単独で「健康ブーム」の要因とした記事はなかったが，「健康ブーム」を加熱させた要因として，日本人の特性が持ち出されることがある．そのさい言及される特性は，さまざまである．＃3は「マラソン・ブーム」を「日本人がお好きな集団ヒステリー」としているが，＃10は，同様に「ジョギング」を論じながら「勤勉な日本人ならこそ」と説明する．

3）「健康ブーム」の問題

「健康ブーム」の問題化は，次のように大きく3つのタイプに分けられる．1つめは，健康追求の手段を問題視するものである．2つめは，健康追求そのものの価値を疑うものである．3つめは，健康の達成が個人の責任とされていることを問題視するものである．なお，ひとつの記事に複数のタイプの問題化が含まれている場合もある．

（α）　健康追求の手段

これは，議論の対象となっている手段によっては，健康を達成できない，あるいは，かえって損なうことになる，というタイプの問題視である．

このタイプの議論は，特定の健康法を槍玉にあげる．＃1は，医師（論者の肩書きは「ラジオ・テレビドクター」）の権威を持ち出しながら，「紅茶キノコ」などの「ブームの健康法」を「ナンセンス」「迷信」と非難している．健康法の害を説く記事もある．＃8は，「健康食品」の「ブームの影で被害も急増」として，「健康食品」に含まれる毒——「クロレラの集団食中毒」や「ハトムギからカビ毒，プルーンエキスからシアン化合物」——を指摘する．

特定の健康法ではなく，健康志向，特に「清潔」志向が槍玉にあげられることもある．＃17は，「若者」の「朝シャン」や「むだ毛処理」に言及しつつ，「病的な清潔・健康好き」が「急増中」と論じ，次のように指摘する．「清潔」志向は「決して悪いこと」ではないが，「不潔ノイローゼや強迫神経症を作り出す結果にもなりかねない」．また，「健康というものは，適度な不潔さと折り合っているのが自然な姿」であり，「清潔」さばかりを追っていると，「世界の中でサバイバルしていくときの生命力や闘争心といったものは……確実に減弱していく」．

このような問題に対して提唱される解決策は，誰が解決者として想定されているのかにより，大きく2つに分けられる．

第1に，国家による規制や管理を求める議論がある．これは，健康法一般というより「健康食品」に関連している．「健康食品」の問題をとりあげた＃6は，「相つぐ事件に重い腰をあげる厚生省」と「健康食品」を「野放し状態」

にしてきた厚生省を暗に非難しつつも,「業界の実態調査」を開始し,「健康食品」の「法規制」に向けて動きはじめた厚生省を評価している.

　第2に,個人による自己管理を求める議論がある.このタイプの議論は,さらに2つに分けることができる.ひとつは,著者が正しいと考える特定の健康法を読者に勧める議論である.＃1の「ラジオ・テレビドクター」は,「私のすすめる健康法」として,正しい「眠りと食生活」——たとえば,「列車食堂の朝の和定食みたいな,粕みたいなものばかり食べたり京風の朝がゆ定食みたいな貧弱なモノばかり他べたりするのは間違いで,朝から卵,チーズ,ハム,ソーセージ,魚肉貝製品など動物性食品をふやし,中国食やヨーロッパ食に近づける必要がある」という——をあげている.もうひとつは,読者自らが健康法を取捨選択することを勧める議論である.＃20は「新しい健康法や健康食品が出たら,『さて今度はどうかな,効くかな』と楽しみながら,常識でチェックするくらいの余裕を持つことが大事だろう」と記事を結んでいる.

(β) 健康追求の価値の問題化

　これはαのように健康追求の手段ではなく,その目的である健康追求の価値を問題視するタイプの議論である.大きく健康追求のコストに力点をおく議論と,「健康」の意味内容を問題化する議論とに分けられる.

　前者は,健康追求により他の価値の追求がないがしろにされる,と指摘する.＃16は,「肥満」を問題視する人びとを,「女の人に美しくあったままで死にたいか,シワだらけで長生きしたいかと聞けば,答は各人各様であろう.肥満すると寿命を縮めますよと説くのは,シワだらけになって少しは長生きはしますということになる」と批判する.より一般的に,「異常のない健康を重視すると,異常を避けることばかりに目を奪われ,自分が何をしたいのかを見つめる力をなくしてしまう」と説く＃26のような議論もある.

　後者は,さらに2つに分けられる.ひとつは,「健康」の「社会的価値」としての側面を問題化するものである.＃2は,次のように現代社会を分析する.「社会的に良好な状態」にあることが「健康」の条件とされるなら,「病気は単に個人的不幸にとどまらず社会的な罪」,「ある種の犯罪」とされるだろう.

「落語の主人公，八つぁんや熊さんは大家の代表する常識に内在する合理性と秩序」に「アンチテーゼを提言する人物」であるが，「社会化された健康」が優勢な社会では，彼らは「"ちょっとおかしい人""変な人"」として「社会生活の意味世界から追放され，存在が危険視される」だろう．現代社会は「豊ではあるが貧しい社会，機能によってのみ存在の価値を測る硬い狭い社会」であり，「社会化された健康」の追求は，そうした状況——「国や企業への奉仕」や「商業主義の待ちうけているレジャーの逃避」——への迎合にほかならない．

　もうひとつは，人間にとって避けようのない運命としての「病や老いや死」（#27）を持ち出して健康を相対化する議論である．#27は，「老いや死を遠ざけた健康ブーム」に迎合していると，「人生最後の時をただあたふたと，自分の思いも叶えられずに，惨めに過ごさざるを得ないだろう」と警告する．健康の追求が老い・病・死といった人間の運命の幻想的な否認につながっているという批判である．

　こうした議論では，しばしば「健康」の意味を再定義することによって，健康追求が孕む問題を解決しようとする．#27は，「本当の健康」を人生の意味や価値を感じている状態，あるいはそれらを自覚している状態と再定義する．そして「本当の健康」の条件を「生きる意味を感じながら過ごすことのできるような地域社会（コミュニティ）」に求める．#26は「健康は生きる意味を求めようとする生活の中にこそある」と説く．#11は「健康とは人生をエンジョイすることのできる状態．社会生活にその人なりの価値を生み出し得る状態といえる」と説く．

（γ）健康問題の個人化

　これは，健康の維持・増進が個人の責任とされることを問題とする議論である．これにも2つのタイプがある．

　第1に，個人的な健康追求は，健康を規定している根本的な要因から目をそらせてしまう，という議論がある．#7は，次のように論じる．「健康とか健全とかいう言葉はどうにもうさんくさい」．それは「不健康な時代に自分だけ健康になりたいという独善的な雰囲気があるから」である．単なる利己主義を

非難したいのではない.「健康法や健康雑誌」の問題は,「いかにも表面的な解決を見出そうとしている」ことであり,「この不健康の『よって来るゆえん』を探ろうとはしない.環境破壊から身をまもろう,とは言えても,環境破壊をくいとめようとは決して」ならない点が問題である.

第2に,健康問題の個人化は犠牲者非難を生みだす,という議論がある.#25は「健康増進法」を,次のように論じる.

> 健康増進法の第二条には「国民の責務」として「国民は……健康の増進に努めなければならない」とある.つまり中高年になって生活習慣病にかかるのは,日常の健康管理を怠っているために「病気」になるのであり,それは「自己責任」であり,そうであれば,そのための医療費の本人負担増は当然という論理である.

これらの論者が求めるのは,社会的解決策ともいうべきものである.#7は,社会運動に期待をかける.

> 私としては,気功という最も徹底したセルフ・コントロールの一大体系に結びつきはじめた各地の「地域健康自主管理運動」が,食べものの自主流通・提携運動や環境保護運動や農業再生の自給運動などとクロスしながら,文明のオルタナティブ(もうひとつの道)なモデルをライフスタイルのレベルで形成していくことに希望を持っている…….

#25は,「まずは行政が着手すべき問題は『健康増進法』ではなく,労働環境の改善であろう」と「行政」の責任を強調する.

(δ) 未 定 式

「健康ブーム」を問題視しているが,違和感や反発の表明以上に問題が定式化されていない記事である.#3は,「マラソン」に励む人びとについて「なにやら霊験あらたかな念仏のごとき効果があるらしく,いったん足を入れるや,

はたの者を洗脳したがる傾向があるようで……」と揶揄的に紹介するが，それ以上に問題を明確に定義していない．＃9もまた「ルームランナーを使って足踏み健康法とか，みみっちいですよね．はつかねずみじゃあるまいし」とネガティブな語り口で「足踏み健康法」という「健康法」を語るが，「みみっちい」と貶す以上の問題の定式化はされていない．

4　まとめと考察

　この最後の節では，まず，本章の課題に答える形で分析結果をまとめておこう．くりかえすと，本章の課題は，「健康ブーム論」の論説記事が戦後のわが国においていつ登場し，そのような論説記事が，数や内容の点で，どのように展開していったのか，である．
　まず，いつ登場したかというと，「健康ブーム論」の戦後の初出は1976年の＃1である（表13-1参照）．次に，数の点でどのように展開していったかというと，1976年以降，1981年から1985年の1本，1996年から2000年の2本を除くと，それ以外の期間は4本以上の記事が現れている（表13-2参照）．したがって，1976年以降，継続的にある程度の本数の「健康ブーム論」の論説記事が現れている，といっていいであろう．大宅壮一文庫「雑誌記事総索引（件名総索引）」には戦前の記事も掲載されており，そこでわれわれはたまたま「各種強健法の批判」（『武侠世界』8号，1919年）という記事を見つけた．この記事は，「健全な身体が欲しいと，云う声が近来非常に大きくなった……斯く余人が健康に注意するようになってきた」（旧字体，旧仮名遣いは改めている）と「健康ブーム」の存在を指摘する．そのうえで「運動法とか強健法」の「何れが可なるやに至っては到底知る事が出来ない混沌たる状態」にある，つまり，どの健康法によるなら健康を達成できるのか不明であり，そうした状況を改めるべく「各種強健法」について解説している．このように，この記事は「健康ブーム論」といえる．したがって，戦前を含めると，＃1がわが国で最初の「健康ブーム論」であるとはいえない．ただし，この記事は，「健康ブーム」の問題

の次元では，健康追求の手段の有効性や危険性を問うタイプのものである．その他のタイプの，健康や健康追求自体の価値を問うようなタイプの議論を含む記事は，いまのところ戦前には見い出していない．

それでは，「健康ブーム論」は内容の点でどのように展開したのか．「健康ブーム」の存在に関しては，1976年の＃1以来，すべての記事が例外なく「健康ブーム」の存在を当然視しており，「ブーム」の存在は，証拠や資料によって裏づけを必要とするようなものではないとはみなされている．

次に，「健康ブーム」の説明に関しては，国家，企業，マスメディアなど，「健康ブーム」の「仕掛け人」となるアクターを想定するタイプの説明と，人びとが置かれた時代状況・出来事（経済状況，核家族化，公害・環境汚染・薬害など，医療に対する不安や医師への不信，疾病構造の変化，医療技術の発達，医学知識の限界）への人びとの反応として「健康ブーム」を説明するタイプがみられた．また，日本人の特性が「健康ブーム」を加熱させる補助的な要因とされることもあった．

「健康ブーム」の問題に関しては，健康追求の手段の有効性を疑問視したり，有害性を問題視する議論があった（このような疑問視・問題視を，前節の第3項の項番記号に基づいて「αタイプ」と略記する）．また，健康やそれを追求すること自体の価値を疑問視・問題視する議論や（同様に，「βタイプ」と略記），健康の維持・増進が個人の責任とされてしまうおそれがあることを問題視する議論もあった（同様に，「γタイプ」と略記）．さらに，「健康ブーム」には何かしらおかしなところがあるとはするが，問題を析出して適切な用語を与えることができていない議論もあった（同様に，「δタイプ」と略記）．

ここで，αタイプの議論の初出は，＃1（1976年），βタイプおよびγタイプの議論の嚆矢となるのは＃2（1977年），δタイプの議論の場合は＃3（1977年）である．このように，これらのほぼ同時期に現れている．なお，「健康ブーム」の説明と「健康ブーム」の問題とのあいだには，われわれが用いた定性的な分析方法では，はっきりとした関連を読み取ることはできなかった．

最後に，「健康ブーム論」という論説記事を成り立たせている，時代や社会

第13章 論説のなかの「健康ブーム」

についての認識と意識を探ってみよう．

　まず，「健康ブーム」の存在という認識がある．いうまでもなく，われわれの「健康ブーム論」の規定と，その規定に基づく検索の仕方から，定義上，このような認識を読み取ることができる記事だけが資料になっている．ここで注目すべきことは，「健康ブーム」の存在は論争の余地ないものとされているということと，このような認識は，（論説記事の執筆者となるような人びとの認識・意識が記事内容に完全に反映されている，と仮定すれば）戦後の日本において，こうした人びとのあいだで1970年代半ばに初めて生まれた，ということである．

　では，このような認識はどこから来たのだろうか．これを，記事内容からの論理的要請という点から検討してみよう．「健康ブーム」の問題という次元では，狭義の「ブーム」（つまり，1970年代半ばあるいは後半にそれ以前と比べて人びとの健康追求が盛んとなり，その盛んさが以後も維持されている，という意味）の存在の認識は，$α〜δ$のどのタイプの疑問視・問題視でも，論理的には要請されない．$α$タイプの議論では，無効あるいは有害と著者がみなす特定の健康法が著者にとっては容認しがたい程度にまで人びとのあいだで広まっている，という認識があればいい．$β〜δ$タイプでは，健康の価値と健康追求そのものが著者にとって容認しがたいという程度にまで（$β$，$γ$タイプ），あるいは「どこかおかしい」という程度にまで（$δ$タイプ）人びとのあいだに広まっているという認識があればいい．

　「健康ブーム」の説明という次元でも同様である．この次元で，「健康ブーム」を生み出したとされる要因は，いずれも，1970年代半ばに，それ以前と比べて顕著になり，以後もそれが持続しているようなものではいない．むしろ，近代，あるいは戦後や当時の社会状況の特徴（と考えられているもの）で，健康への関心や，特定のあるいは全般的な健康追求を促すと考えられるような要因が，確たる裏づけもなく，恣意的にあげられている，といった感がある（この点は，学術論文・学術書でも同じである．また，論説記事と学術的な文献で，ほとんど同じ要因があげられている．学術的文献にだけ現れるのは，核家族化により

夫・妻の役割の代替可能性が低下し，それが健康の価値を高める，という説明だけである（黒田，2004a）．このように，「健康ブーム」の問題の次元でも，説明の次元でも，記事内容からは，狭義の「健康ブーム」の存在についての確信がどこから来たのかはわからない．

「健康ブーム論」という論説記事を成り立たせているもうひとつの認識・意識は，人びとが健康を大切にし，健康の維持・増進にはげむことに対する「どこかおかしい」という感覚，これらの現象に対する「違和感」ともいうべき感覚である．ただし，「健康ブーム」の問題の次元でのαタイプの疑問視・問題視の場合には，このような「違和感」は必要ではない．むしろ，このタイプの議論は，特定の健康追求の手段（＝健康法）を疑問視・問題視する意識に基づいている．これは，健康と健康追求それ自体の価値については肯定しており，誤った健康法を指摘し，正しい健康法を普及させるという啓蒙志向の意識である．

これに対して，$\beta \sim \delta$タイプの議論では，このような「違和感」が記事を成り立たせている．そして，この「違和感」も，戦後の日本において，論説記事の執筆者となるような人びとのあいだで，1970年代半ばに初めて生まれた，といえよう．

ただし，$\beta \sim \delta$タイプの議論のあいだで，この「違和感」の対象を社会的な問題として論理的に分析して，適切な表現を与える程度が大きく異なっている．δタイプの議論は，この「違和感」をそのまま表現している．この点で，このタイプの議論は，文字通りの意味での「論説」とはいいがたい．

これに関連して，記事のタイトルから判断して「健康ブーム論」という論説を展開することを期待されながら，それができない，あるいはしようとしない記事が多い．たとえば，われわれが分析対象となる記事を選定する過程で，最終段階で，記事本文の内容から対象外とした13の記事の中には，このような記事が多く含まれる．また，『教育と医学』1989年10月号の特集「健康ブームを越えて〈特集〉」は13の記事からなるが，そのうち7つの記事で，まったく「健康ブーム」への言及がない．

第13章 論説のなかの「健康ブーム」

　以上の2点は，論説記事の執筆者となるような人びとのあいだに，「健康ブーム論」という論説記事の執筆を依頼されながら，それを拒否あるいは無視する者や，したくてもできない者が存在することを示している．これに関連することとして，「健康ブーム」の説明の次元で，「日本人論」が持ち出されるということがある．実際にそうかどうかを確かめることなく，ある現象を「欧米人には見られない日本人に特異な現象」と規定することによって，現象の説明（と同時に，暗黙に，問題性の規定と論説に値するという規定）がなされる．

　「健康ブーム論」の記事では，ときおり，このようなレトリックとして「日本人論」が用いられている．＃10のように，もっぱらこのことを強調する記事では，「健康ブーム論」を展開できない著者が，苦し紛れにこのレトリックを使っている，という感がある．前述のように＃10は，「健康ブーム」の要因として，人びとの「この繁栄がある日突然に消えてなくなるのではないかという不安」をあげているが，記事の大半は，日本人論的な「健康ブーム」の説明に占められている．

　これに対して，βタイプとγタイプの議論では，「健康ブーム」の問題性の定式化がなされている．くりかえすと，βタイプでは健康と健康追求それ自体の価値の問題性が，γタイプでは健康追求のもたらす帰結としての，健康の個人への帰責の問題性が規定されている．時間的な順序として，この定式化を初めて行ったのは，＃2（1977）である．

　この記事の執筆者は，著者肩書きによると，「スポーツ社会学者」である．また，＃26の執筆者，上杉正幸も社会学者である．さらに，＃5が本文中で言及している『健康論序説』（エッソ・スタンダード石油株式会社広報部，1973）の著者，富永茂樹も社会学者である（なお，この本には「健康ブーム」への言及はないが，先述の「違和感」を，わが国で初めて問題として定式化した文献といえるかもしれない）．以上のことから，このような定式化を行う論説記事は，社会学者による定式化によって初めて可能となった，とまではいえないが，社会学の視点や用語が大きな影響を及ぼしている，とはいえるであろう．

　社会学者による定式化では，近代，あるいは後期近代や近年に特有の「病理

／問題」を記述したり説明したりする視点や用語を用いて，健康と健康追求を，そうした「病理／問題」の一部ないし一側面として位置づける，という作業が行われている．これは，おそらく，社会学には，近代，あるいは後期近代や近年の社会の「病理／問題」を論じるための語彙や視点が豊富にストックされている，という事情と無縁ではないだろう．また，常識を疑う，という社会学のエートスが，健康や健康追求という，常識的にはその価値を疑いようのないものを「どこかおかしい」とする感覚と親和的であった，という事情もあるだろう．

(中川　輝彦，黒田　浩一郎)

【文　献】

Crawford, R., 1980, "Healthism and Medicalization of Everyday Life," *International Journal of Health Services*, 10(3)：365-388.

黒田浩一郎，2004a，「我々の社会は『健康至上主義』の社会か(2)——既存研究のレビュー」『龍谷大学社会学部紀要』24号：11-35

黒田浩一郎，2004b，「厚生省『保健衛生基礎調査』，『国民生活基礎調査』にみる，日本人の健康維持・増進行動の変化——戦後日本の『健康至上主義』」『龍谷大学国際社会文化研究所紀要』6号：307-324

野村佳絵子・黒田浩一郎，2005，「戦後日本の健康至上主義——健康に関する書籍ベストセラーの分析を通して」『社会学評論』55巻4号：449-467

多田敦士・玉本拓郎・黒田浩一郎，2005，「いちばん大切なものとしての，および注意しているものとしての健康——戦後日本の健康至上主義」『保健医療社会学論集』15巻2号：115-126

玉本拓郎・黒田浩一郎，2005，「総理府調査にみる戦後日本人の健康維持・増進行動の変化——戦後日本の健康至上主義」『龍谷大学社会学部紀要』27号：1-14

ゾラ，I. K.(尾崎浩訳，1984，「健康主義（ヘルシズム）と人の能力を奪う医療化」イリイチ, I, 他『専門家時代の幻想』新評論：51-92)

第14章 生活文化の医療化
―― テレビテクストにおける病気の物語

> **要 約**
>
> 何を病気とみなし，どのように治療するかは文化的実践である．世界標準であるかにみえる近代医学でさえも，その治療方法は地域文化と切り離して考えることはできない[1]．本章ではテレビをとおして生活における医療化について考える．
> 　私たちの病気や医療にかかわる知識や情報の普及にテレビやラジオなどのマスメディアは深く関与している[2]．そこにどのような物語が生産され，何が排除されているのか．一部のメディア関係者と医療関係者のみが特権的に言説を作り出し人びとを導くのではない．人びとの生活世界で病気や医療の言説は培われテクストへと反映している．テレビテクストの生成と消費もまた私たちの病気の経験の一環を成すものとしてとらえることができよう．テレビテクストにおいていかなる言説が編制され，意味はどう方向づけられ，また抑圧されているのか．
> 　**キーワード**：テレビテクスト，言説空間，近代医学，物語

1 テレビテクストにおける医療

　現在の私たちの日常生活にテレビはすっかり溶け込んでいる[3]．テレビカメラをとおして映し出された被写体，カメラの向こう側にある経験は，画像と音声によってテレビ受像器に出力される．画像と音声すなわちテレビテクストは「報道・情報」「バラエティ」「音楽」「ドラマ」「スポーツ」「アニメ」など多様な分野を横断して医療の言説空間「いま・ここ」を指標している．病気や医療かかわる像が刻々と映し出され，さまざまな仕掛けでオーディエンスを引き込む[4]．
　2002年以降関西圏の地上波テレビで放映された医療や病気に関係する主な番

組を表14−1にあげた[5]．ドラマでは，膵臓癌（「ラストプレゼント」），スキルス胃癌（「僕の生きる道」），肺癌（「飛鳥へ…」）など命にかかわる病気や，ダウン症（「たった一つの宝物」），自閉症（「光とともに」），脊髄小脳変性症（「1リットルの涙」）など幼少期に発病する病気，または AID 非配偶者間人工授精（「母の告白」）という先端医療が生みだす問題などが伏線となり，それを生きる人びとの日常生活が描かれている．「白い巨塔」は山崎豊子原作の小説のキャスティングを換えての2度目のテレビドラマ化であり，連続ドラマとしては異例の半年に渡る放映となった．最終回（2004年3月18日）は32.1％もの高視聴率を記録した（ビデオ・リサーチ社）．ダウン症の子どもとその家族を描いた「たった一つの宝物」は実話に基づいた本のドラマ化で2004年に放映され反響をよび，2005年再放送された．

　一方「ためして合点」「おもいっきりテレビ」「発掘！あるある大辞典」などは健康関連の情報を提供する番組である．司会はゲストと問答を繰り返しながら，これまで「知られなかった」健康情報を提示していく．日常の食品や生活所作の中の「隠れた効果」が発掘され，専門家が科学的にその効果を解説する．ときには番組独自の実験がVTRで紹介される．情報番組で紹介されたものへと消費者が殺到する傾向フードファディズムは，ココア（1994〜5年），赤ワイン（1998年），キムチ（1999〜2000年），寒天（2005年），白インゲン豆（2006年）と多様かつ短命である[6]．

　2004年にテレビ朝日系で開始された「最終警告たけしの本当は怖い家庭の医学」（以下「最終警告」）は，従来の情報番組とは異なり，治療すべき状態を人びとに警告することを通して健康関連情報を提供する．ビデオリサーチ社では「教育」というジャンルに分類しているが，制作スタッフらは「メディカル・ホラー・エンターテイメント番組」と位置づけている．この番組が始まって以来，専門医をよんでゲストたちの未来の病気や健康を推測させる類似の番組が散見され始めた[7]．新たな領域を開拓したこの番組をとおして，私たちの生活世界の病気にかかわる言説を描出してみよう．

第14章　生活文化の医療化

表14-1　2002年から2006年にかけて関西圏の地上波テレビで放送されたおもな医療健康系番組

年	教育・情報	ワイドショー	ドラマ	連続	アニメ	ドキュメンタリー
2002	「ためしてガッテン」(NHK)	「おもいっきりテレビ」(日本)　「発掘！あるある大辞典」(関西)		「母の告白」(関西1月～3月)　「ナースマン」(読売1月～3月)　「クリスマスのお仕事」(関西7月～9月)　「サイコドクター」(読売10月～12月)		「見棄てられた理由～C型肝炎200万人の闘い～」(読売2月17日)　「走る女」(毎日11月17日)
2003				「僕の生きる道」(関西1月～3月)　「ブラックジャックによろしく」(毎日4月～6月)　「Dr.コトー診療所」(関西7月～9月)　「白い巨塔」(関西10月～)		
2004	「最終警告！たけしの本当は怖い家庭の医学」(朝日4月～)	「発掘！あるあるII大辞典II」(関西4月～)	「たったひとつの宝物」(読売10月)	「白い巨塔」(関西～3月)　「光とともに」(読売4月～6月)　「ラストプレゼント」(読売7月～9月)	「ブラック・ジャック」(読売10月～)	「おとんはおかん～性同一性障害と家族～」(毎日12月14日)　「野外授業～化学物質過敏症の生徒たち～」(毎日6月20日)
2005			「飛鳥へ、そしてまだ見ぬ子へ」(フジ10月)	「87％―私の5年生存率―」(読売1月～5月)　「救命病棟24時」(関西1月～3月)　「1リットルの涙」(関西10月～12月)		「夢の新薬の幻想～抗がん剤イレッサ副作用被害～」(毎日2月20日)　「このまま、そのまま、ダウン症・家族のがんばる6年～」(毎日5月15日)　「曽医～医師になる憎僧～」(読売5月28日)
2006				「Ns'あおい」(関西1月～)		「密着！こども病院24時小さな命の壮絶人生……」(朝日2月4日)

(矢印は継続を表す)
(出所)　著者作成

2 ポピュラー文化としての現代医療

1)「最終警告」の構成[8]

　この番組は，初回放送時（2004年4月13日）より現在（2006年1月31日）に至るまで67回放送され，10％余りの安定した視聴率を保っている．製作プロデューサーは，番組制作の意図を「この番組は，病気に対する関心を高め，病気の早期発見に役立ちたいという思いで制作している」と述べている[9]．メインキャスターはビートたけし・渡辺真理の2人で，たけしは「院長」という肩書きで白衣を着て登場し，渡辺真理が進行を務める．その他歌手，俳優，漫才師など7～8人のタレントが「ゲスト患者」として出演する．初めての出演者は「初診の患者さんがいらっしゃいます」と紹介される．番組の基本的構成は表14-2のとおりで，1回の放送で2つの症例が紹介されるため，(2)から(4)が2度繰り返されて，次週予告のエンディングとなる．

　まず「ブラックホスピタル開院です」というナレーションとともに扉がきしみながら開く音が流れ，番組が始まる．たけし「院長」，渡辺真理，「ゲスト患者」の短いトークの後，すぐにVTRが流される．VTRはある病気をドキュ

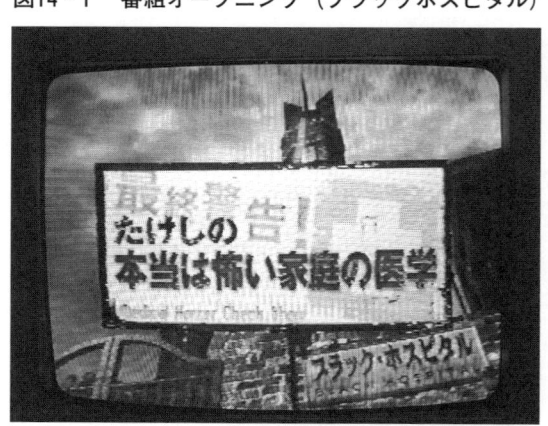

図14-1　番組オープニング（ブラックホスピタル）

2005年12月6日放送のテレビ画面より

第14章　生活文化の医療化

表14−2　「最終警告」の基本的構成
(1) オープニング
(2) 再現VTR
(3) メディカルホラーチェック
　　担当医登場
　　事前に行われた検査のVTR
　　VIP患者の発表
(4) 病気の解説
　　担当医の説明
　　アニメーションVTR
　　スタジオでの簡易検査
(5) エンディング＝次回予告

出所）67回放送分より著者作成

メンタリー，ドラマ，アニメーションの手法を接合した手法で紹介する構成となっている（次項で詳述する）．VTR終了後，渡辺真理の「ではメディカル・ホラーチェックを行います．担当医の先生をお呼びします」という言葉で，病院や大学の医師が登場する．「ゲスト患者」たちに対して事前に行われた検査風景や隠しカメラで撮られた食習慣行動などがVTRで流され，検査の意図が解説される．その結果は良い方から悪い方へとランキング形式で発表され，なかでも特に注意が必要な人という「レッドゾーン」の患者が設定される．該当者は「先生の話を優先的に聞けるようにVIP患者席へ移動してもらいます」とゲストの席から「VIP患者席」へと移動させられる．

そして「どうしてこういうランキングになったのでしょう」「どうしてこの人がレッドゾーンなのでしょう」という渡辺の問いかけに答える形で医師の説明が始まる．数秒間隔でたけし「院長」や「ゲスト患者」のトークや質問にさえぎられながらも，検査結果やCTやMRIなどの検査映像が提示され，身体映像や病気の機序のアニメーションがはさまれ，ときにはレッドゾーンの患者に対する簡易検査が行われ，病気が解説される．最後に病気を早期発見するための日常生活における諸注意がナレーションやキャプションで強調され，「もし気になる症状が続いたら，病院で検診されることをおすすめします．早期発見があなたを救うのです」と結ばれる．

エンディングは次回予告を兼ね，たとえば「あなたは虫歯をそのままにしていませんか？」「あなたは風邪をひいていませんか？」というナレーションに続き，たけし「院長」の「そのまま放っておくと大変なことになりますよ」という言葉で終わる．画面の左端には「気になる症状はケータイでチェック　ABC朝日放送の携帯電話サイトへ」と記される．

2）再現VTRが見せる病気

　VTRの構成は病気の呈示部分と解説部分の2つに分かれ，ナレーションによるいくつかの決まり文句（「」で表示）で進行する．はじめに「この物語は専門医の指導のもと実際の症例を参考に構成しています」というテロップが流れ，ある人物の日常風景が紹介される．「そんな彼に小さな異変が起きたのはある週末のこと」や「悪魔のねらいはこんな隙間にもあったのです」などと，誰もが経験したことのある咳や熱や頭痛などの身体の不調が「症状1」と紹介される．当然のことながらそうした症状は深刻にとらえられることはなく，「さらなる異変が起きたのはその夜のこと」というように「症状2」へ，ときには「症状3」へ進み，ところどころに0.5秒ほどの短い検査映像が差し挟まれる．検査映像には説明がなく，体内で何かが進行していることを暗示する．

　そして，「それは恐るべきカウントダウンの始まりだったのです」や「しかし彼を待ち受けていたのは過酷な現実でした」などというナレーションに次いで「症状4」や「症状5」が紹介され，「恐怖の結末がすぐそこまで迫っていたのです」「恐ろしい事態が待ち受けていたのです」「とうとう悪魔は牙をむきました」など，急激な身体の変調を感じ，病院へと搬送される主人公が映し出され，ほとんどは悲劇的な結末を迎えることになる．

　ここで物語はいったん終わり，病名がナレーションとともにキャプションで明かされる．なぜ身体にあのような症状が起きたのかが検査映像やアニメーションによって紹介され，この病気の患者数などのデータや病気の原因なども解説される．次に「（物語の人物が）病に気づくチャンスはなかったのでしょうか」とVTRを回想し，各症状を振り返りながら，それを発生させた身体機序

表14-3　紹介された人物の結末

	数	割合%
まもなく死亡	57	38.8
治療中	43	29.3
重篤な後遺症	16	10.9
治療により回復	23	15.6
手術により回復	8	5.4
	147	100.0

出所）67回放送分より著者作成

をアニメーションで説明する．そして「もしこのときすぐに病院に行っていれば，最悪の事態は避けられた」と結論し，「思い当たることはありませんか」「そのままほうっておくと大変なことになりますよ」とオーディエンスに語りかけるようにして結ばれる．

　再現ドラマで扱われた147例のうち三大成人病といわれる悪性新生物（癌）31例，心筋梗塞10例，脳血管疾患6例がほぼ3分の1であり，その他の病気が3分の2をしめる．紹介された人物の結末は表14-3のとおり病気から回復した例は20％にすぎない．最初に症状が表れてから結末を迎える経過時間は，短いものは登山による心筋梗塞で死亡した例の1時間（2005年4月26日放送），長いものはこたつで有棘細胞癌を発症した例の20年間（2005年1月18日放送）となっている．紹介された人物の年齢は3歳から70歳（平均41歳）で比較的若い人たちが対象とされている．見逃した症状としては，頭痛，肩こりなど日常生活で経験するものが多く（表14-4），病気の原因はストレスや過労，食生活，感染症など誰にとっても馴染み深いものがあげられている（表14-5）．VTRで扱われる病気は，発病から結末に至るまでの時間や症状は多様であるが，日常的に起きる小さな不調が予兆となっているため発見が遅れ，治療を受ける機会を失うことで悲劇的な結果を迎えるという特徴をもっている．

表14-4 最初の症状

頭痛	9
肩こり	7
胃の不快感など	5
生理痛・生理不順	4
咳	4
口内炎	3
花粉症	3
頻尿	3
皮膚のシミ	2
虫歯	2

出所）67回放送分より著者作成

表14-5 原因とされるもの（複数）

ストレス・過労	26
食生活	22
ウイルス・細菌・寄生虫	20
体質・性格	13
アルコール	11
タバコ	7
薬の誤用	7
生活環境	5
ダイエット	5
老化	4
自己流トレーニング	4

出所）67回放送分より著者作成

3）「最終警告」の反響

「最終警告」は東日本番組審議会と大分番組審議会で合評され，どちらの審議会においても「分かりやすくてためになる」という肯定的な意見と「恐怖心をあおり視聴者を不安にさせる」という否定的な意見が出された[10]．番組のおかげで「隠れた病気を発見できた」というオーディエンスからの投書もある．「胃と背中が痛くなったらすい臓が悪くなっているという放送があった．それまで胃は内科に，背中の痛みは整形外科で受診していたが，番組を見てすい臓を検査してもらい，やっと悪いところがわかった．思いもよらない病気が隠れていることを教えてくれとても参考になる」（『読売新聞』2005年1月30日朝刊）．

こうした意見は，番組に水路づけられて自らの身体感覚やできごとを近代医学の病気に対する「事実的関心」としてとらえなおした例である．もちろん自分の感覚をテレビ画面のそれに同調させるオーディエンスだけではなかろう．テレビテクストの解釈はオーディエンスの社会的文化的状況に委ねられているため，その効果を量的に計るのは不可能である[11]．健康情報番組の効果について，柄本は「科学的言説を生活経験のなかに根づかせ，しかも楽しんで使い分けるきっかけにつながる」（柄本，2002：87）と推測する．また田中は，「『健

康』や『衛生』といったキーワードを足がかりにして情報番組が提供する情報は，科学とメディアによる私たちの身体の包囲網を形成するのに役立っている」(田中，2002：135) と幾分批判的なスタンスをとっている．本章では私たちの生活世界において近代医学的言説を受容する土壌があること，番組のメッセージは多様に脱コード化され審議会の議題となるほどの波紋を広げていることを指摘しておこう．

4）語られないもの

　すべての症状を近代医学的に解明する明快な構成，担当医によるゲスト患者の身体情報の解説，「早期発見があなたを救うのです」というナレーション，これらは「病院へ行こう」というメッセージに収斂していく．そこには治療に関する情報の欠落がある．提供されるのは発病の症状や予防方法，症状が気になったときに行くべき診療科までであり，具体的な治療方法，治療施設，治療期間，治療料金などについては触れられない．つまり「そのままほうっておくと大変なことになりますよ」という決まり文句は，いったん病気が発見されれば，病気への対処は専門家に委ねよ，自分で考えるなというメッセージを暗示する．

　治療情報の欠落は，医療化における病人役割の特徴を端的に表わしたものと考えられよう．他のテレビテクストにおいても同様の傾向がある．ドラマにおいて治療を主体的に選びとる患者像が描かれることはまずない．患者の職業が医師であっても治療方針を決定するのは担当医であり（「飛鳥へ」），経済的に恵まれた有能な人物であっても治療においては無力な存在として描かれる（「最後の贈り物」）．病人が一般的な社会的役割から免除されることを病人の利得とする医療化は私たちの生活世界に根づいている．

　もうひとつの語られないものは，病気が生じる社会的背景である．病気の原因と指摘されるストレス，過労，食生活などは個人的な問題として描かれる．これは現代医療が健康と病気を個人的な出来事として囲い込んできた歴史を端的に表わすものだ．

さらに近代医学以外の情報は語られない．「最終警告」がオーディエンスに提供するのは日常の症状と「病気」を架橋するための物語であり，それは近代医学によってのみ演出される．他の健康情報番組ではインドの医療アーユルベーダや中国の漢方医学をとりあげることもあるが，そうした場合は必ず近代医学による論理とともに紹介される．多元的医療体系とされる私たちの社会においても，医療における正統性の問題，すなわち近代医学が他の医療を価値づけている状況をテクストは反映する．

5）近代医学的空間のパロディ化

病気の恐さを強調し，近代医学による治療の必要性を繰り返すだけではない．「最終警告」は近代医学の思想と歴史が結実させた空間を忠実に再現することで近代医学的空間をパロディとする．

たけし「院長」の白衣は医師の象徴である白衣を，スタジオに設けられた巨大な注射器は侵襲性のある近代医学的治療の特徴を，病気を象徴するかのような化物は近代医学が病気を悪とみなす思想を，パロディにしたものである．医療は呪術的神話的要素をその起源にもつことを，そして近代医学を実践する医者も例外ではなく，呪術師や他の治療実践者と同様，さまざまな仕掛けや小道

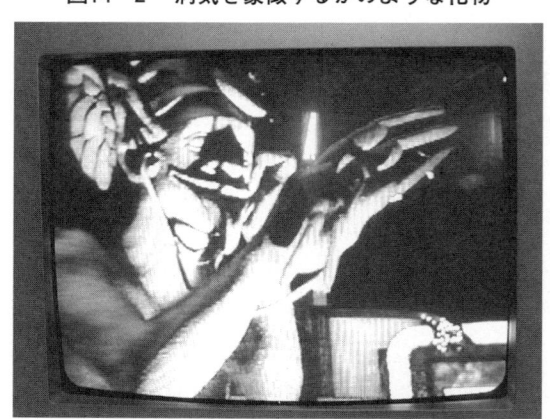

図14-2　病気を象徴するかのような化物

2005年12月6日放送のテレビ画面より

第14章　生活文化の医療化

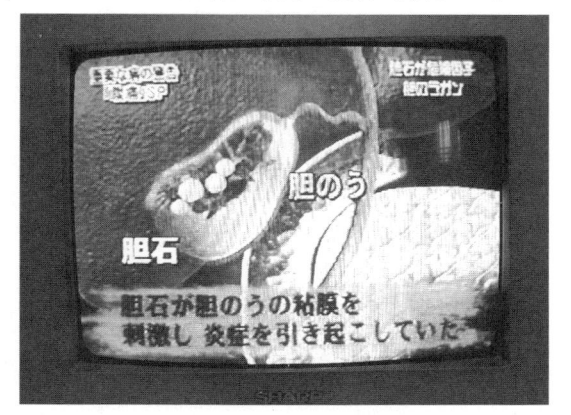

図14-3　病気発生機序の説明（再現VTR）

2005年12月6日放送のテレビ画面より

具を駆使することで力を発揮できることを番組は伝える．スタジオで担当医が披露する医学的な知識や技術もまた魔術的な力を高める道具のひとつである．

再現VTRの後半では日常のさまざまな変調（症状とよばれるもの）が病気という文脈において直線的に再配置される．徴候に気づくことで病気が発見されるのではなく，病名が与えられた後に変調は徴候となり症状として拾い上げられる．診断によって病気を決定し，その病気の文脈によって徴候をレトロスペクティブに発見する近代医学の思考方法を画像化している．

担当医の説明を「優先的に聞く」ために設けられたVIP患者席は，患者と医者が相対する診察室の空間を演出する．病院さながらに先だって行われた問診や各種の検査によって患者の身体情報はすでに担当医の元にある．私たちオーディエンスは，医師に見えるものが患者には見えないという病院で馴染みの風景をテレビ画面の中に見ることになる．

近代医学の言説空間において患者の身体は患者自身ではなく医師によって解読されるべき存在である．にもかかわらずVIP患者となったゲストは病気の説明を受けた後，担当医に「それで治るんですか？」「どこが悪いんですか？」と問いかける．たけし「院長」もまじえて病気を日常の会話言葉で語り，担当医の説明を茶化したり，あげ足をとったりする中で，近代医学的空間はほ

図14-4 「VIP患者」(左の2人) に専門医が解説する.
後ろには大きな注射をもった化物が配置されている.

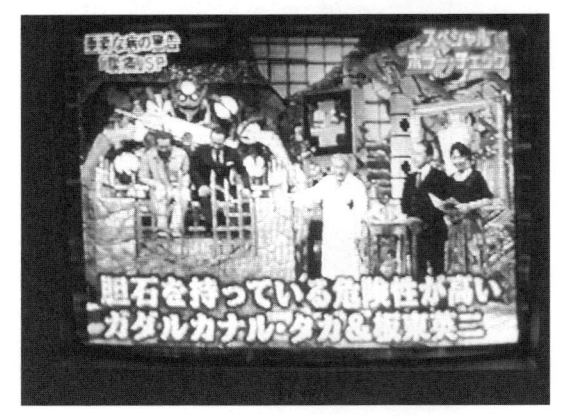

2005年12月6日放送のテレビ画面より

図14-5 専門医に対する VIP 批判

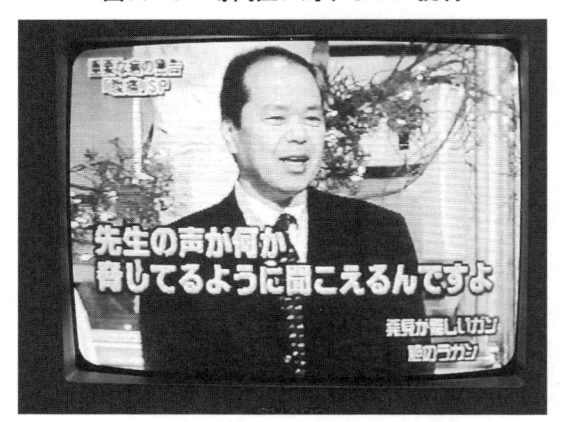

2005年12月6日放送のテレビ画面より

ころびをみせていく．メディアの言説空間において開放された診療場面には，近代医学以外による病気の解読方法が溢れ出す．ここが番組のエッセンスであり，予想外の展開にとまどう専門医の言動に笑いが起きる．

「最終警告」は病気を悪とみなした勧善懲悪の物語を身体と病気のバリエーションによって無限に展開する．近代医学を参照し，引用しつつスタジオとい

第14章　生活文化の医療化

うメディア言説の空間から近代学的空間をパロディ化することで私たちの生活世界に，病気の言説を奪還する．

3　病気の享受にむけて

　幾多のテレビテクストが近代医学の思想を参照し，引用する．なぜなら私たちの生活世界において，もっとも説得力のある病気の物語を提供するからだ．

　しかし昨今，医療費の増大が問題とされ，厚生労働省は医療費を抑制するために脱医療化ともみえる対策を次つぎに打ち出している．少数の者が多くを消費する医療費の不均衡性が指摘される中で，治療者と患者が治療の効果を予期した上で，治療の妥当性を患者個人の選択において実施しようという科学的根拠に基づく医療（Evidence Based Medicine：EBM）が試みられ始めている．医療の言説を「知る」ことは，納得できる医療を享受するための必要条件かもしれない．

　医療の言説は私たちの生活世界に溢れている．駅のホームには病院の広告が並び，車内放送では停車する駅名が最寄りの病院名とともに連呼される．薬の形状から名前や含有成分，作用・副作用を知る本もあれば，日常生活全般を健康へと指針させる情報を満載した雑誌もある．ラジオにも身体情報を専門医が解説したり，オーディエンスが電話で専門医に相談したりする番組がある．新聞の折り込み広告では，健康食品，健康器具やグッズ，健康療法や「代替」医療などさまざまな健康情報が販売されている．テレビのCMは季節に応じた医薬品を紹介し，病気や死亡時の保険の勧誘を行う．インターネットに病名を入力すれば，病気についての情報，治療をしている病院，同じ病気の患者会などの存在を瞬時に知ることができる．

　しかしときにはプラシーボ効果にみられるように「知る」というより「信じる」というスタンスによって治療の効果が発揮される[12]．私たちの知覚を越える経験は病気によってもたらされる．病気は過去を現前化し，自分との対話を促すと同時に個人的経験を他者へと開いていく契機を提供する社会的構築物

であり，文化的実践のひとつなのだ[13]．

　メディアの言説空間において病気が多様に語られることで，近代医学の言説空間にほころびが生みだされる．そのほころびを開放していくようなテレビテクストには近代医学だけでなく多様な医療を参照した病気の物語が表れるであろうし，治療を含めて病気を享受できる生活世界が描出されるであろう．

（田原　範子）

【注】

1) リン・ペイヤーは北アメリカとヨーロッパの比較研究により現代医療の実践たとえば薬剤の投与方法や乳癌に治療方法にも文化圏による違いがあることを検証している（リン・ペイヤー，1988＝1999）．
2) 2002年6月に厚生省が行った「保健福祉動向調査」によれば，「健康に関する知識や情報をどこから収集しているか」という設問に対して，テレビ，ラジオ，新聞，一般雑誌などのマスメディア84.1％，健康専門雑誌や家庭医学書などの専門書7.3％，医師の指導や検診での指導27.5％，友人など17.9％，インターネット・パソコン通信4.0％という結果が出ている（3つまで回答）．また，2004年内閣府によって実施された「臓器移植に関する世論調査」の中で「どのような広報啓発活動が効果的か」という設問に対する回答は，「テレビ・ラジオ」83.8％，「新聞・雑誌」53.8％，「学校での教育」40.2％，「広報誌（紙）」18.9％で，「講演や集会」16.9％（上位6項目，複数回答）であった．こうした資料からは，私たちの医療や病気に関する知識・情報にマスメディアが大きな影響を与えていることがわかる．
3) テレビの放送が開始されたのは1953年である．NHK放送文化研究所の国民生活時間調査（2000年10月実施）によれば，9割以上の人びとがテレビを視聴し，その平均時間は平日3時間25分，日曜では4時間13分にも及ぶ．
4) 本章でテレビ視聴者を「オーディエンス」と表現するのは，テレビ視聴の多様性が広がる中で視聴者というカテゴリーの自明性を批判的に検証する視座を有しているためである．ホールは，コード化／脱コード化という言葉を用いてメディアとオーディエンスの関係を理論化した．メディアを通じて届けられたメッセージが意味をもつためには，そのメッセージの送り手や受け手，メディアが属している社会的・経済的・技術的な条件により異なる構造によってコード化される必要がある．オーディエンスは完全に自由に意味を解釈できるわけではない．意味の解読，すなわちテクストの脱コード化はメッセージの生産と同じく社会的・経済的・技術的な与件によって制約されながら重層的に決定される．
5) 表に記載していないが，オビ番組とよばれる毎日同じ時間帯に流れる15分程度

の健康情報を提供する番組,「今日の健康」(NHK 教育),「TV ドクター」(読売) などもある.
6) TBS 系の情報番組が取りあげた白インゲン豆ダイエット法では,全国で158人が健康被害を訴え,30人が入院するという事態をひきおこした.厚生労働省は2006年5月22日,TBSに文書で注意した.
7) たとえば「史上最強の人間ドック『ザ・怪傑ドクター』(2005年3月23日毎日テレビ)」などの単発的な番組に続いて,2006年4月からは「主治医が見つかる診療所」(テレビ大阪)が毎週月曜日8時から1時間枠で始まった.
8) 以下,用いる資料は,筆者がテレビやテレビ録画したビデオで番組を視聴した情報と番組のホームページおよび番組制作スタッフ編著による.
9) 東日本番組審議会(2004年7月28日)での番組の合評の場の報告記事による(『朝日新聞』2004年7月30日宮城2:http://database.asahi.com/library/simple/s-detail.php).
10) 東日本番組審議会(2004年7月28日),大分の審議会(2004年9月24日)において合評されている(http://database.asahi.com/library/simple/s-detail.php).
11) メディアと視聴者の関係を扱う一連の研究は,視聴者を受動的なメッセージの受け手としてではなく社会的な存在としてとらえる必要を提示した.毛利によれば,オーディエンス研究には2つの流れがある(毛利,2003).ひとつは大衆文化を研究対象としたフランクフルト学派であり,プロパガンダの技術としてのメディア利用を課題とした.もうひとつは,「利用と満足」とよばれるアメリカ合衆国のオーディエンス研究である.ラザースフェルドは,1940年の大統領キャンペーンにおけるメディアの役割を明らかにするために600人の調査を行い,有権者の行動決定にメディアが与える影響は当初予想していたよりもはるかに小さく,実際には有権者同士の親密なコミュニケーションが重要な役割を果たしていたという結論を得た.またマートンは,1943年にラジオ・パーソナリティのケイト・スミスが戦争債を買うようによびかけ3,900万ドルの戦争債を販売したという現象を調査するべく100名のラジオ視聴者にインタビューした(マートン『大衆説得——マス・コミュニケーションの社会心理学』).その調査によって明らかになったのは,ラジオのメッセージによって戦争債を購入したかにみえるオーディエンスは,それぞれ異なる理由で戦争債を購入していたという事実であった.
12) たとえば名医とされる日野原重明に会っただけで具合がよくなるという話がある.患者と治療者の関係性が治療に大きな影響を与える一例である.
13) 各地域で活動する患者会は病気によって生成された他者と経験を共有する場である.

【文　献】

番組制作スタッフ編・筆吉純一郎漫画,2005,『最終警告!たけしの本当は怖い家

庭の医学』幻冬舎
柄本三代子，2002，『健康の語られ方』青弓社
飯島裕一，2001，『健康ブームを問う』岩波新書
石田佐恵子，2003，「テレビ文化のグローバル化をめぐる二つの位相──クイズ番組のジャンル研究」『思想』 No. 956：114-132
石田英敬，2003，『記号の知／メディアの知──日常生活批判のためのレッスン』東京大学出版会
小林直毅，2003，「『消費者』，『視聴者』，そして『オーディエンス』」小林直毅・毛利嘉孝編『テレビはどう見られてきたのか：テレビ・オーディエンスのいる風景』せりか書房，20-48
リン・ペイヤー，1988＝1999，円山誓信訳『医療と文化』世界思想社
マートン，R. K. 1946＝1970 柳井道夫訳『大衆説得──マス・コミュニケーションの社会心理学』桜楓社
村岡 潔，2004，「不妊と男性をめぐる問題系」『不妊と男性』西弓社，13-64
毛利嘉孝，2003，「テレビ・オーディエンス研究の現代的地平」小林直毅・毛利嘉孝編『テレビはどう見られてきたのか：テレビ・オーディエンスのいる風景』せりか書房，208-229
野村一夫，2000，「健康の批判理論序説」『法政大学教養部「紀要」自然科学・社会科学編』113/114巻：1-27
ラザーズフェルド P. F., ベレルソン B., ゴーデット H., 1948＝1982，有吉広介監訳『ピープルズ・チョイス──アメリカ人と大統領選挙』芦書房
田中東子，2002，「『主婦』向け情報番組の罠──沈黙は饒舌に包囲される」伊藤守編『メディア文化の権力作用』せりか書房：127-151
内田 樹・春日武彦，2005，『健全な肉体に狂気は宿る』角川書店

索　引

【あ　行】

ICD ……………………………… 117, 186
ICD-10 ………………………………… 123
アスペルガー ………………………… 70
アダルトチルドレン ………………… 122
アヘン嗜癖 …………………………… 82
アメリカ食品医薬品局（FDA）……… 8
アルコール依存症 ………………… 4, 117
アルコール依存症匿名の会（AA）
　　　　　　　　　　　　　　…… 4, 119
アンタビュース ……………………… 119
アンチエイジング …………………… 209
医原病 ………………………………… 132
イタリア人類学派 …………………… 102
逸脱 …………………………………… 32
逸脱―社会統制 ……………………… 32
一般的不安障害 ……………………… 10
遺伝学 ……………………………… 3, 11
遺伝子化 ……………………………… 72
医療化 ……………………………… 3, 29
医療の個人化 ………………………… 73
医療倫理 ……………………………… 51
浦河べてるの家 ……………………… 174
hGP 療法 ……………………………… 15
AD/HD ……………………………… 181
　　――の発現率 …………………… 184
ADD …………………………………… 183
エピデミー …………………………… 75
MBD …………………………………… 72

【か　行】

エンデミー …………………………… 74
応召義務 ……………………………… 140

改正危険薬物法 ……………………… 87
回転ベッド …………………………… 59
科学的根拠に基づく医療（EBM）…… 255
学習障害 ……………………………… 189
カモフラージュメイク ……………… 218
企業内従業員援助プログラム（EAP）
　　　　　　　　　　　　　　……… 122
危険薬物法 …………………………… 85
起訴便宜主義 ………………………… 110
虐待児症候群 ………………………… 154
共依存 ………………………………… 122
狂気 …………………………………… 56
　　――の医療化 …………………… 47
強制入院 ……………………………… 110
久里浜方式 …………………………… 119
経口避妊薬 …………………………… 202
経済化 ………………………………… 81
軽症うつ ……………………………… 21
軽度発達障害 ………………………… 176
刑法第39条 …………………………… 108
月経前緊張症 ………………………… 198
月経前症候群（PMS）………………… 195
健康至上主義 ………………………… 224
健康食品 ……………………………… 231
健康増進法 …………………………… 78
健康ブーム論 ………………………… 223

抗加齢医学……………………216
構造的カップリング………………57
更年期障害…………………………4
個人化……………………………235
個性…………………………………57
子どもと大人の注意欠陥障害
　（CHAAD）……………………16
コミュニティ・ドラッグ・チーム
　（CDT）…………………………89

【さ　行】

差異化………………………………67
罪刑均衡主義……………………101
罪刑法廷主義……………………101
再建外科…………………………210
再生医療…………………………215
再犯予測可能性…………………107
三大成人病………………………249
ジェネラル・パラクティショナー…85
仕掛け人…………………………230
CDT…………………………………89
児童虐待……………………4, 149
　──防止等に関する法律……150
　──防止法……………………151
死の医療化…………………………47
死の病院化（hospitalization）……51
自閉症………………………………70
社会構築主義……………………165
社会精神医学………………………56
社会的不安障害……………………10
社会問題の個人化…………………40
自由療法……………………………59
主体化………………………………38
守秘義務…………………………140
酒防法……………………………116

シューレ大学不登校研究会……168
消費者………………………………3
消費者アドボカシィ………………17
自律的コントロール……………172
皺取り手術………………………216
心神喪失者医療観察法……………98
心的外傷後ストレス障害……………4
心理（主義）化……………………37
心理主義……………………………71
精神鑑定…………………………103
成人のADHD………………………15
性同一性障害……………………213
生物医学的能力増進………………12
生物医療化…………………………6
生命…………………………………52
生来犯罪人説……………………102
生理休暇…………………………199
セルフヘルプ・グループ………120
選択的セロトニン再取り込み阻害剤
　……………………………10, 204
専門化支配…………………31, 40
臓器移植法…………………………50

【た　行】

燥暴なる者の閉じ込め……………97
大量飲酒者………………………123
脱政治化……………………………40
多動症………………………………4
多動症候群………………………183
ダブルバインド……………………36
断酒会……………………………121
注意欠陥多動性障害………………11
DSM………………………………118
DSM-Ⅳ-TR………………………184
DSM-ⅢR…………………………133

索　引

テレビテクスト……………………243
道徳的サディズム…………………60
特別支援教育推進体制モデル事業……189
トレーサビリティ…………………141

【な 行】

ナポレオン刑法……………………102
ニート………………………………138
日本発達障害ネットワーク………190
日本美容外科学会…………………215
脳死…………………………………52

【は 行】

バイアグラ…………………………8
バイオテクノロジー………………3, 7
パクシル……………………………10
発達障害者支援法………65, 68, 189
犯罪化………………………………89
犯罪者処遇の医療化………………98
反精神医学(anti-psychiatry)……29
PMSと犯罪…………………………201
ヒトゲノム…………………………6
ヒト成長ホルモン…………………13
肥満……………………………18, 234
美容外科……………………………212
美容整形外科………………………15
病人役割……………………………29
福祉国家の変貌……………………29
服薬…………………………………172
不登校………………………………165
　──児の親の会(親の会)
　　　………………165, 166, 188, 190

ブリティッシュ・システム………84
ブレイン委員会……………………86
プロザック…………………………10
平均寿命……………………………77
保安処分……………………………97
豊胸手術……………………………15
勃起性機能障害……………………9
ホルモン代替療法(HRT)…………5

【ま 行】

マックノートン・ルール…………103
マネジド・ケア……………………3
慢性アルコール中毒………………117
未成年者飲酒禁止法………………116
メタドン……………………………8
　──置換療法……………………83
メチルフェニデート………………187
目的刑主義…………………………101

【や 行】

薬物政策……………………………82
薬物法定……………………………91
薬物乱用法…………………………92
ユニークフェイス…………………219

【ら 行】

リタリン……………5, 15, 187, 205
ルーピング効果……………………134
ロールストン・レポート…………86

編者紹介

森田　洋司（もりた　ようじ）

大阪樟蔭女子大学学長，大阪市立大学名誉教授，文学博士
日本犯罪社会学会会長，日本生徒指導学会副会長，日本社会病理学会理事など．文部科学省「学校と関係機関との行動連携に関する研究会」主査，同省「不登校に関する調査研究協力者会議」副主査，「情動の科学的解明と教育への応用に関する研究会」第3部会長などを歴任．著書に『「不登校」現象の社会学』（学文社），『不登校・その後－不登校生徒の心理と行動の軌跡』（教育開発研究所），『いじめ－教室の病い－』（共著・金子書房）他

進藤　雄三（しんどう　ゆうぞう）

大阪市立大学大学院文学研究科教授，文学博士
日本保健医療社会学会，日本社会病理学会，日本社会学史学会，関西社会学会理事．
著書に，『医療の社会学』（世界思想社），『近代性の理論』（世界思想社），編著に『社会的コントロールの現在』（共編・世界思想社），訳書に『医療と専門家支配』（恒星社厚生閣），『逸脱と医療化』（ミネルヴァ書房），『死の予告』（ミネルヴァ書房）他

シリーズ社会問題研究の最前線Ⅰ

医療化のポリティクス──近代医療の地平を問う──

2006年9月30日　第一版第一刷発行

監　修	森　田　洋　司	
編　者	森　田　洋　司 進　藤　雄　三	
発行所	㈱ 学 文 社	
発行者	田　中　千津子	

〒153-0064　東京都目黒区下目黒3－6－1
電話(03)3715-1501　(代表)　振替　00130-9-98842
http://www.gakubunsha.com

落丁，乱丁本は，本社にてお取り替えします．
定価は，売上カード，カバーに表示してあります．

印刷／東光整版印刷㈱
＜検印省略＞

ISBN 4-7620-1602-0

©2006 Morita Yohji & Shindo Yuzo Printed in Japan